MAKING BABIES

A Proven 3-Month Program for Maximum Fertility

精准怀孕

以自然受孕为终极目标的3个月助孕计划

〔美〕萨米·S.戴维　　〔美〕吉尔·布莱克韦◎著　　王晓芸◎译

北京科学技术出版社

MAKING BABIES: A Proven 3-Month Program for Maximum Fertility by Sami S. David, M.D. and Jill Blakeway, Lac

Copyright © 2009 by Sami S. David, M.D. and Jill Blakeway, Lac

Simplified Chinese translation copyright © 2019 by Beijing Science and Technology Publishing Co., Ltd.

Published by arrangement with authors c/o Levine Greenberg Rostan Literay Agency through Bardon-Chinese Media Agency

ALL RIGHTS RESERVED

著作权合同登记号　图字：01-2015-5848

图书在版编目（CIP）数据

精准怀孕：以自然受孕为终极目标的3个月助孕计划 /（美）萨米·S. 戴维，（美）吉尔·布莱克韦著；王晓芸译. —北京：北京科学技术出版社，2019.9

ISBN 978-7-5714-0041-5

Ⅰ.①精… Ⅱ.①萨… ②吉… ③王… Ⅲ.①妊娠期－妇幼保健－基本知识 Ⅳ.① R715.3

中国版本图书馆 CIP 数据核字（2019）第 005423 号

精准怀孕：以自然受孕为终极目标的3个月助孕计划

作　　者：〔美〕萨米·S. 戴维 〔美〕吉尔·布莱克韦	译　者：王晓芸
策划编辑：樊文静	责任编辑：张　芳
责任印制：张　良	图文制作：史维肖
出版人：曾庆宇	出版发行：北京科学技术出版社
社　　址：北京西直门南大街16号	邮政编码：100035
电话传真：0086-10-66135495（总编室） 　　　　　0086-10-66161952（发行部传真）	0086-10-66113227（发行部）
电子信箱：bjkj@bjkjpress.com	网　　址：www.bkydw.cn
经　　销：新华书店	印　　刷：三河市华骏印务包装有限公司
开　　本：720mm × 1000mm　1/16	印　　张：20.25
版　　次：2019年9月第1版	印　　次：2019年9月第1次印刷

ISBN 978-7-5714-0041-5 / R · 2571

定价：68.00元

序　言

　　在美国，每8对夫妻中就有1对有生育问题。在有生育问题的夫妻中，有近一半的夫妻是因为妻子的年龄超过了35岁，并且这一数字还在连年上升。现在，美国每年有900多万的女性因为生育问题而寻求治疗，并且她们的伴侣也需要同时接受治疗。

　　或许阅读本书的你正在受相似问题的困扰；或许你正在备孕，希望能做好充分准备。无论如何，你身边有很多这样的人。你正在面对的是医学领域的全新问题，西医会不惜一切代价，利用各种技术手段来帮助你受孕；从你的祖母、邻居到瑜伽教练、《人物》杂志中的社会名流，人人都会给出建议：每天过性生活，每隔一天过性生活；冲洗阴道，不要冲洗阴道；喝圣洁莓茶，喝激浪饮料；还有最传统的"要放松"的说法。

　　为了受孕，你竭尽全力，但又不想盲从；考虑到医疗手段固有的风险及副作用，你不想贸然接受各种费用高昂的治疗方法，你不想既浪费时间又浪费金钱；你不想被过来人的经验所误导，却又怕错过有效的方法。实际上，只要能成功受孕，你愿意尝试一切办法。

　　我们的病人同样如此。我们（生殖内分泌和显微外科专家萨米和中西医结合专家吉尔）会给病人有用的信息（简单有效且可用的方法）和明智的建议（不建议体外受精，至少不会马上提出体外受精的建议）。无论病人的年龄是32岁，还是42岁，我们都可以帮助她成功受孕。

　　我们的综合治疗方案是独特且互补的，兼收东西方医学之长，我们积累了40年的治疗经验（使大约4000人成功怀孕）。本书将为你介绍我们在纽约出诊时所采用的一切治疗手段，以及我们为来自各地的女性制订的详尽的个性化方案，现在你也可以从中受益。本书提供的3个月方案，旨在帮助每一位女性尽可能以自然方式受孕。

如今，辅助生殖领域充斥着各种"积极"的外科手术、药物治疗和技术干预方法，这些方法风险大，给病人带来极大的压力。自然受孕仍然是最好的方式，因此我们的目的是通过恰如其分的帮助来提高女性的怀孕能力，使其顺其自然地怀孕。所谓的"恰如其分"因人而异，从简单的阴道冲洗、一个疗程的抗生素治疗或体重减轻2~3千克，到几个月的中药治疗、精确减小助孕药物的剂量或采用针灸配合体外受精。将粗暴的干预手段降至最少，不仅对母亲和孩子更好，而且对夫妻双方也更有益。虽然有成百上千个家庭对直接的、积极的医学干预心存感激，但对很多女性来说，还有更好的做法。

本书对于20岁、30岁或40岁的人都有参考价值。无论你是刚刚开始对自己长时间未能怀孕产生疑问，或是已经踏入生殖医学的旋涡，还是失败过多次，伤痕累累，甚至是已经被先进的治疗方法所"抛弃"，被告知可能永远无法生育，本书都能为你提供你所需要的帮助。

如果你正在备孕或者正在考虑备孕，你也会从本书中获益。如果你已经有半年无保护措施的性生活却仍然没有怀孕，那么你需要它；如果你是正在备孕的35岁以上的女性，或者你35岁以下但丈夫40岁以上，那么你也需要它。本书为你提供了明确的指导，并以尽可能减少医疗手段的干预为目标。我们估计，接受体外受精的女性如果能接受我们精心制订的个性化治疗方案，有一半可以自然受孕。当然，我们并不反对采用各种辅助生殖技术受孕，我们只是反对不必要和不明智地使用辅助生殖技术。

精准怀孕计划

在对体外受精和其他辅助生殖技术做出巨大投资（经济上和其他方面）之前，你可以先在精准怀孕计划上投入3个月的时间。我们知道，你会像我们的很多病人一样有些疑虑，所以我们郑重承诺，你所花的这几个月时间一定是非常值得的。

精准怀孕计划的目的是使你的身体为健康、自然受孕做好准备，采用最适合你的方案，使你的身体以自然的方式运作，并识别和克服可能出现的各种常见障碍。详尽而易于操作的指南会告诉你如何改变生活方式，如何进行早期干预，对许多女性来说，付出努力后她们需要得到这样的结果：在90天内成功受孕。

有些夫妻可能还需要专业的帮助，以接受进一步的医疗干预。精准怀孕计划仍然能使这部分人受益匪浅，它能使夫妻双方的身体保持最佳状态，为接受进一步的治疗做好准备，增加成功的机会。这些夫妻身体上已经为接受最适合的医学干预做好了准备，思想上也更开放，对采用自然受孕和医疗手段干预相结合的方法没有过多的压力。他们将采用（或重新采用）辅助生殖技术受孕，遵循一个循序渐进的、量身定制的方案，然后安全、高效地解决在成为父母的道路上的各种问题。精准怀孕计划支持各种辅助生殖技术，以保证他们有最大的成功机会。

精准怀孕计划严格按照我们在诊室给病人所做的一切而制订。它既包含着创新又经过了时间的检验，它取两者之长成为一个全面的计划，你可以遵照计划自己执行，或者在医生的建议下执行。

以下是我们使病人成功受孕的经验，你可以从中借鉴一二。

- 服用抗生素以清除男性精子中常见的无症状感染。
- 增加几千克体重，通过服用中药和针灸使激素水平平衡。
- 通过服用中药和针灸使子宫内膜增厚。
- 采用非处方感冒药使宫颈黏液不再黏稠。
- 男性日常洗澡水的温度降低4℃。
- 服用孕酮以避免极早期流产。
- 多囊卵巢综合征病人通过极少的碳水化合物、零咖啡因和无酒精饮食来恢复正常的月经周期和排卵。
- 降低日常运动强度以限制内啡肽的释放，避免反复发生极早期流产。
- 用小苏打溶液冲洗阴道。
- 戒酒并彻底检查饮食，将精子活力和形态从差提高到完美。
- 增加性生活频率。
- 降低性生活频率。
- 服用类固醇药物防止身体对精子的过敏反应。
- 大幅降低用于体外受精的药物的剂量。
- 通过服用中药和针灸为体外受精做准备。

当然还有更多，不过你已经明白了。

本书的第一章我们将带你了解如今生殖医学的发展形势以及它缘何成为一个严重的问题。随后的第二章我们会回到基础知识，来回顾一下男女生殖系统是如何工作以及如何共同工作的，同时你也需要了解如何受孕（也许你认为你已经了解了所需要了解的一切，但是我们料定你至少在读到某个部分时会感到惊讶）。第二节将讲述对生育能力有很大影响的日常生活方式，比如你选择的锻炼方式、你的体重、生活环境，甚至你使用手机的习惯，第三节的主题是压力管理，之后的第四节和第五节介绍营养知识——关于你吃什么和需要（不需要）补充什么。

接下来，就是本书的核心部分——第三章：指导你确定自己的生育类型。这些生育类型的划分借鉴了复杂的中医学，简单的测评表帮助你确定自己到底属于哪一种生育类型，易倦型、燥热型、气滞型、苍白型还是湿热型。明确生育类型以后，在阅读本书的剩余部分和执行精准怀孕计划的时候，你就可以将注意力集中在和你的情况最相关的问题和建议上。通过分辨和理解身体所表现出的微小信号，转而关注你最需要关注的问题，这样你可以节省时间、精力和金钱，并尽可能切实有效地解决问题。

第四章解释了我们的病人遇到的所有的常见（有些不常见）生育问题，你应该进行"谁、怎么了、为什么"这种测试以确定你的问题。另外，这一部分还包含了你想了解的辅助生殖技术（虽然这并不是必要的）。它涵盖了方方面面的内容，但是你只需要根据你的情况仔细阅读其中一小部分。

你已经为精准怀孕计划做好了充分的准备。第五章的计划既有能提高生育能力的生活方式的建议，也有一个详细的计划对所有必须执行的方案进行指导。有了这些，你就可以在为期3个月的时间内全面实施精准怀孕计划。你要选用针对你的生育类型的计划，女性还要根据月经周期的情况将计划进行二次细分，比如易倦型的人不能与气滞型的人用相同的方案，气滞型的人在月经周期需要做的事情和在排卵期需要做的稍微不同，这样你才能最大程度从本计划中受益。

读完本书，你将了解如下内容。

- 如何辨别你是否有生育问题（如果有的话，知晓其背后的原因）。
- 简单而常被忽略的医学治疗手段可以帮你立刻恢复生育能力。
- 生活方式很关键，会增强或损害生育能力。

● 哪些问题可以自然而然地解决，哪些问题需要靠药物、手术或先进的实验室技术解决。

● 何时开始下一阶段的治疗。

● 如何以一种系统而有益的方式将东西方的治疗方法融合在一起。

● 如何找到适合你的、最有可能成功的方法——这种方法也许与你的邻居、姐妹或朋友的方法都不同，以及这种方法为什么有用。

● 如何确定你的生育类型以及如何据此选择受孕方式。

● 辅助生殖技术存在的潜在危险（所有关注此问题的人往往会对危险轻描淡写），替代疗法可以提供更好的方法。

● 当面对与生育有关的事项时，对于所面临的复杂的问题、过程、技术和情绪，你如何理解、评估及做好准备。

● 许多令人惊讶的简单的解决方法，大多数医生也许从未提到过。

● 为什么许多符合采用辅助生殖技术条件的女性能够自然受孕，你如何成为其中之一。

真正的补充医疗手段

在我们各自擅长的领域内，我们已经帮助无数女性顺利怀孕并生下她们梦寐以求的宝宝。通过合作，我们见证了采用折中方法所带来的巨大好处。我们充分利用彼此的方案，通过高度个性化的诊断方法，筛选出最好的技术，然后将这些技术加以运用，让所有的方案都能完美地互相支持。相对于严格采用一种方案的方式，我们的联合方案能让女性更容易受孕，这才是真正的补充医疗。

提到不孕不育，西医现在采用的常规方法看上去似乎是在创造奇迹，对受孕困难的女性来说，她们有相当多的选择，但是需要相当多的付出。传承了千年智慧的中医也能够创造奇迹，但是有其局限性。精准怀孕计划跨越了这两个领域之间的鸿沟。

寻求传统治疗方法的不孕病人中，有3/4的病人也在采用替代疗法，如果你也是其中之一，那么你一定知道想要这些替代疗法有效发挥作用有多难，也许你曾经尝试与医生进行讨论，结果只得到一个礼貌的点头作为回应。精准怀孕计划汇集了所有的最好的方案，这样你就可以联合运用多种方案而不是从一种方案转向另一种方案，同时也避免了适得其反的效果。

在采用东西方医学的治疗方法时，你需要知道如何应用才能使它们相互支持，相互促进，而不是相互妨碍甚至相互牵制。这一点你作为外行，自己无法做到，只有少数医生才可以协助你完成。我们的病人想从我们这里寻找真正有效的综合治疗方案——这些方案在本书中都有提及。他们需要的是将替代疗法和常规疗法的优势相结合的联合方案，希望在风险与收益的权衡问题上得到帮助。他们愿意先尝试最自然的方式，但是当需要考虑辅助生殖技术时，他们也想得到可靠的建议。我们创作本书的初衷是为那些无法来我们诊室接受治疗的人提供帮助。

在如迷宫般复杂的生殖医学领域中，我们用关爱的话语、幽默的态度，以及细致的检测帮助病人找到了自己的方向，赢得了赞誉，我们为此感到自豪，也会尽量在本书中保持这种风格。我们希望你也能喜欢这些有趣的描述：关于宫颈黏液的细致分析、关于如何选择带香味的人体润滑剂的讨论，以及当某些信号提醒你"时间到"，你疯狂地从办公室冲回家完成激情一刻。我们认真对待每一位病人，将其作为一个个体来对待他的特定问题，菜谱似的药物搭配或工厂似的诊所无法完全解决他们的这些问题。没有理由把帮助人们生育孩子这么快乐的工作看作是枯燥无味的事情，毕竟我们所做的一切都是在将更多的爱带到这个世界，不是吗？

我们每天面对来自全美国乃至世界各地的病人，单独或共同研究他们复杂的病例。千方百计搞清楚在他们身上到底发生了什么，始终是我们的使命。我们始终专注于如何使女性自然受孕，在这条道路上，我们一旦看到曙光，就会努力清除障碍，无论付出多大的代价。

简而言之，我们的基本工作就是帮助女性受孕，而且往往是在她们采用其他方法都失败之后。帮助女性成为母亲，不仅令我们由衷地感到快乐，而且让这些女性节约了大量的时间和精力，不再焦虑和伤心。这也正是本书的创作目的。

目　录

第一章

概　述

第一节

现代生殖医学：
辅助生殖技术的风险和滥用

帕梅拉已经在3个不同的生殖医学中心接受了10个周期的体外受精，但是她仍然没有怀孕。纽约几位最好的生殖科医生告诉帕梅拉这是因为她年龄太大了（39岁），并且她的卵子质量可能不好。

10年来，埃维莉娜一直想要一个孩子，为她治疗的4位医生让她服用了一共50个周期的药力非常强的助孕药物。她总共排出了几百个卵子，但是仍然没有怀孕。没有一个医生让她停止用药，考虑一下她为什么无法受孕。

斯蒂芬妮在为体外受精第一个周期做准备时就服用了大量的助孕药物，医生们取了大量的卵子，配成9个胚胎。但是，医生们通过检测发现，每个胚胎都存在基因异常问题。他们表示，虽然很想用体外受精技术帮助斯蒂芬妮受孕，但是她的年龄（41岁）让他们也无能为力。

值得开心的是，这几位女士最终都成功受孕并有了自己的孩子。但是，她们经受了痛苦的、毫无必要的、无效的治疗，没有人找出她们不孕的原因并给出有针对性的解决办法。更糟糕的是，她们并不是特例——如今，生殖医学领域的这种现象每天仍在出现。

辅助生殖技术也成就了很多大家庭，我们并不否认它给人们带来的快乐，我们所期盼的是开启一个新时代。新时代中，技术性的成功将给人们带来不折不扣的福祉，因为只有在必要时人们才会使用辅助生殖技术；每一位女性都可以获得恰当的帮助，尽可能自然受孕，因为即使是面对严重的生育问题，自然受孕仍然是最温和、最安全、最有效的解决方法。

据美国生殖医学学会统计，如今在美国每100名婴儿中就有1名是借助辅助生殖技术出生的。在世界范围内，有超过300万名婴儿是借助体外受精技术出生的，其中美国有40多万。美国每年有25万个家庭考虑通过体外受精技术获得一个宝宝，其中大约有一半的家庭最终接受了体外受精。

自从几十年前美国引入体外受精技术后，借助体外受精技术出生的婴儿数量快速上涨。1996~2002年，借助辅助生殖技术出生的婴儿数量翻了一番。美国疾病控制和预防中心的报告显示，2004年借助辅助生殖技术出生的婴儿为5万名，而在6年前只有2.8万名，这充分证明了正是这些技术导致婴儿出生数量增加。渐渐地，随着婴儿出生数量的变化，辅助生殖技术的性质也相应地发生了改变，之前它只是作为万不得已的办法提供给少数人，现在则成了病人和医生的首选。

我们为那些通过技术干预而生育宝宝的病人感到高兴。从专业的角度讲，在我们的专业领域内无法解决的问题，可以依靠辅助生殖技术解决，这让我们倍感欣慰。但是，好消息的背后却是令人悲哀的事实：辅助生殖技术，特别是体外受精技术经常被误用、滥用。造成这种局面的大部分原因是社会大环境，小部分原因是辅助生殖技术本身——医生只着眼于快速解决问题而不考虑其他可行方案，只求私利，并且只重视技术本身。辅助生殖技术引起的各种风险和副作用加重了局面的严峻性。

基于我们接诊数千例病人（他们都曾接受过不同程度的生育方面的治疗）的经验和同事们提供的信息，我们估计，接受体外受精技术治疗的女性中有一半可以自然怀孕，或者只需接受极少的医学干预。自然怀孕不仅仅是理论上的最佳方法。即使通过辅助生殖技术能成功受孕，治疗过程也会给夫妻双方带来巨大的影响。如果不成功，夫妻双方本已身心压力极大，经济紧张，又会平添一份伤心。采用辅助生殖技术成功孕育宝宝的父母们会认为他们所做的一切是值得的，但更重要的问题不是值不值得，而是有没有必要。

这些技术可以创造奇迹，但必须理智恰当地使用，我们的社会还没有做到这一点。精准怀孕计划给出了一种更好的选择，总的来说就是：在适当的地点、适当的时间，采用最接近自然受孕和最适合病人（并且最有效的）的方式帮助女性怀孕。事实上，经过仔细诊断、讲解基本的生殖健康知识、给出简单细致的饮食和生活方式的建议，许多采用辅助生殖技术的女性都可以以更自然的方式受孕。

若是病人有必要使用药物或其他干预手段，那么就使用最小剂量的药物和进行创伤最小的手术，最大限度地减少风险和令人不舒服的副作用，同时提高成功率。

以下的几个故事最终说明了这种可能性。

帕梅拉接受了10个周期的体外受精，并被诊断为卵子质量不好，而且子宫肌瘤手术带来的瘢痕阻止了卵子进入输卵管。她接受了体外受精，目的是避开瘢痕组织，这是一种常规的治疗方法，但对她并没有起作用。她找到我（萨米）的时候，我没有发现其他任何影响生育的问题，因此我建议她通过外科手术去除瘢痕（腹腔镜手术可以用来诊断和解决这个问题）。手术后2个月，帕梅拉怀孕了，既没有服用药物，也没有接受体外受精。

埃维莉娜从30岁开始服用助孕药物，一直没有效果。最终，在对宫颈黏液中的支原体感染进行了一个疗程的抗生素治疗后，她在40岁的时候成功怀孕。女儿出生两年后，她在没有接受任何治疗的情况下，又生了一个儿子。

斯蒂芬妮在胚胎检测时发现存在基因异常，她接受了常见的治疗模式：为高龄女性注射大剂量的助孕药物促进排卵，结果导致胚胎染色体异常。对41岁的斯蒂芬妮来说，助孕药物使用得太多，我（萨米）的建议是使用相同的药物，但大幅度减小剂量。最后，她的卵子和胚胎都回归正常，生下了一个健康的儿子。

我们无意煽动任何人反对体外受精或其他辅助生殖技术。但是我们希望选择那条路的人放宽眼界。要知道，穿过森林的路不止一条，还有很多其他更容易、更安全、更快捷、更经济的路。殊途同归，你要明白，你的选择包括但不限于辅助生殖技术。在详细介绍如何做出正确选择之前，我们先来了解一下辅助生殖技术的问题所在。

缺乏耐心的病人

我们将问题归咎于医生和不孕不育行业，但这些服务的消费者也需要反省一下自己的行为。许多夫妻心里只想着要生一个孩子，所以时间是最先考虑的问题，他们会尽可能采用最快的解决方法。许多夫妻认为技术手段是唯一的选择。只要给饱受不孕困扰的夫妻能够有一个宝宝的许诺，他们就愿意尝试任何方法。面对自己不了解的领域的问题时，他们就丧失了应有的谨慎态度和判断思考能力。当然，医生要负主要责任，但是大多数夫妻在没有考察其他方式（通常是更好的）的情况下就接受了体外受精。

还有很多人把体外受精当作一种生活方式的选择，或者仅仅是一种现代化的便利措施。某些人忽视了这样的事实：人的生育能力随着年龄的增长而下降，女性等到无法自然受孕的时候，只能依赖辅助生殖技术来摆脱困境。推迟生育有很多很好的理由，但是也带来了风险：无法生育或不得不借助辅助生殖技术。一个简单的事实是，那些等来等去不怀孕的人真的没有必要这样推迟生育。许多人面对不孕的事实时，回头想想推迟生育的那些原因会觉得毫无必要。

在寻求不孕不育的解决方法时，尽管你不希望拖拖拉拉，但是这也并不意味着马上就要采取最极端的解决方式，你应该先了解你的诊断结果和可选择方案的优缺点。人人都应该花3个月的时间，跟着精准怀孕计划一起来寻求尽可能自然地受孕。即使在你的方案中，精准怀孕计划只是其中的一部分，它也能让你的身心为以后的治疗方案做好准备，并在你前行的路上为你的成功提供最好的机会。

缺乏耐心的医生

我们现在还原一下医疗行业的现状，以免有人说我们总在批评受害者。在过去的30年里，医疗行业经历了爆炸式的发展，但是我们从行业内部进行观察后得出的结论却令人遗憾：现代生育医疗技术的发展弊大于利。

不孕不育的病人往往比较脆弱和绝望，因此他们很容易被说服，有些医生正是利用了这一点。寻求快速解决方案时的急迫心情、经济压力、急于求成的态度或者仅仅是一时冲动，在这几方面因素的驱动下病人会被诱导即刻选择极端的医疗干预方案，从而承受了不必要的体外受精所带来的巨大的经济压力、心理压力和风险。经常有医生不对病人进行诊断，并且认为那些业已做出的诊断在技术面前变得无关紧要。还有很多医生没有确认、解读、研究和评估可提供给病人的所有选择方案。

金钱已经全面摧毁了医疗体系，这一点在生殖医学上体现得更加明显。它变得更像是商业化很强的产业，而不是医学领域的研究。高利润的检查和手术所占的比例之高令人难以置信，而病人获得的益处却没有得到证实（尽管给医生带来了可观的经济效益）。有一位病人是广告业主管，他说："生殖医学科医生是营销大师。"病人绝对不希望这是他的医生的特长。

有些生殖医学科医生对病人治疗过度，不告诉病人治疗方案的不利影响，不提供疗效相同但创伤更少的其他治疗方法（因为利润小），拒绝采用较难的待选方案（因为他们把成功率看作一种营销数据）。在某些极端情况下，他们甚至会欺骗病人，比如调换胚胎。

当然，这个行业不乏能干、善良的从业者，但是辅助生殖技术的过度使用给他们带来了丰厚的利润，因此很少有人站出来抵制当下的不良风气。是那些不负责任的从业者抹黑了整个行业，但是即使所有的生殖医学科医生都是好的，也无法掩饰这个行业本身糟糕的现状，实际上，不孕不育的治疗方法在很多方面都存在着问题。

你怎么了？

来到我们这里的病人，大多数已经看过至少一个生殖医学科医生，当我们问他们"你的诊断结果是什么？"时，十个病人中有八个回答说不知道。但是更令人吃惊的是，他们的医生也不知道！在生殖医学目前的治疗方法中，诊断结果常常得不到足够的重视，一些医生的想法是，为什么要弄清楚她不孕的原因呢？我们只要给她药就可以了，或者我不需要了解他是否可以射出正常数量的健康精子，我们只要将精子和卵子结合成受精卵就可以了。人们普遍认为医生的力量比自然的力量更强大，他们可以促使女性的身体受孕。

我们认为生殖医学并不是万能的。如果精子数量少，那么为什么不尝试其他可能更容易的方法，而直接采用有危险性的干预手段呢？如果精子不健康，你真的想用这些精子与来之不易的卵子相结合，进行体外受精吗？助孕药物的唯一功能就是促使女性排卵，如果问题是男性的精子质量不好、精液感染，或者是精子受到环境中的有害物质的影响，助孕药物不会有任何帮助。女性可以取出多颗卵子，但是如果精子无法遇到或者穿透卵子，以及受精卵无法着床或着床后无法正常发育，病人便没有机会拥有自己的宝宝。助孕药物可以促进排卵，但是无法提高女性的生育能力。

当务之急是找出无法怀孕的原因。约有10%的不孕不育夫妻的病因无法找到，医学界则推脱掉自己的责任，对那些病人解释说这是一个谜题。于是，他们被施以辅助生殖技术，但并没有被告知原因，治疗效果也不确定。我们认为，不找出问题的关键所在就不可能确定最好的治疗方法，对输卵管堵塞的病人有效的方法，对因为细菌感染而干扰了受精卵着床的病人不一定有效；对不知道自己的排卵时间而不能确定最佳性生活时间的人，对其他人有效的方案对她不一定有帮助。

体外受精的误用和滥用

因为医生和病人的原因使得生殖医学误入歧途，但是体外受精技术取得的效果还是令人瞩目的。我们已经说过，即使体外受精是最好的治疗方法，它的使用也还是太过频繁、考虑不周，并且医生和病人对此也都过分热衷。

在医学领域内，生殖医学越来越专业化，因此有很多诊所只开展体外受精业务。著名的心理学家亚伯拉罕·马斯洛说过："如果你唯一的工具是一把锤子，你往往会把每个问题都看作是钉子。"如今，开展体外受精业务的医生们正在竭尽全力地快速敲打钉子。

女性经常像牛一样被赶往开展体外受精业务的诊所，医生们在见到病人之前就已经制订好了治疗方案，他们太忙了，没有时间和每位病人进行充分交流，许多医生关心成功率胜过关心病人。有的医生会竭尽全力地说服病人，向她保证体外受精可以让她怀孕，如果失败了，他们就把责任推给她，说她的卵子质量不好。这些医生在选取极端治疗方案之前，并没有对每位病人进行详尽的基础性诊断，只要病人步入辅助生殖医学这个圈子，大都被告知需要接受体外受精，这就像病人只要去咨询心脏病专家，就会被告知需要做心脏外科手术一样。

相反，有些女性被体外受精治疗方法拒之门外，除了让她们接受捐赠的卵子以外，医生并没有给出其他的选择。促卵泡激素水平一般随着年龄的增长而升高，理论上讲，标准的治疗方法对促卵泡激素水平高的女性并没有什么用。于是，生殖医学科医生对她们不再抱有希望。设想一下，肿瘤专家拒绝收治那些对癌症治疗"可能"没有反应的病人，而是根据成功的可能性来挑选病人。然而，许多生殖医学的从业者对于拒绝那些希望不大的病人似乎并未感到不安，他们更注重每年向政府汇报和论文中公布的数据。如果你已经开始接受辅助生殖技术治疗，那么你一定很清楚我们在说什么，你选择医生的时候做的第一件事是什么呢？一定是查看治疗成功率。

尽管女性的促卵泡激素水平高可能导致体外受精失败，但是事实上促卵泡激素水平本身并不是一个生育功能是否良好的指征（见第200页）。促卵泡激素水平偏高的女性还有很多其他选择，这可以让她们自然受孕或者身体为体外受精做好准备。我们常常碰到这样的情况：病人带着恐慌来到我们诊室，因为别的医生对她说的话让她担心自己永远无法生育。结果几个月后，她就去看产科医生——做产检。

扮演上帝

在20世纪80年代初期，我（萨米）是纽约第一位采用体外受精技术获得成功的医生——我成功取卵，并在其受精之后将受精卵移植到病人体内。这颗受精卵后来发育为纽约市出生的第一个试管婴儿。

但是我并不喜欢这样做。我感觉自己在扮演上帝，这并不适合我，我不喜欢将生命攥在手中的这种方式。这种梦一般的经历如今依然鲜活地存在于我的记忆中：胚胎学家从我的左肩后面递给我一支注射器，里面的液体中有3个气泡，他告诉我在这些气泡中有4个胚胎。而我心里想的是，这支小小的注射器里的就是婴儿。

帮助想要孩子的人生下孩子，我想不出还有什么比这更令人满足。但是，我清楚地知道那天的经历并不是我想要的。我知道我处于医学领域以及人类的重大变革之中，但我同样知道我不能再作为其中的一分子了，至少不再以那样的一种方式。

我的同行们却不这样认为。虽然我们接受的培训基本相同，但他们几乎都转向了体外受精业务。我常对他们心存感激，因为我可以将我的病人转诊给他们，世界上许许多多孩子的出生也要感谢他们。

然而，生殖医学变成以体外受精为主的这一现状有利有弊，一方面它的专业化程度已达到顶峰；另一方面医院犹如生育工厂一般，采用千篇一律的治疗方案，医生在没有充分了解病人病情的情况下就开始治疗，只看症状而不探究病因。在这个变化的过程中，我们已经忘记了很多曾经熟知的东西，也忽视了新的或旧的更好的解决办法。

如今，我专注于各个年龄段不孕不育女性的内外科治疗，尤其是多次妊娠失败以及39岁以上的不孕不育女性的治疗，我将自己定义为一名传统的医生。有人会说我的方法过时了，但我也采用了一系列的先进技术。虽然我是外科医生，但是在不孕不育治疗中我会先采用内科方法治疗，必要时才采用外科手术，我的病人中只有10%被推进手术室。在我看来，外科手段的干预越少，效果越好。除非绝对有必要，否则我不给病人开助孕药物，我的病人中只有不到一半的人使用助孕药物。如果确实需要给病人开助孕药物，我开出的剂量也只是实施体外受精的医生所用剂量的1/4。我也会让夫妻同时用药，但不是助孕药物，他们有些只需要用抗生素或类固醇，有些只需要用非处方止咳药或阿司匹林。有时，只需要女性在性生活前用小苏打溶液冲洗阴道。

只要是对病人有益的事，我都会去做，包括把病人转诊给开展体外受精业务的医生——当然，这只针对那些确实需要进行体外受精的病人。我优先采用的都是最温和、有效的方案，当那些自然方式不起作用时，我也会采用更积极的干预方式。通常通过良好的医学检测都可以发现病人不孕不育的原因，从而选择相应的治疗方案。不管你怎么想，如果你走进美国任何一家开展体外受精业务的诊所，解决方案往往都不包括侵入性干预措施。

问题是什么？

体外受精是使用范围最广（过度使用范围最广）的辅助生殖技术。当然，其他技术也存在过度使用的情况，并且病人所要支付的费用更高，比如遗传学筛查和卵胞浆内单精子显微注射技术，我们将在第六章第一节讨论这两个问题。辅助生殖技术对任何一对夫妻在身体上、经济上和情绪上的影响都很大，使用药物和技术会对母亲和婴儿产生短期和长期的健康影响，最重要的是还会带来令人不快（即使是暂时的）的情绪。许多人没有商业医疗保险，即使有，自己承担的医药费也相当高。在治疗过程中，病人普遍存在心理压力和情绪问题，即便是那些最终成功的夫妻也是如此，更不用说那些不成功的。另外，身体上的压力也会贯穿治疗过程始终。除此之外，治疗干扰了病人的生活和工作，医生的预约（有很多预约）只考虑到医生和工作人员的方便，而不考虑病人的时间。病人们不得不从繁忙的日常生活中挤出时间来赴约，如果你早上六点去生殖诊所，你会看到女性已经排起长队在等着抽血或做 B 超。她们都有共同的目标。

即使体外受精技术是经过了病人和医生的深思熟虑和谨慎选择，但是如果仅仅因为成功率高而将它作为生殖医学的主流选择，这也是错误的做法。自从进入体外受精的时代，女性怀孕的成功率就明显提高，并且这个数字每年都在上升。然而，经过一个周期的体外受精，顺利产下一个足月的健康婴儿的概率仍然为 30%~40%（根据母亲的年龄不同，这个比例可以扩展为 10%~50%）。例如，选择一个最好的体外受精方案，35 岁以下的病人的成功率大约是 47%。没错，最好的方案，加上最有可能成功的病人，最终的成功率也不会超过 50%。

为什么要冒风险？

治疗生殖疾病的许多方案可能带来的风险往往被掩饰，不仅仅是医生不想强调风险，病人也不想去仔细考虑。然而，风险是治疗中重要的影响因素，虽然小却真实存在。相对于自然受孕的母亲及其产下的婴儿，使用辅助生殖技术的母亲及其产下的婴儿更容易出现一些问题。如果你已经采用了这些技术，我们希望你能够正确看待它们的风险；我们希望所有正在尝试辅助生殖技术的夫妻明白，任何风险都是存在的。但让我们遗憾的是，尽管有更安全的方案，人们还是愿意选择有潜在问题的方案。

我们的目的不是让女性感到害怕，而是要告诉她们，为什么应该将辅助生殖技术作为最后的选择。没有其他选择的时候冒风险也是值得的，但是如果有更自然的受孕方式，你就没必要冒风险。执行精准怀孕计划可以避免助孕药物、体外受精技术和其他辅助生殖技术带来的潜在问题，包括：母亲患卵巢癌的风险增加、输卵管妊娠、卵子或胚胎的基因缺陷、围产期并发症、双胎或多胎妊娠（随之带来的所有的潜在健康问题）、以及胎儿畸形、早产（随之带来的所有的潜在健康问题）、婴儿神经系统发育不良和身体残疾、发育迟缓、学习障碍、长大后可能出现的精神和行为障碍、不孕不育等。

接受辅助生殖技术的女性也会面临一系列马上就会碰到的健康风险，包括：对助孕药物过敏，取卵时受伤、感染、出血，器官或血管损伤等。实验室里还会出现诸如样本或结果混淆等其他问题，这是运用科技解决生育问题时所面临的另一类风险。

助孕药物的风险

女性面临的风险大多数来自于助孕药物，我们将在第六章的第一节进一步探讨。单独使用助孕药物是解决生殖问题最常用的方法，也是体外受精每个周期开始时采用的方法。在上述情况下，助孕药物用于刺激卵巢以排出更多的卵子。通常的做法可以归结为，服用越来越多的药物，尝试获得越来越多的卵子。但是，一些女性服用药物的剂量太大，而另一些女性服用药物的疗程太多，她们当中的一些人本来是不需要服用药物的，或者她们有药物无法解决的生育问题。

大剂量的助孕药物使女性承受了短期和长期的风险，并且她们产下的婴儿面临的风险也在增大。许多女性最常见的药物反应是头疼、潮热和情绪波动，以及一些由激素引起的其他不适。这些影响或许不危险，但是会使女性感到非常难受，使她和丈夫在遭受生育问题困扰的同时，身体和心理上又多承受了一些压力。

这些影响所带来的长期后果更加严重。有研究表明，助孕药物引起的癌症风险日益增加，这与我们的临床观察结果一致。最常见的严重不良反应是卵巢过度刺激综合征（见第298页），在最严重的情况下女性需要住院治疗，有时甚至需要中止妊娠。即使有医生的严密监测，但仍有高达10%的女性在服用助孕药物后引起卵巢过度刺激综合征，其中症状严重者高达2%。卵巢过度刺激综合征被普遍认为是对药物的过度反应，如果我们能把它当作一种提示，也许能改变我们的一些做法。

女性一旦想以服用助孕药物的方式获得更多的卵子，这也就意味着她之后的怀孕之路也不会顺利，因为以这种方式取到的卵子中有很多会出现异常，并且异常比例随着女性年龄的增长而增加。另外，胚胎出现基因缺陷的概率也比自然怀孕的要大。专家们也担心，对于那些依靠助孕药物受孕的女性生下的孩子们，药物导致的问题目前还不明确。

多胎妊娠的风险

服用大剂量助孕药物的目的是排出大量的卵子，这会增加出现多胎妊娠的风险。女性在自然受孕的情况下怀双胞胎的概率只有大约2%，助孕药物增加了出现多胞胎的概率，受药物影响，这个数值为6%~20%。体外受精使多胞胎出现的概率大幅提高，在接受体外受精的女性中大约有1/3怀有双胞胎，这要归功于标准的美国治疗模式：每个周期中移植多个胚胎以增加受孕概率。

多胎妊娠是高风险妊娠。对正常情况下只孕育一个新生命的生殖系统来说，多胎妊娠实质上对它的要求达到了极限。多胎妊娠更容易因流产而中止，更容易导致剖宫产、早产（一半以上的双胞胎会早产）以及生出低体重儿（在过去的20年里，随着依靠辅助生殖技术出生的婴儿的数量增多，早产儿的数量激增）。早产儿或低体重儿在出生时或出生以后的很长时期内都存在着健康问题，在婴儿期死亡的风险也比足月婴儿的高。

体外受精技术造成的多胎妊娠的问题还没有相应的解决办法。减胎术（采用选择性流产的方式减掉一个或几个胚胎以降低生育风险的委婉说法）是需要慎重考虑的一种令人害怕的方法。现在有证据表明，无论是选择性减胎还是自然减胎，减胎后的单胎生育仍然和双胎的一样，有同样的风险和问题。

体外受精的风险

研究表明，即使是单胎妊娠，通过体外受精方式受孕出生的婴儿也面临着很多风险。如果你已经采用了辅助生殖技术，或者正打算采用，那么记住下面这点很重要：通过辅助生殖技术出生的孩子出现严重的、长期的问题的概率很小。对没有别的好办法来受孕的女性来说，这些风险是可以接受的；但是对许多夫妻来说，这些风险是可以避免的，没有必要冒险。

自然受孕出生的孩子中只有不到2%的有出生缺陷，尽管这个数字令准父母感到焦虑，但通过辅助生殖技术出生的孩子，这一风险比例高出一半——达到3%。如果你可以为孩子降低风险，哪怕只降低1%，难道你不愿意吗？

体外受精出生的婴儿出现出生体重不足的风险是自然受孕出生的婴儿的2.5倍，低体重儿和多胞胎、早产儿一样，有很大的健康风险。科学家们对辅助生殖技术带来的日益增长的风险意见不一，但是很明显，生殖干预越多或越密集，从长远来看出现问题的可能性就越大。

未知的风险

遭受生育问题折磨的人们所面临的所有风险中，最大的就是无法生育，这使得其他所有必须面对的风险都可以接受。但是，以如今美国生殖医学行业的运作方式，这些真正的风险被漫不经心地忽略，从未被认真考虑，或者病人将这些风险当作理所当然的存在。所以，即使无论怎样最终都无法改变你的决定，医生们至少也应该留给你考虑的时间。

现代的生育药物也有潜在风险，然而这些风险很少被考虑到。还有收到确切的诊断结果被医生告知无能为力的风险（所以你永远无法生育），收到模糊的诊断结果被告知"不明原因性不孕"的风险——意思是西医找不到合适的办法。归根结底还是医生什么都做不了。

因此，来找我们的很多病人是体外受精失败或者被体外受精技术拒绝的病人。也许是因为年龄太大，也许是因为促卵泡激素水平太高，她们被告知永远无法生育。对这些女性来说，这种说法使她们陷入了可怕的境地。

这就是未知的风险——不知道是什么影响了受孕，也不知道怎么做。然而，如今生殖医学中千篇一律的方案不仅被认为是可行的，而且被广为推荐。如果你采纳我们的建议，你就无须再接受他们的方案。

更好的方式

本书所阐述的计划将指导你通过尽可能自然的方式受孕。这将减少辅助生殖技术带来的风险，尽量以人性化的方式解决无法生育的问题。正是由于病人担心出现最坏的情况（无法生育），如今的不孕不育行业正在以疯狂的方式运作，最新的、最重要的技术被冠以唯一的拯救办法、唯一可以使病人远离深渊的名义出售。恐惧是一切之源。

被推到那条路上的夫妻真正需要的是生育基础知识、良好的建议、审慎采用传统和辅助治疗方案以及一定的耐心和清醒的头脑。他们往往不需要体外受精，所以他们也不必承受大剂量激素和反复进行的有创疗法带来的身体压力，不必面对母婴长期的、日益增长的健康风险，不必承受体外受精带来的如过山车一般的感受（在测量压力水平的心理测试中，不孕不育病人的得分要高于癌症病人）。他们也不必付出大量金钱，也不必承受因此而带来的额外压力。

所有的病人需要的只是一个孩子。当这个目标难以实现时，他们需要的是仔细检查以探明原因，以便找到最有效的解决方法；他们需要的是明智的引导，以帮助他们在所有的选择中做出可以满足基本需求的选择，有时候解决方法里可能也包括体外受精，但是多数时候其他一些温和的措施也会起作用。

医学领域的高科技成果为各类人群带来了奇迹，而不仅仅是急于为人父母的人。我们并不是排斥这些成果，而是认为应该对其明智合理地应用。不可否认，各种辅助生殖技术的广泛应用是好事，但是对它们的过度依赖却不是好事。我们希望本书能帮你找到最适合你的方法，让科技成果为那些真正需要它的人创造奇迹，让自然方式为那些不需要科技协助的人创造奇迹。

精准怀孕指导

❑ 遵照精准怀孕计划，尽可能以自然方式受孕。

❑ 了解受孕的基础知识，包括你的身体、你的伴侣的身体，以及二者如何协同工作。

❑ 要有耐心（合理范围内）。

❑ 咨询那些愿意将你的身体作为整体对待，能够考虑适合你的所有选择的医生。

❑ 了解你的诊断结果。

❑ 权衡体外受精和其他辅助生殖技术所带来的负面影响。

❑ 酌情使用体外受精。

第二章

自然受孕

第一节

如何受孕：基础知识

也许你已经对性有了一定的了解，但是关于受孕，我们不认为你已经知道了你需要知道的一切。大多数人在生育期的早期关注的是如何避孕，而现在你需要了解的则与之有着细微但不可忽视的差别。或者说，至少有一些关键的细节，之前对你来说并不重要，现在却几乎是整个问题的关键所在。

我们有时会感到吃惊，我们的病人对如何生育一个孩子知之甚少，甚至那些已经饱受生育问题困扰一年或更长时间的病人也是如此。更令人吃惊的是，很多时候他们只需了解一些基础知识就能解决一直困扰他们的问题。有时，我们仅仅是给处于生育黄金期的夫妻讲解男女生殖系统知识并给出具体指导，或者就何时或如何进行性生活给出建议，他们就成功拥有了自己的健康宝宝。在本章中我们将探讨以上问题。

一切从母亲开始

一个婴儿的孕育开始于他的母亲。女孩在出生前卵巢内就已经有卵母细胞，这些卵母细胞最终将发育成卵子。女孩在出生时体内有100万~200万个卵母细胞，到她第一次月经时卵母细胞减少为大约"只有"30万个。女性进入青春期前，未成熟的卵泡在卵巢内游荡；而女性进入青春期后，卵子依次发育成熟，卵泡破裂，成熟的卵子从卵巢中排出，这一排卵的过程则是月经周期的一部分。然而，每个月有上百个未成熟的卵子被人体吸收并且不再被排出，只有少数的幸运者能够发育成熟进入输卵管。理论上来说，每次排卵只能排出一个卵子（有时也有例外，并不是只有体外受精才能怀上双胞胎）。这个过程一直持续到更年期，到那时女性将逐渐停止排卵：绝经。

相比之下，精子的生命周期更短，从开始产生到被射出，精子在男性体内最多停留3个月。卵子基本上是单独行动，而精子则是成群结队行动。男性进入青春期后，睾丸开始产生精子——每天数百万个，每分钟大约5000个；而精子产生只要48小时，过2周会成熟，在此期间精子学会"游泳"。男性的睾丸内储存了大量的精子，直到射精时将其射出，男性一次可射出4000万~2亿个精子（精子与精浆一起构成精液）。最后，精子进入女性阴道内，表面的细胞膜发生改变，使其可以穿透卵子并与其结合。

给我们带来快感的是性生活，准确地说是阴道性交，我想这就不用我们多说了。精液被射入阴道后会立即凝固，只有大约1/10的精子能够存活下来继续游走。10分钟后，精液再次液化，这让精子得以穿过主要由蛋白质组成的宫颈黏液，沿着狭小的通道前进，同时精子表面的细胞膜被除去，这个过程叫精子获能，使精子能够进入卵子。

如果时机正好，卵子进入输卵管的同时精子正好游过来，那么沿着输卵管，在靠近卵巢（而不是靠近子宫）的某个地方，某个"赢得比赛"的精子将使出浑身解数与卵子结合。这一过程就发生在排卵后几小时内。当第一个精子进入卵子后，卵子会发生反应，使其他精子无法再进入，尽管这些"勇士"仍在努力尝试。

卵子与精子结合成受精卵。最后，通过输卵管内纤毛的摆动，受精卵进入子宫，结束了它的长途旅行，这大约需要5天。进入子宫后，受精卵在子宫内膜上着床，子宫内膜为受精卵的继续发育提供营养。受精卵经过多次分裂后开始分化，8周后，发育成胎儿；再过大约32周，婴儿出生。

在整个过程中，通过垂体分泌的激素的调节，卵子、精子以及由它们结合而成的受精卵随着所处环境的变化而发生化学反应和物理反应。这是一个错综复杂的过程，是否成功取决于所有环节能否有条不紊地进行。

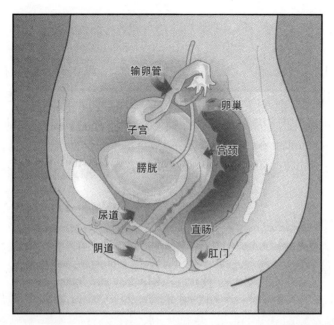

图2-1 卵母细胞在卵巢内的卵泡中发育，直到有一个卵母细胞发育成为成熟的卵子，率先冲出卵泡。随后，卵子进入一侧的输卵管中并通过输卵管进入子宫。如果卵子在进入子宫的旅途中受精成为受精卵，那么受精卵将在子宫内膜上着床。卵子如果没有受精，那么将在进入子宫后死亡，在子宫内膜脱落后随月经经宫颈排出子宫，进入阴道

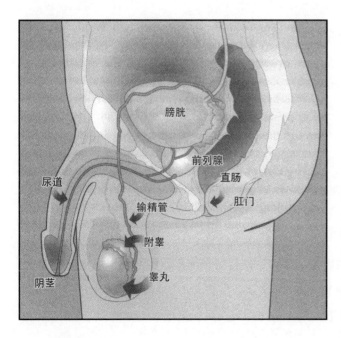

图2-2 精子在睾丸内产生，然后进入到附睾内发育成熟，并储存于此。射精时，精子穿过输精管，与前列腺、精囊腺产生的液体混合形成精液，然后通过尿道排出体外

月经周期

现在，让我们将女性的月经周期进行细分。为了与我们的精准怀孕计划相对应，我们将其划分为4个重要的阶段。当你开始实施我们的精准怀孕计划时，你就会发现，在很多案例中我们会针对每个阶段提出不同的建议。接下来，我们将简单地讲一下每个阶段的情况（本部分先从西医的角度讲述，后面的内容将从中医的角度讲述），以便你对月经周期有一个基本的了解，然后将其与实践相结合。

阶段1：月经期

来月经前几小时，子宫内膜的血管收缩，阻碍血液流动，这使得子宫内膜因缺血而开始坏死。继而血管再次松弛，子宫内膜开始脱落：月经出现。月经期平均为4~7天，子宫内膜脱落主要发生在最初的24小时内，因此月经期的第1天或第2天出血最多。

子宫内膜脱落后会很快再生，为以后的胚胎着床做准备。子宫内膜再生开始于来月经后的2天内。月经周期的第3天，子宫内膜中生成雌激素受体和孕酮受体，激素开始控制子宫内膜的生长。到月经周期的第6天，子宫内膜的厚度为1~2毫米。

在此期间，卵巢中的卵泡开始发育——卵子在卵泡中，一个卵泡中有一个卵子——这大约发生在月经周期的第4天。这个时候卵泡的直径不超过4毫米，但是很快会长到直径约20毫米。

整个过程——子宫内膜脱落、子宫内膜再生、卵泡发育——都是在激素的相互作用下精心安排的。雌激素和孕酮的分泌减少，促使促性腺激素释放激素分泌，引起经期出血。促性腺激素释放激素促使促卵泡激素分泌，当促卵泡激素达到足够的量时刺激卵泡生长。

阶段2：卵泡期

月经期间，位于大脑底部的垂体发出信号，促使促卵泡激素水平开始升高。促卵泡激素刺激卵巢，使15~20个卵泡开始发育，为排卵做准备。卵泡期中，促卵泡激素水平继续升高，并且继续刺激卵泡发育。每一个卵泡都会分泌对排卵起决定性作用的雌激素，因此在卵泡期，雌激素水平逐渐升高。

卵泡发育成熟通常需要大约2周（从月经周期的第4天到排卵），正常的卵泡期可能只持续10~12天。通常在月经周期的第6天或第7天就会有一个卵泡占据优势地位，此时其他卵泡开始萎缩。

雌激素水平的升高提示身体抑制促卵泡激素的分泌，因此不会再有更多的卵泡发育。雌激素水平的峰值大约出现在月经周期的第12天或第13天。此时，雌激素刺激垂体，使其分泌黄体生成素，而黄体生成素将反过来促使卵子排出（在男性体内，精子也是在促卵泡激素和黄体生成素的共同作用下生成的）。

随着雌激素水平的升高，阴道会更加湿润，宫颈黏液也由有黏性或有弹性变得不透明，并呈乳白色，就像护手霜一样，这时还不是易受孕型宫颈黏液。随着雌激素水平的继续升高，宫颈黏液会变得稀薄、透明、有弹性，就像蛋清一样。

在这个阶段，子宫内膜继续再生。随着雌激素水平的升高，子宫内膜增厚，到排卵期的时候健康的子宫内膜厚度为7~10毫米。

阶段3：排卵期

排卵通常发生在月经周期的第14天，也可能提前到第10天或推迟到第20天，只要月经周期正常，你就不必担心。排卵通常发生在黄体生成素激增的24小时内。女性在某个月经周期不排卵，这也是正常的；而在某个月经周期中也可能24小时内排出2个卵子，这就是异卵双胞胎的由来。排卵后的24小时，孕酮水平会升高，使人体不能再排卵。与人们的普遍看法不同，两侧卵巢并不是交替排卵的。

无论卵子从哪一侧卵巢排出，卵子的大小都差不多。优势卵泡释放出卵子后，卵子迅速进入输卵管，这个过程大约只需20秒。

卵子只能存活12~24小时，最后会进入子宫。如果它没有受精，最终将被身体吸收。卵子的受精过程通常发生在排卵后的几小时内，或者卵子与早已等候它的精子结合。精子只能穿过易受孕型宫颈黏液到达卵子——精子在宫颈黏液中最多可以存活3~4天——而这种类型的宫颈黏液要在卵泡期的后几天、雌激素水平升高的情况下才能出现。

排卵后的18~24小时，孕酮使宫颈黏液变稠，并再一次变得不透明，这时精子无法生存或游动。卵子一旦受精成为受精卵，就会继续向子宫前进，这段旅程大约需要5天。

阶段4：黄体期

排卵后至来月经的前一天就是通常认为的黄体期，此时孕酮占主导地位。孕酮抑制促卵泡激素和黄体生成素的分泌，因而阻止了排卵。同时，孕酮使子宫内膜增厚，并帮助它分泌营养物质，以便在需要时能够给胚胎提供营养。孕酮还会使你的基础体温升高（有利于受精卵着床）、宫颈口关闭、宫颈黏液变稠，这样能够形成一道防护墙，在卵子受精后阻止其他精子进入子宫颈。排出卵子的卵泡塌陷，转化为黄体，分泌出这一时期起主导作用的孕酮。

黄体期的长短取决于黄体存在的时间，一般为12~16天。黄体期至少要有11天，否则受精卵将没有足够的时间着床。黄体期少于11天会导致即使卵子已经受精，女性也不会怀孕或者会出现极早期流产。

5~6天后，受精卵到达子宫，在这期间细胞一直在分裂。受精卵一般在一天后在子宫内膜上着床。子宫通过挤压前壁和后壁将受精卵置于恰当的位置，来协助它着床。同时，身体会通过胞饮作用来去除子宫内膜的液体。

受精卵一旦在子宫内膜上着床，就会释放出人绒毛膜促性腺激素，验孕棒就可以检测到这种激素。通常在12~16天后，人绒毛膜促性腺激素会给黄体发出信号，让其继续分泌孕酮以给子宫内膜提供营养，而不是让子宫内膜脱落（5~6天后，胎盘将接管分泌孕酮以及给子宫内膜提供营养的工作）。到此时，月经周期暂时结束（在接下来的9个月里），孕期开始。怀孕8周后，小小的细胞发育成胎儿。

如果卵子没有受精或受精卵没有着床，黄体将开始退化，最终停止分泌孕酮；通向子宫内膜的血管将"关闭"，为子宫内膜的脱落做准备。雌激素水平也将开始下降，雌激素水平与孕酮水平的下降触发促性腺激素释放激素和黄体生成素的释放：下一个月经周期开始了。孕酮水平的降低可能引起经前紧张征。

中医的角度

中医认为月经属阴。月经期——子宫内膜的脱落——需要血的流动，卵泡的生长需要阴，子宫内膜的生长也需要血和阴。

卵泡期同样需要阴。雌激素占主导地位被认为是阴盛，阴促进卵泡的发育和子宫内膜的生长。易受孕型宫颈黏液的分泌同样需要阴，卵泡的发育需要良好的血液流动，也是阴。阴的质量影响卵子本身的质量和卵泡的生长发育。子宫内膜为受精卵着床做准备也需要血、阴和精。

在排卵期，由于排卵的需要，激素发生转变，阴转为阳。这种由阴到阳的转变也反映出主导激素由雌激素转变为孕酮。激素的转变需要气和血的平稳流动，以便激素转变能顺利、及时地进行。卵子释放和进入输卵管的过程同样需要气的引导。

在中医看来，黄体期（阶段4）由阳主导，阳代表温暖、能量。身体需要阳来维持孕酮水平，如果阳虚（或孕酮水平低），那么在黄体期时你的基础体温可能上升太慢或下降太快，影响受精卵着床。一般来讲，女性的身体在黄体期需要保暖。几千年来，中医一直强调子宫保暖对受精卵着床的重要性。此外，受精卵着床依赖于子宫血液的流动，良好的血液流动可以促进子宫内膜的健康生长。

如果你没有怀孕，在黄体期孕酮水平会下降。想让这种转变平稳过渡，你的身体需要气与血的平稳流动，否则会出现经前紧张征，症状包括情绪波动、乳房胀痛、腹胀、饥饿、疲劳和头痛。

中医认为，月经周期的第一天阳会立即转为阴，这是一个非常重要的转变。

专业词汇

中医词汇多得令人望而却步，因此这里介绍的只限于我们用到的专业词汇。以下是这些专业词汇的基本定义。

①血——血液；强调其濡养和化神的功能。

②精——生殖之精；先天之精和后天之精。

③气——生命的动力；能量；激发的活力。

④阳——推动、温煦、升举等特性；与阴相对。

⑤阴——宁静、凉润、沉降等特性；与阳相对。

如何过性生活？

同样，我们假定你已经对"如何过性生活？"掌握得很好，但是仍然有一些你需要知道的知识，了解这些知识能够提高女性受孕的概率。

首先，一定要有前戏。虽然你现在把过性生活当作一项任务，但不能太把它当作任务。一方面，一定不能把过性生活当作一种负担；另一方面，性刺激能够改善宫颈黏液，增加激素的分泌，进而提高女性受孕的概率。此外，一项研究表明男性被他的伴侣刺激达到性兴奋时生成的精子数量要比手淫时多得多。因此，调动起你最大的兴趣，不要让性生活的目的性太强。

其次，男上女下是女性最易受孕的姿势。你也可以采用你喜欢的任何姿势，但是现在你要以完成任务为主，当务之急是使精子走得尽可能远。男上女下的姿势能使射入的精子最靠近子宫颈。

病例研究：谢丽

六年来，谢丽一直在备孕，后来她来曼哈顿找我（萨米）。在问诊时，我问到了她的性交姿势，她看着我仿佛在说我是在刺探她的隐私。最后她告诉我，她和丈夫性交时总是她在上面。当天，我给她做了性交后试验（见第183页），显示没有精子。我没有发现其他问题，因此让她回家，建议她和丈夫性交时采用男上女下的姿势。他们确实这样做了，当谢丽再来做性交后试验时，不出所料，精子出现了。几个月后，谢丽怀孕了，其间没有经过其他干预治疗。

另外，这种时候也不适合肛交。很显然，这样做并不能让人怀孕。女性在怀孕之前，要放弃这种做法，即使是在月经期明知不能怀孕的情况下。因为这样做会将细菌带入阴道或者尿道，从而引起感染（见第四章第四节），影响怀孕。

性生活结束后，姿势保持10~20分钟——尤其是女性（享受一段拥抱的时光）。我（吉尔）曾经有一位病人是瑜伽爱好者，每次性交后她都要做倒立，将重力的影响减少到最小，其实没有必要这样做，不要再让精子和重力做斗争了。你也许听说过有的女性在躺着的时候将双腿举起，靠在墙上，这样做当然不会有什么伤害，但是也没有必要，躺着就好。有的女性性交后急着去小便，如果你也是这样，不要长时间憋尿，否则会引起尿路感染。但是，如果你能憋尿的话，憋15分钟更好。

病例研究：西娅和鲍勃

我（萨米）曾经遇到过一对夫妻（西娅和鲍勃），他们的生殖道化验结果都显示乳酸粪链球菌呈阳性，这是导致西娅无法怀孕的唯一症状。他们服用抗生素后，感染治愈，但是西娅仍然没有怀孕。

因此，我又做了一次化验，结果又发现了乳酸粪链球菌。服用了三个疗程的抗生素后，我突然想起询问他们是否肛交过，他们说是。我向他们解释说这就是他们再次感染乳酸粪链球菌的原因，并再次给他们开了抗生素，后来他们便再也没有联系我。几个月后，有一位新病人给我打电话预约看病，说是西娅推荐的。"哦，她还好吗？"我问。"她怀孕了！"这位女士回答。我推测，他们的乳酸粪链球菌感染治好了。

"贴心"的润滑剂

性爱润滑剂（特别是带有香味的）会影响受孕。一般来讲，性爱润滑剂酸度过高，不利于精子的存活和游动。另外，性爱润滑剂中的盐分使精子萎缩或肿胀，限制了精子的正常活动。

如果你需要润滑剂——许多夫妻在排卵期或在想怀孕的压力下会需要——那么你就用吧。助孕润滑剂是专为想要怀孕的夫妻设计的，不含甘油或丙二醇（大多数润滑剂中含有的有害物质）。它的 pH 值与易受孕型宫颈黏液的 pH 值相同，两者的含盐量也相当。此外，助孕润滑剂还有助于精子游动，它与宫颈黏液发挥的作用一样（只是没有宫颈黏液中含有的营养物质）。克利夫兰诊所发表在《生育和不育》杂志上的最新研究表明，市售的助孕润滑剂是唯一一种不降低精子活力、对精子的 DNA 没有损害的润滑剂。

要小心一些关于性爱润滑剂的常见错误，比如用一点儿热水当作润滑剂，不可以！热水会杀死精子。或者用唾液？错！唾液中含有消化酶，会阻止精子游动。也许你还听说过蛋清是很好的润滑剂，我们也不建议用，因为生鸡蛋中含有沙门菌。一些医生建议使用矿物油（性爱润滑剂里可能含有这个成分），但是有研究表明，它会降低精子进入卵子的能力。我们现在是要推动精子与卵子结合，你不想再给它们的结合增加困难吧。

病例研究：斯泰拉

39岁的斯泰拉大老远从秘鲁飞到纽约来向我（萨米）咨询，因为三年来她一直在备孕。一系列的检测都显示他们没有问题，除了她和丈夫喜欢使用的一种有特殊香味的润滑剂。我让她暂停使用这种润滑剂，很快她便怀孕了。

频率

有一个好办法能让女性怀孕：大大增加性生活的次数。

请原谅，这看上去似乎是再明显不过的事实，但是我们仍然认为需要反复强调。我们有很多这样的病人，只在女性月经周期的某个适宜怀孕的确切日子过性生活，或者在那个日子的前一天过性生活，然后在这个月的其他日子里都不过性生活。还有很多病人，在网上看了很多关于在两次射精期间禁欲以储备精子的文章，之后就限制性生活的次数。

除非男性被诊断为精子计数低或精液量少，否则夫妻双方尽可以自由地享受性生活（一天一次是个不错的办法）。这样做不仅不会对夫妻双方有任何伤害，而且会大大增加受孕机会（如果做法正确，还可以缓解压力）。当然，也可以不是每天都过性生活，但是在排卵期时，每隔一天过一次性生活很重要。性交后12~18小时做性交后试验（见第183页），如果显示有死精，夫妻双方就需要在月经周期的排卵期每天都过性生活，以增加受孕机会。

研究表明，在任意一个月经周期，每周过一次性生活，女性受孕的概率是15%；每天过一次性生活，概率提高为50%。一项研究发现，只有12%的夫妻每周过5次或更多的性生活，但是这些人的生育能力并没有受到影响。

在取精之前多久不能过性生活？一项关于此问题的研究能给那些丈夫存在生育问题的夫妻提供建议。研究发现，男性禁欲1~3天时，精子和精液的质量最好，延长禁欲期会大大降低精子和精液的质量。虽然精子数量增加了，但是老的精子的质量开始下降。注意，这是针对被诊断有生育问题的男性而言的。研究还发现，官方建议的做法——在收集精子前2~7天内不射精——并不会有益于怀孕，那些不需要最大程度增加精子数量的男性，不需要限制性生活的次数。

如果男性精子计数过低或低于正常值，应至少在女性受孕概率最大的时期每隔一天过一次性生活，以便有时间恢复精子数量。但是，禁欲更长时间也没有必要，实际上，只禁欲一天是有好处的。

病例研究：唐娜

有些人并不适合没有节制地过性生活。唐娜就是这样的人。她在见我（吉尔）的前几个月，就怀孕问题咨询了一位风水师，风水师建议她在床边放一盆花，床底放一碗水，唐娜和丈夫每次过完性生活之后，就给花浇一次水，如果花长得越来越好，她就能怀孕。结果不久前，花死掉了——由于浇水过多！唐娜还是没有怀孕，所以她来找我。

我发现唐娜和丈夫因为急于怀孕，所以性生活过于频繁，最终导致她丈夫的精子数量低于正常值。我给出了一些好的建议，特别是关于如何有效掌握性生活频率的建议，很快她就怀孕了（与那盆花无关）。

时机很重要

如果夫妻双方身体健康，并且生育能力没有问题，那么知道何时过性生活至关重要。也就是说，需要知道女性何时排卵，并据此来安排过性生活的时间。

我们一会儿来详细说说如何预测排卵。如果你知道什么时候排卵，那么重要的就是在排卵之前过性生活。精子进入女性的身体后会闲逛一会儿，游来游去，寻找可做的事——为了等候卵子的出现。卵子也不会浪费时间，因此如果等到你认为卵子已经开始运动的时候再过性生活，那么留给精子追逐卵子的时间就非常短了。在排卵日过性生活再好不过，在排卵日之前过性生活要比之后好，而在排卵日之后再过性生活就有点儿晚了。就好比乘船旅行，你可以提前几天上船，但是一旦船离开码头，你就只能自认倒霉。船已起航，你只能等下一班。

美国国家环境卫生科学研究所的研究人员以两百多名备孕的健康女性为研究对象，对她们的排卵以及在排卵日前后的性生活进行了跟踪调查。调查显示，只有在排卵前6天内过性生活才有可能怀孕，并且时间越接近排卵日，怀孕的概率越大。有一小部分人在精子进入身体3天或更多天后怀孕，但是没有人在排卵日后过性生活还能怀孕。

精子一般能够存活72小时——整整3天，如果宫颈黏液质量优良且呈碱性，精子最长可以存活7天。卵子等待精子的时间只有24小时，而如果是大龄女性，这个时间会缩短到只有12小时。因此，最好的办法是让精子先做好准备，然后等待卵子排出，这就意味着在一个28天的标准月经周期中，在第12~14天过性生活最好，因为排卵日是在第14天。你必须知道自己的排卵日，以便精确掌握怀孕时机。

病例研究：李安妮

41岁的李安妮想生二胎，备孕已有一年。生第一个孩子的时候没有遇到任何问题（这种继发性不孕的现象也让医生费解）。她和丈夫严格按照医生的建议，在月经周期的第11天、第13天和第15天过性生活。不过医生没有考虑到，虽然安妮和其他大龄女性一样月经周期很规律，但她的月经周期却比平均周期短，只有24天，因此在第11天她已经排过卵了。那么按照医生的建议，她肯定无法怀孕，他们实际上是相当于在采用周期避孕法避孕。

我（萨米）的建议很简单：在预计的下一次来月经前的第14天过性生活。从预计的下一次月经周期的第一天开始向前推算排卵日，比从上一次月经周期开始向后推算更可靠。从排卵日到下一次月经周期开始的天数虽然因人而异，但是一般来说，每位女性每个月的天数都是一样的，基本上为14天，或者在11~14天内波动。而从月经周期开始到排卵日的天数，每个月经周期都会发生变化，因此月经周期里排卵前的那段时间的波动造成了每个人的周期比平均周期长或短，以及月经周期不规律。

在和丈夫有效掌握性生活的时机后，李安妮很快就怀孕并生下了一个可爱的女儿。

如何知道什么时候受孕概率最大？

想知道准确排卵日，以下三种方法能更有用：绘制基础体温曲线图（见第36

页）、监测宫颈黏液以及感受宫颈位置变化。

想知道什么时候受孕概率最大，只观测基础体温是不够的。虽然它可以很清楚地显示你是否排卵，也可以告诉你一些别的有用的信息，包括你的身体模式——这可以帮助确定你的生育类型或生育诊断结果。但是事实上，排卵后你的体温也在升高。既然我们想知道何时会排卵，那么仅仅绘制基础体温曲线图是不够的，这就是我们要专门谈谈宫颈黏液的原因。如果在这三种方法中，你只想选择一种，那么就选择监测宫颈黏液这一种，这是其中最容易的，尽管它们都不难。

尽管我们在本书中介绍了这些生育信号以及如何追踪和解读，但是托尼·韦施勒是这个领域的权威，他也是经典书籍《掌控你的生育力》的作者。如果你想得到更细致的指导，我们大力推荐这本书。

宫颈黏液

留意宫颈黏液（阴道分泌物）的周期性变化，是了解是否排卵的最佳方法。然而这方面的知识却少有人谈及。在这方面，你的医生可能比你最好的女性朋友提到它的时候还少，因此很多女性对此一无所知，也不知道它所反映出的关于受孕概率的信息。也因此，宫颈黏液的减少与增加往往会引起误解：当排卵期宫颈黏液分泌增多时，很多女性认为自己得了霉菌性阴道炎。

了解身体传递给你的信息其实很简单。你需要找到的是易受孕型宫颈黏液，它最适合精子存活并有助于精子完成寻找卵子的旅程。这一部分内容将讲述如何识别你看到（或感觉到）的宫颈黏液，如何知道易受孕型宫颈黏液什么时候开始分泌，以及如何充分利用产生易受孕型宫颈黏液的时机。当你对身体的节律有了更多的了解以后，你可将观察情况记录在日记本上，坚持记录几个月，以便帮助你确定你的身体模式。如果你坚持绘制基础体温曲线图（见第35页），那么直接在曲线图上添加宫颈黏液的观察记录就好了。

开始

你要先知道一些基础知识。要在还没有产生性欲、没有性行为时检查你的宫颈黏液，否则你将无法分辨看到的是宫颈黏液还是别的东西。人工润滑剂、杀精剂和精液都会混淆观察结果，所以一定要在没有任何干扰的时候观察宫颈黏液。

阴道感染也会影响观察，如果你有阴道感染情况，那么等治愈之后再开始监测宫颈黏液。抗组胺药会使宫颈黏液变干，因此在服用这些药物期间监测宫颈黏液的结果将不准确（所以在备孕期间不要使用这些药物）。身体缺水也会导致宫颈黏液不足，所以你要多喝水。

监测宫颈黏液的同时，你也要观测一下阴道环境。你觉得阴道干吗？湿吗？滑吗？一个简单易行的方法就是用卫生纸从前往后擦拭，然后观察纸上阴道分泌物的流动情况。

初期

从月经结束后的第一天开始观测宫颈黏液。此时，阴道应该是干燥的或者有一点点湿滑。几天后——大约是排卵前一周，即月经周期的第7~9天——宫颈黏液会流出，这时候的黏液是黏稠或有弹性的，呈白色或淡黄色。这种情况会持续多久因人而异，但是一旦你开始留意，你很快就能够确定自己的身体模式。

再过几天后，你会感觉阴道潮湿，宫颈黏液开始变得不透明并且呈乳脂状，像护手霜一样，其颜色仍然是白色或黄色的。此时的宫颈黏液会在内裤上留下印迹，由于其中的水分很少，所以内裤上的印迹接近正方形或椭圆形。

易孕期

接下来就是你期待的易受孕型宫颈黏液，稀薄、透明、光滑、有弹性，许多人说它像生鸡蛋的蛋清。易受孕型宫颈黏液通常是透明的，也可能带一点儿粉色或血色。它也可能呈水状，此时你会感觉阴道非常潮湿、润滑，流出的液体会在内裤上形成一圈潮湿的印迹（因为含水分多），在深色的内裤上更为明显。易受孕型宫颈黏液不像其他分泌物那样能溶于水，它会在抽水马桶的水里形成小球状，就像不透明的珠子。你最有可能在大便时看到，那时你一般都会用力。

这个时段你的受孕概率最大。易受孕型宫颈黏液平均持续分泌3天。年轻的女性可以持续分泌5天，年长的女性只能持续分泌1~2天（这也是年轻的女性容易怀孕的原因）。较高的雌激素水平会促进易受孕型宫颈黏液的分泌，当雌激素水平下降、孕酮水平升高时，易受孕型宫颈黏液会在一天内变干，在这种像蛋清一样的黏液存在的最后一天，你最有可能怀孕。很多女性每个月分泌易受孕型宫颈黏液的天数是一样的，因此一旦你熟悉了自己的身体模式，就可以在最易受孕的那一天过性生活。例如，如果你的易受孕型宫颈黏液通常持续3天，那么你就可以在这种黏液出现的第一天计划好第三天的性生活。当然，在其他的日子过性生活你也不要感到有压力，这样只会对你有帮助（只要你的伴侣精子数量正常就行）。如果你没有监测到像我们描述的那种蛋清一样的宫颈黏液，那就在你观察到的出现最湿润的宫颈黏液的最后一天过性生活。

我们把像蛋清一样的宫颈黏液叫作易受孕型宫颈黏液，这不仅仅是因为它是排卵日到来的标记，还是因为它本身就可以提高女性的受孕概率。宫颈黏液就相当于男性的精液，但男性在一个月中的生育能力都是同样的水平，因为精液的生成没有时间限制，可以一直生成。但女性一个月中只有一次受孕机会，只能分泌一次易受孕型宫颈黏液。

精子在易受孕型宫颈黏液中存活的时间比在普通宫颈黏液中长，最长可以存活5天。易受孕型宫颈黏液中含有精子所需的营养成分，还有某种类似通道的结构，这种结构为精子穿过宫颈黏液提供了方便。所有这一切都意味着，一大群精子在等待一个卵子，一旦卵子排出，精子们便冲向它，因此过性生活的日子不必那么精确。宫颈黏液也可以帮助精子做好使卵子受精的准备，宫颈黏液不发生化学变化，精子就无法找到并进入卵子。宫颈黏液也有助于过滤细菌，阻止细菌进入子宫。易受孕型宫颈黏液的pH值与精液的pH值相同，这种碱性环境可以保护精子免受阴道酸性环境的伤害。

除了通过宫颈黏液了解何时排卵外，你还要确保自己能正常分泌健康的宫颈黏液。如果将一根手指放入阴道只能取到少量的宫颈黏液，说明你的宫颈黏液分泌过少；而如果你发现内裤被宫颈黏液打湿了，那么这就说明你的宫颈黏液分泌过多。如果宫颈黏液分泌过少，你就需要再次检查是否是你服用的一些药物（最常见的有利尿剂、抗组胺药、减充血剂和大剂量的维生素C）导致它变干。如果宫颈黏液过稠或对精子不利，你可能需要服用含有减充血剂、愈创甘油醚成分的非处方药（比如美清痰）或采用自然的方法使黏稠的宫颈黏液变稀薄或别的办法来改善这一状况（见第四章第六节）。

排卵后，孕酮使宫颈黏液变得非常黏稠，从而阻止精子游入子宫。相比于透明的易受型宫颈黏液，此时的宫颈黏液再次变得混浊。另外，由于此时的宫颈黏液非常厚，因此它基本不流动，在这个阶段你很难看到它。大多数情况下，直到下一次来月经——排卵后的11~14天，宫颈黏液都不会再流出。有些女性会在来月经前有一种湿漉漉的感觉，这要归结于孕酮水平的下降。

宫颈检查

在跟踪观察宫颈黏液的同时，你也要观察宫颈本身。宫颈位于子宫下部，是子宫与阴道相连的地方。月经周期内，宫颈在激素变化的影响下会稍微上下移动，质地也会发生变化。

开始

如果你想知道宫颈的位置、形状，以及关于你的生育能力它能告诉你什么，那么你可以将一根手指插入阴道去感知它。对一些人来说，这并不是什么难事。而如果你感到紧张，那就等到合适的时机再尝试；相信我们，你尽管开始会有些笨拙，但很快就能学会。

为了从宫颈处得到有用的信息，你需要定期检查宫颈。除了月经期，你每天都要检查一次，并且至少要连续检查几个月经周期。你要能发现宫颈发生的微妙变化和相应的迹象，并且清楚地知道昨天的宫颈是什么样子的，而今天你检查到的是什么样子的。

再次强调一下，你要将检查结果记录下来，至少在你慢慢熟悉自己的身体模式之初要做记录。你可以将检查结果记在你绘制的基础体温曲线图上、日历上，也可以记在日记本上。

如何检查

一旦你的月经期结束，你就可以开始检查宫颈了（如果患有阴部溃疡、疱疹或霉菌性阴道炎，则不能检查宫颈）。首先，洗净双手（检查之前要排便，否则宫颈会低于正常位置）；调整身体，使身体处于舒适和能让手指进入的姿势（我们建议蹲下或一条腿站在马桶盖上）。然后，将手指插入阴道。检查期间不能变换姿势。

将一根手指插入阴道，直到触及宫颈。用手指测量宫颈的位置（处于阴道的低处、中间还是高处）；体会轻压宫颈的感觉（硬，软，还是介于两者之间）；感觉宫颈的开口状态（全开，部分开，还是关闭）。你如果感觉不到，那么记下宫颈黏液带给你的感觉（湿的，干的；黏稠、乳脂状还是顺滑）。好了，你已经完成宫颈的检查工作了。

你为排卵做好准备了吗？

月经期刚结束时，宫颈像鼻尖一样硬，位置靠下，宫颈口关闭（有少量或没有宫颈黏液）。排卵前1~3天，雌激素使子宫韧带收紧，宫颈位置会变高。此时，宫颈开始变得像嘴唇一样柔软。排卵时，宫颈张开，允许精子游进子宫、前往输卵管，通过日常检查你将能感受到宫颈张开。在排卵期，你会感觉到来自宫颈的湿润分泌物。

排卵后的黄体期，宫颈位置再次降低，宫颈变硬，宫颈口关闭。

托尼·韦施勒在她的书中给出了一个首字母缩略词"SHOW"，帮助你记住在排卵期时宫颈该是什么样的——柔软（soft）、高位（high）、张开（open）和湿润（wet）。如果你经常做宫颈检查，你的宫颈就会告诉你什么时候最有可能怀孕。

基础体温

你的基础体温在月经周期会有轻微的变化，跟踪观测这种变化能让你了解自己的身体，还可以让你知道自己何时最易受孕。经过一段时间的观察，基础体温的变化情况会让你深入了解自己的身体是如何工作的，当你正在备孕的时候，这个信息对你非常有用。同时，如果你不能怀孕，它还可以让你深入了解是哪里出了问题。

为了跟踪观察这些变化，每天早上你起床前要做的第一件事就是量体温——此时就是你的基础体温——并将它记录在一张特殊的曲线图上，这样你就可以对身体所反映出的重要信息做出解读。你可以将对宫颈黏液和宫颈位置的观察结果也记录在这张曲线图上。

只靠基础体温还无法确定什么时候应该过性生活，因为基础体温变化最大的那一刻是排卵时，当你发现时，你已经错过了一个月经周期中的最易受孕的时间。基础体温可以精确地告诉你你正在排卵，如果你想要怀孕，这个信息很关键，它还有助于确定你是否有足够长的黄体期来使受精卵着床（见下文）。像我们前面提到过的，基础体温曲线图只有与宫颈位置和宫颈黏液的变化结合起来，才能发挥它真正的作用。综合使用本节所讲述的三种方法,你才能确定自己什么时候受孕概率最大。

在讲述如何跟踪观察你的基础体温之前,我们先给你两条建议。第一条是最基本的,那就是看医生时要带上基础体温曲线图。医生会根据你的基础体温曲线图调整治疗方案,因为他们都能读懂基础体温曲线图。特别是当你选择中医时,医生会根据你的月经周期调整中药方剂和针灸疗法。除此之外,如果你看不懂基础体温曲线图,一个专业的医生可以为你解读。

第二条建议是,用这种方式观测生育能力时不要过于注重细节。任何人都能很快并且很容易地学会这种方法。大多数女性会比以往更加密切地关注自己的身体,她们享受自己的这种变化,就像怀孕会让你从一个全新的角度来欣赏自己的身体,并惊叹于身体发生的各种奇妙变化一样。通过阅读下文,你会发现基础体温曲线图所反映的信息可以帮助你确定自己的生育类型,有时还有助于医生诊断你的生育问题或者提出治疗建议。同时,它也可以为中医诊断提供参考。

如果坚持绘制基础体温曲线图对你来说是一项不得不完成的任务,而不是一种有用的方法,那么这种方法不适合你。你需要去做一些能让你愉快的事情,比如让医生为你解读你的基础体温曲线图或者跟踪观察你的宫颈而不是基础体温。你要找到最适合你的方法来为你减轻压力,而不是增加压力。如果坚持绘制基础体温曲线图带给你极大的压力,那就停下来。假如医生认为连续绘制基础体温曲线图可以提供重要的信息,而你现在还不想这么做的话,那就过一段时间再开始。

其实,你只需连续绘制3个月的基础体温曲线图,就可以了解自己的身体模式。如果基础体温发生了变化,你或医生需要详细了解变化的情况,你就要继续绘制下去。如果你喜欢观察自己的身体状况,那就继续绘制下去。

如何绘制基础体温曲线图?

绘制基础体温曲线图的基本方法是每天早上测量体温,然后将其记录在曲线图上。在你记录下一堆体温数据后,你要找出自己的身体在月经周期中的变化趋势。排卵前你的体温会比较低,之后升高,通常至少相差0.22℃。

我们建议使用专门用于测量基础体温的电子体温计,在测量温度小幅升高时它的测量结果比普通体温计的更准确。

晚上睡觉前将体温计放在触手可及的地方，第二天早上就不需要到处去找了。我们说早上起床前要做的第一件事就是测量体温，并不是在胡说，所谓第一件事是指在你拥抱伴侣前、喝咖啡前、小便前，甚至讲话前做的事。任何动作都会使体温发生变化，你要尽量在不活动的情况下测量体温（如果你坚持使用水银体温计，那也可以，但是一定要在睡觉前将体温计的度数甩到35℃以下，这样第二天早上就可以直接使用了）。

在测量基础体温前尽可能最少保证5个小时的睡眠，在睡眠不足的情况下测量出的体温不准确，因为你的身体没有足够的时间平静下来。

你如果将体温计放在口中测量，那么重要的是每次测量时要将体温计放在口中同样的位置。要尽可能在每天的同一时间测量体温，但是无须在周末设置闹钟，能睡就睡吧。如果你的起床时间很规律，你就会在同样的时间醒来。如果你比平时起得晚，那么每多睡半小时体温就降低0.05℃。相反，如果你比平时起得早，那么每早起半小时体温就升高0.05℃。如果你有一天没量体温也没必要担心，只要有足够的数据能看出每天的体温走向，你就可以得到你想要的信息。

在月经周期开始的第一天，你就要绘制新的基础体温曲线图。记下每天的体温，然后将每个点连成一条线，在空白处记下发生的不寻常的事情——这些事情可能使你承受极大的压力或者影响你的月经周期。工作中忙于撰写重要的报告？与你的伴侣吵架？搬家？都记下来。这可以帮助你弄清月经周期不规律的原因，并引起你的注意。你还应该记下宫颈黏液和宫颈位置的观察结果。在曲线图上，你还可以记下跟月经有关的任何细节，包括颜色、月经量、持续天数、疼痛与否、有无血块、结束时间和开始时间。

画一条基准线

为了能在基础体温曲线图上一眼看出体温的变化以及是否排卵，你需要画一条"基准线"。这读起来可能让你有点儿困惑，但是只要实际操作一次，你就会觉得很简单。下页的示例图中标出了基准线，你可以直观地感受一下。

开始测量基础体温后，留意比前一天的体温至少高0.1℃的那天（这大约发生在月经周期的第二周，即使你的基础体温曲线图显示你的周期可能与一般人的不同）。从那天开始向后数6天，用荧光笔或彩笔将那6天的体温标出来，挑出6天

基础体温曲线图

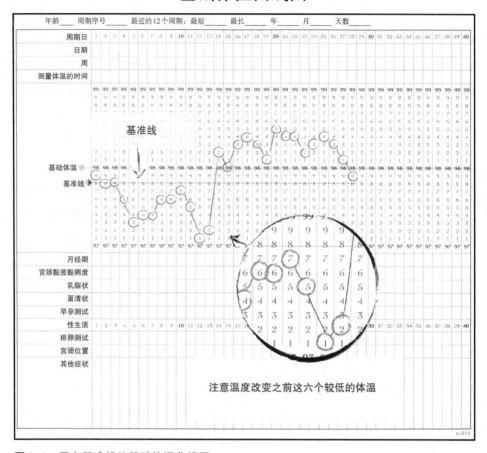

图2-3　画有基准线的基础体温曲线图

里的最高体温，在曲线图中比它高0.05℃的地方做一个标记，然后穿过这个标记画一条水平的直线，这条线就是基准线。

有了基准线，你就能清楚地看到在卵泡期你的体温整体都在基准线之下，而在黄体期你的体温都在基准线之上。示例图给出的是月经周期为28天的情况。

如何看懂基础体温曲线图？

要先记住，看基础体温曲线图时要注重体温变化的整体趋势，不要只盯住个别日子体温的变化。这也是要画基准线的原因——让你将看图的重点放在两个阶段的体温变化，而不是每日的小波动。画基准线的时候，如果你发现在月经周期的前半周期中有一日的体温比其他日子的体温高许多（不止0.1℃），那么这可能是偶然事件，画基准线和推算排卵日时可以将其忽略。我们称这种方法为"拇指规则"——解读曲线图时用大拇指压住那个过高的体温。时间久了，你就会对你的基础体温的变化趋势非常了解，也就可以很容易分辨这样一个离谱的数据是不是偶然事件。即使生活中没有发生什么反常的事情，一些常见的情况也会让你的基础体温偶尔过高（见第42页）。画基准线时，你要忽略那个过高的体温（见下图）。

基础体温曲线图

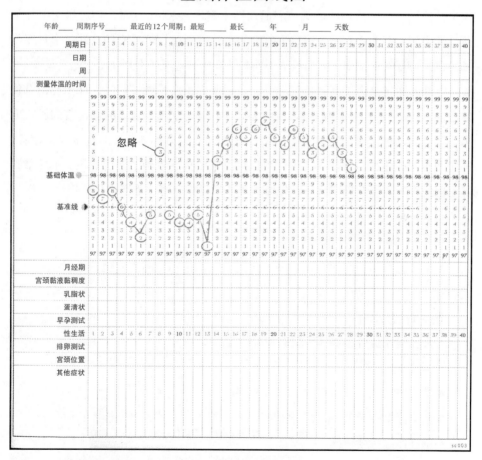

图2-4　在该基础体温曲线图中，那个过高的体温被忽略了

图 2-4 中记录了一个完整的月经周期的基础体温。在月经期,雌激素占主导地位,在它的主导下,你的基础体温偏低。在卵泡期,你的基础体温相对稳定,一般为 36.11℃~36.39℃。在平均为 28 天的月经周期里,即从月经开始到排卵日,通常有 14 天,但是也可能只有 12 天或延长到 15 天。

接下来的时间孕酮占主导地位,基础温度升高了一点儿。排卵时,基础体温会在 24 小时内升高,比前 6 天的最高温度至少高出 0.22℃,这样的体温会持续 12~16 天,直到下一个月经周期开始。黄体期的平均基础体温为 36.44℃~37℃。如果你怀孕,你的基础体温会在高位保持 18 天以上,因为在受精卵着床和孕期,孕酮占主导地位。

有些女性的基础体温会在排卵前由于黄体生成素分泌达到高峰而下降,如果你也是这样(可以从你的基础体温曲线图中看出),那么这时候你可以为了怀孕而过性生活。虽然并不是所有的人都会出现这种情况,但是有些女性每个月都会如此,并且可以从基础体温曲线图中明显地看出来(见下页图)。

此外,你应该会观察到体温上升,这说明你正在排卵。同时,你还要留意黄体期的长短。如果黄体期太短,虽然你会怀孕但是受精卵着床时会出现问题(更多关于黄体功能不全的内容见第 185 页)。当然,一旦你熟悉了自己的身体模式,通过曲线图就能预测排卵日,你就可以据此来安排性生活。但请记住,单靠基础体温曲线图不能完全确定你正在排卵,等你知道排卵时,受孕时机已经过去了。

基础体温曲线图里的秘密

基础体温曲线图可以说明一些生育问题。如果你从图中发现了如下迹象,带它去找你的医生,请他注意。

阶段 1(月经期)
● 月经期开始后,基础体温偏高 1 或 2 天。

阶段 2(卵泡期)
● 基础体温没有稳定在 36.11℃~36.39℃。

● 基础体温高于 36.56℃(高体温不利于卵子的发育,会使排卵提前)。

● 基础体温持续较低。

● 卵泡期少于 10 天或提前排卵(子宫内膜的厚度不足以使受精卵着床)。

基础体温曲线图

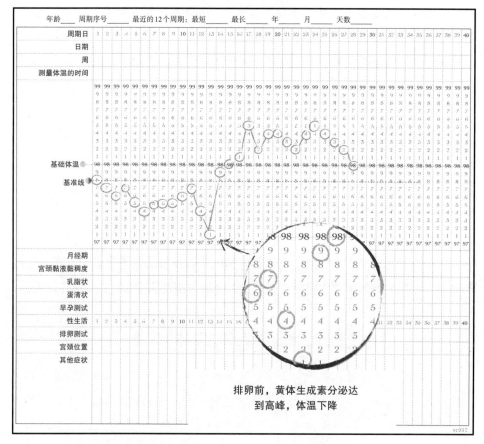

图2-5 图中将体温下降时标出，此时黄体生成素分泌达到高峰

● 卵泡期超过20天（雌激素增长太慢导致卵子退化，从而增加染色体异常的风险，进而增加流产的风险）。

阶段3（排卵期）

● 没有出现预示排卵的基础体温骤升。

阶段4（黄体期）

● 基础体温先上升后下降，之后再上升，形成鞍形（雌激素水平低）。

● 基础体温下降没有规律或在下次月经开始前3~5天下降（可能是黄体功能不全）。

我怀孕了吗?

基础体温曲线图可以显示你有没有怀孕。如今在家里用验孕棒验孕很方便,似乎没有必要依靠基础体温曲线图来判断是否怀孕。但是与购买大量验孕棒相比,画基础体温曲线图便宜多了,你还可以利用它充分了解自己的身体。

你可以参考以下特征。

● 黄体期高温持续18天(排卵后)。

● 黄体期高温的持续时间比之前测量的最长时间多3天。

● 从卵泡期到黄体期体温升高,在黄体期时再度升高,形成三个阶段(见下页,体温形成的曲线看起来像台阶。黄体期体温的第二次升高发生在受精卵着床后,在排卵后5~8天,这是一个非常好的迹象)。

如果看到这些迹象,你就要尽快去看产科。

在接下来的章节中,你会了解到更多利用基础体温曲线图信息的方式,包括基础体温曲线图如何帮助你辨别生育类型以及如何帮助你检测特殊的生育问题。

为什么我的基础体温不准呢?

一些常见的事情或做法会影响你的基础体温,为了得到最准确的基础体温曲线图,你要尽量避免做一些事情(比如不要用电热毯)或者在图表上做记号,这样你就可以发现出现反常体温的原因。下列影响基础体温的因素中,前三项最常见。

● 发烧。

● 喝酒。

● 睡眠少于3小时或睡不安稳。

● 在不同的时间测量体温。

● 使用热水袋或电热毯。

● 睡觉时用嘴呼吸或者鼻塞(导致用嘴呼吸)。

● 旅游,到了另一个不同的时区。

● 服用了消炎药或安眠药。

● 压力。

基础体温曲线图

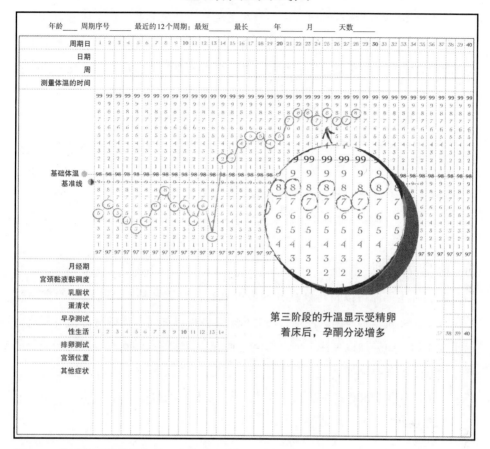

图2-6 基础体温曲线图中体温走势呈三阶表示你已怀孕

第三阶段的升温显示受精卵
着床后，孕酮分泌增多

病例研究：乔安妮

乔安妮确实不知道自己何时排卵，她的月经不规律，也不像别的女性那样会痛经，她从来没想过监测宫颈黏液，就更别说检查宫颈位置或记录基础体温了。她跟我（吉尔）说，她知道什么时候会来月经，因为她有经前紧张征，诸如乳房胀痛、疲倦、易怒，但是这些信号对怀孕没有帮助。几个月来，她从繁忙的日程中挤出时间和丈夫过无保护措施的性生活，但是一直一无所获。

我向她解释如何绘制基础体温曲线图，她同意这样做。我再次见到她时，她的基础体温表曲线图中有一点引起了我的注意：她的体温在排卵前会下降

（黄体生成素分泌达到高峰），但是本应该在排卵后上升的体温，却在几天内都没有升高。她的确会排卵，但排卵期比正常的时间要长，这个缓慢的过程显示她的身体不能顺利地完成激素转换。排卵时，她的身体对孕酮水平的上升没有做出有效的反应。尽管经前紧张征发生在孕酮下降时，但是她的问题也可以归咎于此。

我给她开了中药来缓解激素转换导致的问题，并劝她在繁忙的工作中抽时间接受针灸治疗。经过治疗，她的经前紧张征得以缓解，月经周期也变得规律，我知道我找到问题的症结所在了。基础体温曲线图显示在黄体生成素分泌达到高峰时她的体温会下降，但是随后迅速上升，这就是排卵的信号。治疗半年后，乔安妮怀孕了，后来生下了一个女儿。

排卵的其他信号

如前所述，你可以自行观察到的最可靠的排卵信号是本节描述过的宫颈黏液、宫颈位置和基础体温。但是，还有很多女性可以通过其他的身体信号知道自己正在排卵。如果加以关注，你也会注意到自己身体的某些状态。我们建议，这些经验只是用来确认以上三大信号所传递的信息，在备孕时不要依赖它们。

在排卵时有或没有这些症状都非常正常，女性的身体模式都不同。

● 乳房更加敏感或有触痛。

● 感觉敏锐。

● 性欲增强。

● 排卵痛——卵泡增大引起的隐痛或卵子排出时引起的剧痛（排卵卵巢同侧的腹部会有感觉，这是排卵的信号），也许是温和的胀痛，也许是在卵泡破裂时的绞痛。

● 排卵期出血——由于雌激素水平突然下降，而此时还没有足够的孕酮维持子宫内膜生长（大约有10%的女性会出现这种情况）。

● 腹胀。

● 外阴肿胀。

● 精力更加充沛，感到更有活力，更加自信，更有吸引力（特别是体型偏瘦的人）。

● 幸福感更强，更乐观。

● 腹股沟的淋巴结肿大（排卵卵巢同侧）。

排卵试纸

还有一种更简单的方法来检测是否排卵：排卵试纸，药店都有售。这些试纸和早孕试纸的工作原理差不多，不同的是排卵试纸要测的是另一种激素——黄体生成素，它使成熟的卵子从卵泡内排出。排卵试纸的使用方法是将尿液滴到试纸上（或将其放入尿液中几秒钟），静置几分钟后观察是否出现检测线。在你预期排卵日前的日子每天测一次，检测线强阳时（黄体生成素分泌增多），就说明你会在随后的24小时或48小时内排卵。只要发现黄体生成素由强阳变弱，你就和伴侣开始每天或每隔一天过性生活。

用这种方法监测排卵比检查宫颈黏液变化或测量基础体温的费用高，不过，为了怀孕这也是值得的。排卵试纸比基础体温的优越之处在于：它能预测排卵，而测量体温只能显示你已经排卵。但是，排卵试纸的结果有时会产生误差。

● 检测到黄体生成素不一定就意味着会排卵。在某些情况下，黄体生成素分泌达到高峰，但卵泡不破裂，就没有卵子排出（见第196页，关于未破裂卵泡黄素化综合征）。

● 有些女性在排卵前几天出现不正常的黄体生成素分泌高峰，常见于患有多囊卵巢综合征的女性（见第187页）。你如果很早就检测到黄体生成素分泌高峰，那就继续测试，看是否能得到一个更为真实的高峰。

● 超过40岁的女性，黄体生成素水平会升高，因此她们使用排卵试纸时，检测线看上去是强阳，仿佛正要排卵，但实际上排卵可能还得几天，并且她们说不清哪一个是真实的。

羊齿状结晶

如果你想知道自己是否正在排卵，医生会在接近你预期排卵日时通过内诊取一份宫颈黏液样本，将一滴黏液滴在玻片上，干燥几分钟，然后将其置于显微镜下观察是否出现羊齿状结晶。临近排卵日，高雌激素水平会让包括宫颈黏液在内的体液中的电解质（盐分）含量增加，用显微镜观察宫颈黏液，可见明显的结晶状图案，类似于蕨类植物的叶子或窗户上的霜，这种结构只在排卵前3~4天出现（易孕期以外，干燥的宫颈黏液看上去像随机排列的点状物）。因此，如果医生看到了这样的结构，他就能知道你即将排卵，受孕的概率最大（为了确认结果，医生会同时检查宫颈黏液的拉丝度）。

如今有各种敏感的激素试纸，没有多少医生会花大量的时间通过显微镜寻找结晶。你如果愿意，也可以自己观察，只需一个像口红那样大小的排卵测试镜和唾液样本（也可以用宫颈黏液，但是在玻片上放置唾液更容易）。排卵测试镜可以将图像放大50倍，在药店和网上有售。虽然精确度差一些，但排卵测试镜可以重复使用，因此是一次性投资，比买大量的排卵试纸便宜多了。为了使受孕概率最大，在第一次看到羊齿状结晶的当天你就安排性生活，以后每天或每隔一天过性生活，直到结晶消失。

超声检查

我们还要说的是，排卵也可以通过超声检查检测到。在大多数备孕计划中都不需要采用超声检查，但是如果是在辅助生殖技术治疗期间，比如宫腔内人工授精或体外受精（我们会在第六章第一节讨论这两项技术），确定排卵的精确日期就很重要，这时医生会给你做超声检查。

哪种方法最好？

想要弄清楚什么时候正在排卵，采用哪种方法最好？我们的建议是，选择最简单、最容易、最喜欢或最精确的方法。对于那些想要自己监测排卵的病人，我（萨米）一般会推荐排卵试纸，而吉尔更倾向于推荐基础体温曲线图配合宫颈黏液检查，因为他会从这两项记录中获取很多有用的信息。

市场上可以找到很多检测排卵的其他产品，有些产品我们已经介绍过了。但我们有时候也需要听听病人们关于排卵监测或使用其他小工具的经验，谁知道接下来还会开发出什么产品来。虽然我们不可能罗列一个全面的测评表，但是我们涵盖了目前在用的最简单、最直接、最有效的方法。

如果这些对你来说都有难度，我们希望你至少专注于一点：看到蛋清状的宫颈黏液，就过性生活！我（吉尔）曾经有个病人，她使用排卵试纸，几个月也没有怀孕，因为她得到了错误的检测结果——她的黄体生成素整体升高（对于43岁的女性并不常见），所以很难确定准确的性生活时间。最近，她向我汇报："我想起你跟我说过要观察是否有蛋清状宫颈黏液，因此我一发现有这种宫颈黏液就立刻回家和丈夫过性生活，现在我怀孕了！"有时候，就是这么简单。

成功概率有多大？

对于健康的夫妻，女性在每个月经周期怀孕的成功概率为20%~25%，这个数值并不会因为努力而变大。即使身体一切正常并精心安排性生活，怀孕也需要一定的时间。如果夫妻积极备孕，每周过2~3次性生活，有60%的女性能在半年内怀孕；80%的女性能在一年内怀孕；90%的女性能在18个月内怀孕。

因此，你最需要的就是一点点耐心。如果在第一个月、第二个月或第三个月都没有怀孕，你根本无须担心，如果因此而紧张，只会让怀孕更加困难。但这并不是说人人都应该无限期等下去，在某些时候，有些夫妻确实需要寻求医疗手段的帮助，而如何判断是否需要医疗手段的帮助会在第六章的第一节中进行详细的讲述。你要先学习本章的内容，抽时间过性生活，翻阅每节后面的精准怀孕指导——如何确保你的身体全面健康和幸福最有利于生育，并顺其自然。

也许你会发现，配合本书的指导原则稍做调整，就是你需要为怀孕所做的一切。仅仅是通过让病人了解什么时候怀孕概率最大，并据此完美地安排性生活，我们就已经帮助上百名病人受孕。也许这对你同样适用。

❑ 阴道性交采用男上女下的姿势，不要忽略前戏。

❑ 排卵期前后，性生活过后继续躺10~20分钟。

❑ 避免使用性爱润滑剂，尤其是有特殊香味的润滑剂。如果需要使用润滑剂，谨慎选用助孕润滑剂，不要用水、唾液或矿物质油。

❑ 在怀孕概率最大的时候每天或每隔一天过性生活，如果你的伴侣精子计数低，隔天进行性生活。

❑ 排卵前过性生活，如果你的月经周期是标准的28天，那么排卵日是第14天，性生活安排在第12~14天。

❑ 跟踪你的月经周期以便了解排卵的准确日期。

❑ 寻找蛋清状易受孕型宫颈黏液。

❑ 检查宫颈，并按SHOW标准查看宫颈状态。

❑ 关注排卵时身体发出的其他信号。

❑ 绘制基础体温曲线图并监测体温的突然变化，因为那是已排卵的提示。

❑ 尝试使用排卵试纸检测或使用排卵测试镜检查是否有羊齿状结晶。

❑ 在排卵日，考虑放弃使用香水和其他一切有强烈香味的产品。这时，你的身体会产生微妙的气味，散发出特殊的化学暗示（信息素），给你和你的伴侣发出信号，这是安排性生活的最好时刻，不要错失那个信号。让一切顺其自然。

第二节

有益于自然受孕的生活方式

卵母细胞发育成熟成为卵子，等待被排出的过程至少需要要3个月；精子细胞充分发育至少也需要3个月。如果你希望卵子和精子健康并充满活力，那么你自己就要身体健康并充满活力。在这样一个为期3个月的"备孕期"，你要使身体做好受孕的准备，就像怀孕时你要注重身体健康为宝宝提供最健康的环境一样。这样做，你肯定可以顺利受孕。男性要听从伴侣的安排，同样要注重自己的身体健康。

大多数情况下，能让身体保持健康的因素同样有益于提高受孕能力，这也是本节遵循的基本原则。我们的建议还可能给你带来一些启发。我们将着眼于提高生育能力这个特定内容，以便增强你在生活中做出必要改变的动力。

想要一个健康的宝宝是一种原始的渴望，因此大多数女性在怀孕期间都很注重自身健康。我们的病人总是不明白，为什么改变她们熟悉的生活方式会帮助她们在第一时间受孕。对一些男性来说，这样的说法对他们来说也是新鲜的：男性的身体健康影响女性受孕的可能性和是否能健康受孕，尤其是女性首次怀孕。

因此，一方面我们有坚定的立场：想要怀孕的人在备孕之前要保持身体健康，他们将会从中受益，我们建议花整整3个月来做这件事情。另一方面，这并不是严苛的要求，我们不会建议你从此再也不喝咖啡，或坚持每天锻炼（或彻底放弃锻炼），或发誓戒掉所有的垃圾食品，或辞职（这样你就不会有压力，实际上不会有效果），我们提倡所有的事情都适可而止。我们明确提出各种建议，但是并不希望你觉得如果要怀孕就必须严格遵循每一条建议，并由此产生焦虑。只要你的选择是为了身体健康，只要你尽可能遵循我们提出的建议，选择你感觉合理的生活方式，你就没错。

你的努力会得到回报。英国研究人员对2000多名孕妇进行调查，评估生活方式对受孕时间的影响。他们想知道一旦夫妻双方开始备孕，诸如喝酒、抽烟、超重、喝含有咖啡因的饮料等等，这些因素是否确实影响受孕时间。

研究发现，受4项以上因素影响的夫妻，备孕时间是完全没有这些因素影响的夫妻的7倍多，前者通常要花一年以上才能成功，受孕概率下降了60%，其中只有不到40%的夫妻在一年内怀孕。抽烟、喝酒或喝含咖啡因的饮料越多，对生育能力的影响就越大。即使只有2项因素影响的夫妻（如妻子沉迷于浓缩咖啡、丈夫是啤酒行家），备孕时间也是完全没有这些不利因素影响的夫妻的2.5倍。

尽管结果是这样，我们还是认为这项研究带来的是好消息。实际上，科学家们发现生活方式有益于提高生育能力的夫妻在一年内怀孕的占83%。他们估计，如果夫妻双方从备孕一开始就选择对生育能力有益的生活方式，那么他们出现生育问题的概率会减少一半。这项调查得到了英国萨里大学一项研究结果的支持，研究结果表明，被诊断为不孕不育的夫妻，改变生活方式特别是饮食，并按照他们的方案补充营养，一年内受孕的概率为80%（没有诊断为不孕不育的夫妻因年龄不同，概率为44%~96%）。另有研究指出，生活方式的改变也有助于提高采用辅助生殖技术受孕的成功率。

本节涵盖了许多有益于自然受孕的生活方式（接下来的两节讨论另外两个重要的因素：压力和饮食）。我们的建议很简单：意识到年龄问题、控制体重、坚持锻炼、保持充足的睡眠、避开环境中的毒素、不抽烟、谨慎用药、不要让生殖器官处的温度过高。当然，我们的目的不只是给出这些常识性的建议。你要相信我们说的每一个建议都对生育能力至关重要，而不仅仅是为了保持身体健康或为了未来的小婴儿的健康。

在接下来的章节中，你将学习到如何确定自己的生育类型，确定适合你的生育类型的生活方式，从而提高生育能力。这些生活方式建立在本节提供的基础知识上。为了增加自然受孕的机会，每个不同生育类型的人，都跟着我们的建议开始行动吧。

意识到年龄问题

如果我们必须将生育能力归咎于某种因素的话，那么最重要的就是年龄。无论男女，年龄越大，出现生育问题的可能性就越大。自然受孕是这样的情况，通过辅助生殖技术受孕同样如此。当前社会，把体外受精和其他各种高科技生殖干预技术作为首选方案，是严重错误的。

在影响生育能力的各种因素中，我们把年龄排在了第一位。如果你已经30多岁了，年龄似乎已经成了一个无法控制的生育因素，但是还有其他因素你可以控制，能抵消年龄带来的影响。

严格来讲，最好的建议是越早怀孕越好（当然，由于多种原因，这并不一定行得通）。随着男女年龄的增长，精子和卵子的数量和质量都会下降，从而导致流产、妊娠风险、婴儿有较高的出生缺陷。

年龄越大，生活方式的选择也越重要。精准怀孕计划中所提出的建议会使每个人从不同角度受益，其中有些是专为克服年龄对生育带来的影响的。如果你23岁，那么怀孕对你来说很简单，即使你每个周末参加派对、吃得不好或不锻炼身体，但是如果你38岁，情形就大不相同了。

人年轻的一大好处就是生育能力很强。25岁以下的女性一年内怀孕的概率是96%，25~34岁的女性一年内怀孕的概率降到86%，35岁时概率再次下降，38岁时继续下降，42岁时仍然在下降。然而，年龄为35~44岁的女性，一年内怀孕的概率大约为78%（当然加权更侧重于35岁而不是44岁）。

但是在过去的几十年中，年龄并不是导致不孕不育人数大幅增长的原因，人们的生活方式和环境都难辞其咎，这些都是需要解决的问题。通常认为，不孕不育人数的增长是因为太多人选择晚育，但是有研究表明，晚育人数的增长并不足以解释我们所看到的生育状况的变化。即使在特定的年龄组，面临生育问题的夫妻的数量也逐年增长，事实上，不孕不育人数增长最快的恰恰是年轻人群。

既然年龄是问题，那就不仅仅是女性的年龄。确实，35岁及以上的女性面临更大的生育困难（妊娠风险也较高）。来自美国生殖医学学会的数据显示，30岁以下的女性在任意月经周期内怀孕的概率为20%，但40岁以上的只有5%。随着女性年龄的增加，怀孕概率下降，流产概率上升。对于40岁及以上的男性，即使他的妻子的年龄低于35岁。如果丈夫的年龄比妻子的大5岁或更多，那么无论妻子年龄多大，他们都会面临较大的生育困难。

来自法国的最新研究证实了这一点。这项研究第一次就年龄对男性生育能力的影响进行了大规模的量化研究（超过12000对夫妻）。研究发现，不管妻子的年龄多大，当丈夫35岁时，妻子的受孕概率下降了10%；在丈夫45岁以后，妻子的受孕概率下降了20%。研究还发现，从丈夫30岁开始，妻子的流产概率开始上升，在丈夫45岁时，概率增加了一倍。其中，丈夫年龄在45岁以上（无论妻子多大）的夫妻中，有1/3的女性因流产中止妊娠。

你能做什么？

男性和女性可以通过一些方法来减少年龄对生育能力的影响，你可以着重关注本书中讲到的生活方式的选择、补充剂的建议，以及具体的自我治疗和中西医治疗措施。这些都有利于卵泡的发育、卵巢的供血、精子的数量和质量的提升，以及激素波动的控制，无论夫妻双方的年龄有多大。

控制体重

大约有12%的不孕不育病人的问题可以追溯到体重上——根据美国生殖医学学会的数据，体重太轻和太重都不行。严重超重的女性不孕的概率是正常体重女性的2倍，体重不足的女性同样如此。体重超标的男性也常常面临生育问题，严重超重的男性有一半有不育问题。在备孕一年未成功的夫妻中，夫妻双方都超重的情况下，他们出现生育问题的概率是正常体重夫妻的3倍。超出或低于标准体重10%就足以对生育能力产生影响。

哈佛大学的护士健康研究（针对一系列健康问题的大型长期的研究项目）发现，超重女性成功怀孕需要的时间是正常体重女性的2倍，体重不足的女性相对于正常体重的女性，差距更大——是正常体重女性的4倍。超重或体重不足都会增加流产和其他妊娠风险。

这对于我们这样的国家（美国）来说不是什么好事：以肥胖出名，却迷恋于瘦身、瘦身、瘦身。体重与生育能力关系密切。一个重要的因素是雌激素产生于脂肪细胞中，脂肪细胞越多，雌激素越多。雌激素水平升高会抑制排卵（避孕药就是起这样的作用），严重超重的女性月经经常不规律，既有雌激素干扰的原因，也有月经周期中不排卵或卵泡发育不成熟的原因。

超重会让女性体内的雄激素增多（男性激素），影响排卵。另外，产生雌激素的脂肪细胞会产生降低生育能力的炎性物质。超重会使胰岛素水平升高，导致生育问题。

体重不足的女性体内没有足够的脂肪，也就不能产生足够的雌激素。身体处于营养不良的状态会降低促卵泡激素和黄体生成素的水平，从而导致雌激素降低。这个连锁反应会引起月经周期不规律，导致卵泡发育不成熟，出现排卵障碍或不排卵。

在备孕时，男性的体重也很重要。许多精子计数低的病因可以归咎于超重，超重男性的睾酮水平低于正常体重男性的。体重上升，睾酮转为雌激素的比例也随之上升，结果导致雌激素水平过高，影响睾丸的正常功能，其中包括精子的发育。

此外，研究人员推断，体内过多的脂肪堆积在腹股沟和大腿处，使得睾丸温度升高，过高的温度会影响精子的质量和男性的生育能力，原理就像泡热水澡或穿皮裤一样。体重增加，精子质量会随之下降（也就意味着，基因异常的风险增加，精子的活力下降）。丈夫超重会导致精子异常，从而增加妻子流产的风险。

超重会降低辅助生殖技术治疗的成功率。例如，采用辅助生殖技术的超重女性的流产率比采用这种技术的正常体重女性的要高得多。超出的重量越多，风险越大。此外，超重女性对助孕药物的不良反应更大，这大大降低了她们接受体外受精和其他辅助生殖技术干预的成功率。超重还增加了治疗不孕的手术的风险。

你可以做些什么？

大多数（超过75%）由超重引起不孕的女性，在体重稳定在正常水平时就可以自然受孕；体重不足的女性则更容易，90%的体重不足的女性在达到正常体重时就可以自然受孕。如果你也超重，减重5%或10%，配合锻炼，即使你达不到理想体重，受孕概率也会显著增加。如果你体重不足，只要增加几千克，情况就会大为不同。如果你计划接受体外受精，在开始前减肥（或者再胖一点儿）是一个好办法，受孕的成功率会增加。实际上，如果体重达到正常标准，你甚至不再需要体外受精。多数医生在采用辅助生殖技术治疗前不会和病人讨论体重问题，如果你知道自己的体重不是理想体重，在接受任何有创治疗前，应该咨询医生。

看完这些，你应该从来没有像现在这样，强烈地想要管理体重吧。想要穿小一号的婚纱，想要在高中同学聚会上给前男友留下深刻的印象，这一切都没有生一个宝宝，甚至你自己的健康和幸福重要，所以行动起来吧！你知道应该做什么：吃得营养，多运动。如果体重不足，增加脂肪和蛋白质的摄入，每天吃一些坚果，午餐沙拉中加半个牛油果，这就足矣（我们不要求你吃薯条和奶油酱）。无论你是要减重还是要增重，现在都该开始行动了。

本书中的营养计划可以帮助你达到理想体重。如果你需要具体帮助，比如饮食控制，你可以查阅关于减肥的书籍或咨询医生、营养学家。不要跟风，不要走极端，不要做任何只有短期效果的事，比如禁食或吃代餐食品。减肥成功的唯一方法是改变生活方式，以健康的方式每周减掉0.5~1千克（体重减得太快也会影响激素水平，进而影响生育能力。厌食症和暴食症就是极端的例子。即使你没有达到这种极端状态，仍然来月经，但身体的失衡状态就足以导致不排卵）。

解决体重问题从来就不是容易的事，但是如果像我们的病人一样，为了生育愿意做任何事情，为什么不从现在就开始呢？控制体重总比接受外科手术或持续数月的治疗要容易得多——治疗使用的强力化学激素和毒性药品会有短期和长期的副作用和风险。健康会给你带来一系列的好处，如果体重是生育问题的根源，那么使其恢复正常是最有效的解决办法。

病例研究：摩根

摩根以前是一名半职业化的网球运动员，如今在华尔街从事快节奏的工作。她现在28岁，打算要孩子，但是她几个月都不来月经，而且月经周期总是不规律。

我（萨米）怀疑她的雌激素水平太低，经过检查确定她不排卵，需要给她开氯米芬（排卵药）。但是，我感觉她的身体不让她受孕是一种暗示，我担心用药物强行使她排卵怀孕后，她的身体会负担不起。

因此，我和她商量，先花一些时间让身体为受孕做好准备，再开始治疗。我建议她按比例减少运动量和强度（她每天早上五点半健身以保持傲人的身材），在饮食中增加一点儿脂肪的摄入。因为她也在控制饮食，特别注意避免摄入脂肪，但是这样会使身体缺乏营养。

摩根拿出她在别的领域成功的决心来改变饮食习惯，每餐确保摄入健康的脂肪，在沙拉中加入亚麻籽油，把杏仁和牛油果当作零食，每周吃一次鲑鱼。通过这些措施，她的体重增加了1.81千克，她对此有些担心。但是她的身高与体重协调了，我知道她的身体可以更好地调节激素水平并可以怀孕了。

同时，摩根咨询了吉尔，开始使用中药调理身体，3个月后，她就可以自行排卵。但是排卵仍然不稳定，她寻求了药物帮助。我给她开了剂量非常小的排卵药，她开始每个月都排卵，很快就怀孕了。

锻　炼

许多人都有这样的印象，运动员大量的训练导致月经停止，这使很多想怀孕的女性犹豫该不该锻炼。一些医生不建议病人在备孕的时候锻炼，还有些医生甚至警告病人不得锻炼。尽管剧烈运动存在导致女性停止排卵的风险，但是最新研究显示，适度锻炼其实对生育能力有益。

哈佛大学的护士健康研究表明，锻炼可以降低排卵性不孕的风险，每周去健身房3~5次可以使风险降低25%或更多。还有一些研究也得出锻炼可以提高生育能力的结论。

定期运动会消耗人体血液里的糖分，有助于控制血糖水平，这就意味着人体内的胰岛素可以正常工作，不会影响排卵和受孕。锻炼还可以使人体内的雄激素处于适当的水平，有助于而不是妨碍生育。锻炼还可以对抗炎症，减少怀孕时发生炎症的概率。另外，锻炼可以缓解压力，进而提高生育能力（见第二章第三节）。

男性的生育能力也受到体育锻炼的影响，适度的锻炼对健康有益，包括生育能力；锻炼太多、太剧烈会产生负面影响（尽管男性的忍耐力一般比女性的更强）。职业长跑运动员（每周跑步超过160千米）在训练期间，睾酮处于较低的水平，性冲动受到抑制，生育能力大大下降。长距离自行车手（每周骑行超过80千米）在训练期间生成的精子数量会减少（骑自行车时，剧烈运动不仅会带来压力，自行车座甚至骑行裤也会带来压力，见第69页）。只要不做这些极限运动，锻炼就会带来积极影响。从事极限运动的男性一旦将运动强度减弱，生育能力很快就会恢复。

病例研究：拉里

拉里和妻子备孕数月无果，他们都是马拉松运动员，看上去是一对身体健康的夫妻。我（萨米）让拉里做了精液分析，显示精子数量低，除此之外，在他们身上找不到其他任何导致生育困难的原因。我的建议是保持耐心，直到拉里的比赛季结束。果然，停止了高强度的训练，拉里很少再穿紧身裤，他的精子数量升到了正常值。几个月后，他成为准爸爸，并重返训练场。

你能做什么？

备孕时，没有理由不去锻炼。正常的锻炼不会影响生育能力，并且我们都知道锻炼对控制体重很重要，而体重对保持最佳生育能力很重要。归根结底：锻炼对你有益。因此，去锻炼吧！肥胖和久坐不动比过多锻炼更容易引起生育问题。

我们认为通过锻炼最大限度地提高生育能力和保持身体健康在本质上是一样的。大多数人应该每天进行至少30分钟的适度锻炼，如果你正在减肥可以增加时长，并且变换锻炼方式，有氧健身、力量训练、拉伸运动都可以。如果你平时根本不锻炼，现在正是开始锻炼的好时机，开始时要缓慢并循序渐进地进行锻炼，不要让身体有压力。对于特定的生育类型，有相应的锻炼方式（见第五章）。

根据运动强度而不是时长来监测你的运动量。锻炼应该使你身心愉悦，而不是筋疲力尽。如果你正在备孕，不要锻炼到身体极限，否则内啡肽分泌会达到顶峰，从生育角度讲，这是锻炼过度的提示。

病例研究：玛莎

　　玛莎在怀第一个孩子时没有遇到问题，她想生二胎，但是经过一年的努力，仍然没有怀孕（这种继发性不孕也让医生很困扰）。的确，玛莎比当初生育第一个孩子时大了3岁。但是我（萨米）发现，问题是由生活中的一个改变引起的：玛莎开始上剧烈的有氧操课，每周4次。高强度的锻炼使内啡肽分泌达到顶峰，从而降低了孕酮水平。有时虽然她已经受孕，但是她在发现自己怀孕以前就流产了。她每个月的月经都很规律，因此她从来没有怀疑过自己锻炼过度。我向她解释，锻炼过度会导致出现"灰区"，她的月经周期不会发生明显变化，但是她会受孕困难，并容易流产。她仔细想了一下，她怀第一个孩子的时候，正处于繁忙的工作之中，没有去健身房。

　　于是玛莎减少了上课次数，将运动强度减小，再没有使内啡肽达到分泌顶峰，这就是她需要做的。我没有给予进一步的帮助，她很快就怀孕了（并且没有流产）。

　　运动强度过大的女性雌激素水平会下降，导致不排卵，因此对她们来说，减小运动强度是有意义的。备孕期间也不适合进行马拉松训练，女性停止这种强度的运动后，激素水平和月经周期会回归正常，所以这个问题解决起来并不难。

　　对于体重过低的女性，即使是强度不大的运动也会对排卵产生负面影响。消瘦的女性在锻炼时一定要确保将"适度锻炼"作为她们的座右铭，同时也适用于所有想要怀孕的女性。锻炼一定要适度！

月经周期的锻炼方法

阶段1（月经期）

- 月经期间避免剧烈的有氧运动。
- 尝试冥想式弯曲身体的运动，比如瑜伽、太极拳或气功。

阶段2（卵泡期）

- 有氧运动20~30分钟。

阶段3（排卵期）

● 轻度运动；尝试游泳、散步、瑜伽或气功。避免高冲击性运动，诸如跑步或踏板操。锻炼会使血液流动，使子宫血流良好，有利于排卵。

阶段4（潜在植入期／黄体期）

● 卵子排出后，如果受精成功，胚胎会尝试植入子宫，这时进行适度运动可以保持气血运行，但是要避免高强度的有氧运动或高冲击性运动，比如慢跑或蹦床（除非你确定自己没有怀孕）。走路、骑自行车、游泳、练瑜伽和气功都是很好的选择。

睡　眠

你也许已经知道睡眠对健康非常重要，而且它对精神状态的重要性你也深有体会。实际上，睡眠对生育能力也很重要。睡眠有助于大脑和身体器官系统的恢复，这其中就包括生殖系统。然而，根据美国国家睡眠基金会的调查，70% 的美国人睡眠不足。

长远看来，睡眠不足（时间和质量）影响心情和免疫力，破坏激素平衡，并助长其他影响生育的不利因素，比如体重增加、过度使用咖啡因、与伴侣关系紧张。缺乏睡眠还会引起月经周期不规律，影响排卵，增加受孕难度。研究人员对飞行乘务员和夜班护士这类众所周知的缺乏睡眠的行业中的女性做了调查，结果显示有50% 的人月经周期不规律（正常人群中只有20%），有些女性还出现了停止排卵的现象。

你能做什么？

当睡眠不足时，你的压力会增加，你和你的身体不得不加以处理。一晚上睡6小时是不够的，7小时更好，8小时最好。最愉快的一种提高生育能力的方式就是花更多的时间在床上熟睡。如果你的生活已经给睡眠让路，但是你还有睡眠问题，那就要寻求能一夜安睡的方法。

避开环境毒素

在美国每天有成千上万种化学品被使用，每年还有大约1000多种新化学品亮相，这一切在50年前是不可能的。绝大多数化学品对生殖系统的危害还没有被列入研究。据美国环境保护局调查，最常见的化学品中至少有50%的化学品对生殖系统有影响，但是只有4%因此而受到监管。

这些有毒物质污染空气、土壤、水和我们可能接触到的任何东西，有的被我们吸入，有的存在于食物中，有的通过皮肤被吸收——只要它们存在，就能引起各种健康问题。癌症也许是公认的环境毒素带来的最大威胁，但是它们对生育能力也有不利影响。

在过去的几十年里，美国男性的精子平均数量骤然下降，导致医生们不得不重新定义"正常"的标准，而环境毒素就是元凶。精子质量在下降，精子异常率却在增加。女性也同样受到影响，由于女性的身体变化较精子数量减少更为复杂，因此对此还没有全面的研究。

在不明原因的不孕不育和反复流产的情况下，男性和女性都需要对接触有毒环境的情况进行评估，甚至流产也不只是女性的原因。举个例子，接触橙剂的越战老兵的妻子，流产和不孕不育的比例很高。

常见的毒素包括：杀虫剂；铅、汞和其他重金属；一溴二氯甲烷（饮用水中氯的副产品，随处可见）；镉；二手烟；多氯联苯。这些毒素与男性或女性各种各样的生育问题有关，包括：精子计数低、精子活力差、精子异常增加、精子DNA损伤概率增大、精液质量下降、阳痿、流产、子宫内膜异位症、体外受精失败以及其他各种不明原因的不孕不育。这些问题只是长长的列表中被广泛研究的一部分。

详细讲述所有已经过研究的化学品的影响，一本书也讲不完，因此我们只关注两种：二噁英和外源性雌激素。之所以选择它们，某种程度上是因为它们最常见，对生育能力的危害最大，但是在很大程度上，它们是可以避免的。一旦你知道哪里有这两种物质，你就可以控制接触量。

病例研究：乔治和埃莉诺

由于埃莉诺无法怀孕，埃莉诺和她的丈夫来见我（萨米）。从埃莉诺的病历和身体检查结果中都无法找到原因，所以我建议乔治检查精子数量。他告诉我他一年前检查过精子（非备孕需要），结果正常。由于无法提供合理的解释，他同意再做一次检查，结果显示他的精子数量下降。

埃莉诺为什么不能受孕就很清楚了，乔治的精子生成有什么问题呢？我问他生活中有什么新变化，他说只有好事：他买了一幢度假别墅，非常喜欢那里的乡村生活。我没有发现任何新问题，因此只好再转到度假别墅的话题上来。当乔治提到在那里生活使用井水时，我提议检测一下水质。结果表明正是他的新隐居生活带来了麻烦——水里重金属的含量很高，致使他的精子慢性中毒。

乔治在清理井的期间饮用瓶装水，并且找专家研究使用螯合剂去除体内的重金属。数月后，他的精子数量恢复了正常，我相信埃莉诺很快就会怀孕。

病例研究：万达

万达30多岁，来见我（萨米）时已经备孕一年。看完她的病历并检查她的身体后，我确定她不排卵，助孕药物就可以轻易解决她的问题。然而，她的自述中有一点引起了我的注意，她说她喜欢吃剑鱼，每周大约吃3次。这让我想起曾有报道说剑鱼的汞含量很高，因此我让万达验血，结果她体内汞的含量超出正常水平的7倍，以至于我不得不向卫生署汇报。我告诉她，在她体内的汞含量降下来之前，我不能给她任何助孕药物。我还建议她在此之前，让丈夫使用安全套，以确保不会怀孕。在这样有毒的身体环境中，我担心胎儿的健康。

幸运的是，问题的解决办法很简单，万达不再食用剑鱼。几个月后，她体内的汞含量回到正常值，我开始让她服用助孕药物。她开始排卵，没几个月就怀孕了。

二噁英

二噁英是剧毒化学品，是大规模工业生产过程中生成的副产品，从漂白纸张、制造除草剂，到焚烧医疗废物，这些过程中都会产生二噁英。二噁英会干扰人体的内分泌系统，接触二噁英会改变女性的月经周期，并增加患子宫内膜异位症的风险，它也与流产密切相关。男性睾酮水平低、性功能障碍、精液质量低，以及精子生成量少和活力降低都与他血液中二噁英水平高有关系。睾酮水平降低，也意味着在导致性功能障碍和不育的同时，男性的肌肉力量不足、骨密度低，更容易疲劳、抑郁。二噁英也与一系列其他有害影响有关（我们只专注于与怀孕最相关的影响）。

二噁英的接触量可以控制。对人类来说，所接触到的二噁英主要来自于牛肉、牛奶和其他乳制品，其次是家禽肉和其他肉、蛋。你也可能吸入二噁英（比如二手烟），但是人体吸收的大部分二噁英来自被污染的食物，因为二噁英可以被吸附、集中和存储于脂肪中，包括任何动物的脂肪和你体内的脂肪，这也是减肥的另一个原因——你越瘦，二噁英便越难存在。

你能做什么？

我们的建议是限制动物制品的摄入量，改为食用有机肉类，如果你只能选择动物制品，那么食用低脂食物和瘦肉。一般来讲，你无法将脂肪完全排除在饮食之外，但是含有饱和脂肪酸和二噁英的动物脂肪不应该成为你的主要饮食来源。

外源性雌激素

外源性雌激素是化学制品，在体内模仿雌激素起作用，破坏真正的雌激素的功能。男性和女性都会分泌雌激素，当然女性分泌的更多。雌激素对生殖系统的作用非常关键，同时在骨骼发育、生长发育、血液循环、新陈代谢等方面起着重要的作用。雌激素的作用类似于信使，几乎身体里的每个细胞中都有一个雌激素受体，这个受体就是雌激素分子进入细胞以传递信息的对接站。

外源性雌激素在结构上非常接近雌激素，并附着在同样的受体上，阻碍雌激素发挥作用，是造成人体激素失衡的主要原因，包括影响雌激素的主导地位，并引起不孕不育。它也是睾丸毒素，接触外源性雌激素会导致男性精子数量下降、精液质量下降、精子 DNA 损伤概率增大、精子活力降低以及其他不明原因的不孕不育症增多。它还可以增加女性患习惯性流产、子宫内膜异位症、异位妊娠和多囊卵巢综合征的危险，并降低性欲。

你能做什么？

尽管从油漆到化妆品再到杀精剂，大多数日常用品中都可以发现外源性雌激素，但是它主要通过杀虫剂和塑料制品释放到环境中，并进入我们的体内，因此自我保护的最好方式就是购买有机食品，谨慎使用塑料制品，特别是涉及食物时。使用微波炉加热食品时不要使用塑料容器，也不要使用塑料包装，不要用塑料制品盛放热的食品——加热塑料能使一些塑料分子渗入食物。

可以从塑料中溶出并渗入食物的分子叫邻苯二甲酸酯，它是一种应用广泛的多用途化学品。它普遍存在于塑料制品中，并应用于多种化妆品和个人护理产品中。邻苯二甲酸酯在芳香剂中的应用最为普遍，有香味的乳液、洗发水和肥皂中都有它。指甲油中也有邻苯二甲酸酯，它的作用是防止指甲油开裂。邻苯二甲酸酯也用于塑料制品中，作用是提高塑料强度，比如工具的手柄。你可以通过仔细阅读标签，来使自己免受邻苯二甲酸酯的危害（有的产品宣称不含邻苯二甲酸酯），或者你直接选择没有香味的产品。

阅读个人护理产品的产品说明时，也要注意有没有对羟基苯甲酸酯，它常用于化妆品的防腐剂中，可以通过皮肤被人体吸收，因此不要让它出现在你的洗面奶、口红或洗发水中。

抵御强大的外源性雌激素的最后一道防线是在饮食中加入植物雌激素。植物雌激素也会在身体内模仿雌激素起作用，但是以一种有益的方式进行：它与雌激素受体结合后，再强大的外源性雌激素也无能为力。亚麻籽和大豆是植物雌激素最好的来源，坚果、芝麻和豆类也是植物雌激素很好的来源。在许多谷物和一些水果、蔬菜和草药中也发现了少量的植物雌激素。你还可以在饮食中摄入多样化的天然食品。

有时也无法发现由环境毒素导致的不孕不育，有时能看到它带来的影响，比如精子数量低，但是很少有人追根溯源。医生们在解读不孕不育难题时应该将环境毒素考虑进去，特别是如果遇到不明原因的不孕不育或流产，在对铅、汞、镉等进行毒理学筛查时应该也考虑它。

戒　烟

不需要有更多的信息来证明吸烟不健康，不是吗？人人都不应该吸烟，就是这样，仅此而已。但是，如果你有吸烟的习惯还想怀孕，你应该了解其所有的负面影响，比如吸烟与不孕不育有关，不管是夫妻中的一方吸烟还是双方都吸烟。研究表明，吸烟使女性受孕的概率降低了1/3。有一项研究发现，在花了一年以上时间备孕的女性中，吸烟女性的人数是不吸烟女性的3.5倍。另一项研究发现，相较于不吸烟的人，吸烟女性受孕需要多花1倍的时间，流产的风险也更高。

香烟中的毒素是一个主要的问题。尼古丁就是其中的一种，它使子宫和胎盘的供血减少，从而导致受精卵着床异常或流产。无烟香烟也同样如此。有证据表明，吸烟妨碍了排列在输卵管内的纤毛的运动，影响纤毛将受精卵推入子宫的能力。吸烟还会影响女性激素平衡，甚至使女性提前绝经。

吸烟会导致精子数量减少，活力降低，使异常精子数量增多，精子穿透卵子的能力减弱。对男性来说，每天吸的烟越多，对生育能力的影响就越大。

不论是对于男性还是女性，吸烟都会降低辅助生育技术的成功率。接受体外受精的女性吸烟者，取出的卵子的数量往往较少，并且成熟卵子的数量也较少。如果接受卵胞浆内单精子显微注射技术的夫妻中丈夫吸烟，那么成功率会降低。受吸烟影响的基因改变也会导致辅助生育技术的失败。

限制咖啡因的摄入

咖啡因会减少子宫的供血，影响受精卵着床。摄入咖啡因太多会增加凝血功能异常和流产的风险，咖啡因还使人压力增大和产生焦虑。对咖啡因和生育能力相关性的研究还没有定论，但是如果你的主要问题是供血不足、受精卵着床异常或流产，你最好避免摄入咖啡因。有些生育类型的人更容易受到咖啡因的影响

（见第五章），但对大多数人来说，每天摄入90毫克咖啡因是安全的，相当于1杯普通的现煮咖啡、2杯红茶或3杯绿茶。可乐和巧克力中的咖啡因也要考虑在内。

无论是普通咖啡还是低因咖啡，你最好都要限制摄入量。咖啡是酸性的，会使你的身体和宫颈黏液都呈酸性。一些研究已经得出结论：咖啡会降低生育能力。最近荷兰的一项大型研究证实，比起吸烟、超重、每周饮用3次或更多含酒精饮料对生育能力的损害，每天4杯咖啡会使女性的受孕概率降低25%。一些研究将咖啡与流产联系起来，另一些则将咖啡和精子计数低联系起来，但是并不是所有的研究都发现咖啡会导致生育能力出现问题。因此，像大多数事情一样，我们的建议是适度。如果你大量饮用咖啡，减量也许是个不错的主意，也许早上来一杯就足矣（我们讨论的是普通的175~235毫升的杯子，不是超级大的随行杯）。我们的许多病人已经转而喝茶，这是另一个不错的选择。如果你发现自己有生育问题，你可能要完全戒掉咖啡。

戒　酒

许多女性在备孕期间戒酒。从理论上来讲，既然怀孕期间不能喝酒，在任何可能怀孕的时候也不应该喝酒。在备孕期间谨慎饮酒，不仅是考虑到对胎儿的潜在影响，也是考虑到酒精对生育能力的影响。

关于这方面的研究没有定论。有些研究发现适度饮酒与生育问题没有关联，但是有些研究显示人体内即使是很低的酒精水平也会使生育能力下降一半。例如，一项大型研究得出结论，每周饮酒少于5次的女性，在半年内受孕的概率是那些饮酒次数更多的女性的2倍。另一项研究显示，经常喝酒的男性使伴侣受孕所花的时间，是那些不饮酒的男性的2倍。不论男性还是女性，饮酒越多，女性受孕的可能性越小，大多数研究都一致认为，饮酒过量会显著降低生育能力。

酒精是影响男性生育能力的最常见的因素之一，它会使精子中毒。过度饮酒会降低精子质量，增加精子异常的概率，降低精子活力。饮酒的男性的精子数量和睾酮水平比滴酒不沾的男性的更低，并且前者性欲减退、阳痿的风险增加。对于女性，酒精会引起排卵障碍性不孕。

研究表明，饮用含酒精的饮料会降低包括体外受精在内的辅助生殖技术的成功率。根据对接受体外受精的夫妻的研究，相对于其他女性，每天饮酒一次以上的女性在一个月经周期内不怀孕的概率高3倍，流产的风险高2倍多。每天饮酒的男性，其伴侣流产的风险比不饮酒男性的伴侣高2~38倍，这还取决于饮酒的时间和体外受精的周期——体外受精前一个月和体外受精期间是最危险的时候。

除了直接影响外，酒精会干扰身体从食物中吸收营养的能力。这其中就包括锌，锌对男性的生育能力尤为关键。酒精还会干扰叶酸发挥作用，叶酸在卵子成熟过程中起着重要的作用。最后，酒精会使女性身体酸化，宫颈黏液呈酸性，如果身体酸度太高，精子便无法生存，也就无法到达卵子处。

你能做什么？

大多数人需要适度摄入酒精，有些人则需要大幅减少酒精摄入量或戒酒。女性时不时喝一杯红酒或啤酒，身体也能从中获益。一般来说，女性每天喝不多于1小杯红酒或啤酒，男性不要多于2小杯。对大多数人来说，在备孕期间最好不要每天饮酒，只在社交场合饮酒。关于饮酒的内容见第五章，我们会根据个人的不同生育类型给出具体的建议。

病例研究：安妮和凯文

安妮和凯文来见我（吉尔）时，他们已经有过一次不成功的体外受精经历。由于染色体异常，那次体外受精安妮流产了。安妮看上去非常健康，我看不出她有什么理由无法受孕。她告诉我，丈夫凯文被诊断为精子活力和形态差，但医生们安抚他们说尽管这可能是无法自然受孕的原因，但对体外受精没有影响。我和凯文进行了一次谈话，他说他猜测是自己饮酒太多，在晚上结束了紧张的工作之后，为了放松，他会来一杯杜松子酒和奎宁水，再来几杯葡萄酒；如果我认为戒酒有用的话，他会这么做，并且在此期间彻底改变饮食。5个月后，他的精液分析结果很完美。于是，他们马上又在下一个月安排了一次体外受精，这次凯文的精子健康。安妮和凯文现在有了一个健康的女宝宝。

谨慎用药

我们都知道在怀孕期间大部分的药物是不能服用的，许多女性在备孕期间也会避开药物，这是明智的做法。医生应该会告诉你任何药物（包括中药或补充剂）都有可能对胎儿的发育造成伤害，但是你也应该知道，某些处方药和非处方药也会使生育能力受损，这对男性和女性都一样。干脆放弃用药也不是一个解决办法，一切要取决于你为什么用药和如何用药，如果你服用以下药物，并且想怀孕，你就需要和医生认真讨论。

- **抗生素**。尽管抗生素对解决生育问题很关键（消除引起不孕不育或流产的炎症），但一些抗生素还是会妨碍精子生成。谨慎使用氨基糖苷类抗生素、米诺环素、呋喃妥因和柳氮磺胺吡啶。另外，某些广谱抗生素，如安美汀、头孢氨苄、氨苄西林和阿莫西林，它们会导致阴道真菌的过度生长，使易受孕型宫颈黏液变得对精子不利。即使真菌感染不会影响精子，但是它会让你很难确定易受孕型宫颈黏液何时出现，给确定性生活的时机造成了困难。

- **抗抑郁药**。选择性5-羟色胺再摄取抑制剂，如百忧解和左洛复，会降低男性和女性的性欲，并导致男性勃起或射精障碍。服用抗抑郁药会对激素平衡产生影响，但是这一问题很难说清是抑郁症导致的还是服用药物导致的。有证据表明，抗抑郁药会影响精液质量，并导致精子计数低。选择性5-羟色胺再摄取抑制剂也会缩短易受孕型宫颈黏液出现的时间。

  以前的抗抑郁药物——三环类抗抑郁剂，能够提高催乳素的分泌水平，从而抑制排卵，影响生育。

  在备孕期间能否服用抗抑郁药物是一个难题，你应该咨询医生再做决定。对一些人来说，巨大的压力（包括抑郁）在生育问题中有着重要的影响，因而抗抑郁药实际上是有用的。

- **抗组胺药**。一些抗组胺药，如氯苯那敏、艾来锭、苯海拉明、氯雷他定和盐酸西替利嗪，会使易受孕型宫颈黏液变干，因此在排卵期间避免使用这些药物，这一点很重要。

- **消炎药**。大量使用消炎药、非甾体类消炎药（如布洛芬、芬必得、美林），以及 COX-2 抑制剂（如万络和西乐葆），会使排卵停止。这些药会引起未破裂卵泡黄素化综合征，使卵泡无法排出卵子。这些药还会使易受孕型宫颈黏液减少。降压药和钙通道阻滞药（如波依定、尼卡地平、尼莫地平、卡迪尔、地尔硫䓬和维拉帕米），会导致精子计数低。一些降压药还会引起勃起或射精障碍。维拉帕米和血管紧张素转化酶抑制剂会使催乳素分泌增加，从而干扰受孕。

- **咳嗽药和抗充血剂**。这些药会使易受孕型宫颈黏液变干。谨慎使用伪麻黄碱和去氧肾上腺素（某些情况下，使宫颈黏液变稀薄有利于生育；见第250页）。

- **利尿剂**。这些药会引起脱水，导致宫颈黏液量少或精液量少。

- **止痛药**。这些药会抑制男性前列腺素的分泌，并造成射精障碍；延迟女性排卵；降低性欲。

- **安眠药**。这些药会使男性性欲降低，造成阳痿；使女性性欲和性兴奋度降低。然而，有一点需要特别注意，失眠会引起促卵泡激素水平降低，从而导致排卵问题，因此对某些女性来说，安眠药是必要的，一定要就此咨询医生。

- **类固醇类药物**。大剂量的类固醇会影响垂体发挥作用，干扰睾酮、促卵泡激素和黄体生成素的分泌。合成代谢类固醇和睾酮类药物会减少精子数量。

- **治疗消化性溃疡的药物**。西咪替丁会减少男性精子的数量，导致男性和女性催乳素分泌增加，从而损害男性生育能力，并导致女性排卵停止。

- **治疗溃疡性结肠炎的药物**。柳氮磺胺吡啶会减少精子数量。

- **抗癫痫药物**。卡马西平和丙戊酸钠会减少精子数量，苯妥英钠会妨碍促卵泡激素的分泌。这些药会通过抑制黄体生成素分泌来降低男性睾酮水平，也会抑制女性体内的黄体生成素和雌激素分泌。

- **化疗药物**。这些药会减少精子数量，如果你正在服用任何烷化剂，包括环磷酰胺、氮芥和甲氨蝶呤，你要告诉医生。

- **泌尿系统药物**。呋喃妥因会减少精子数量。

- **抗真菌药物**。这些药物会减少精子数量，酮康唑会抑制激素分泌。

- **治疗脱发药物**。这些药会大大影响男性分泌生殖激素，从而削弱精子的生成和功能，特别是对那些精子计数偏低或处于临界值的男性。
- **偏头痛药物**。麦角碱会限制子宫的供血，从而干扰受精卵着床，当你想要怀孕时服用这类药物就不安全。曲坦类药物还没有在人身上进行试验，对其他动物的试验表明会稍增加流产的风险。
- **氯米芬（氯底酚胺）**。具有讽刺意味的是，这些助孕药物有抗雌激素的作用，从而使易受孕型宫颈黏液减少。

其他问题

过高的体温会减少男性的精子数量，降低精子质量，影响女性卵子和胚胎的正常发育，因此在备孕期间，你应该避免进行过热的盆浴、淋浴和桑拿。如果你喜欢泡澡，那么在洗澡前后测量舌下体温，如果体温高出哪怕是0.5℃，也说明泡澡的水温太高，你在里面待的时间太长。下次泡澡时要将水温调低一点儿（暖和就行），并且不要待那么久。男性需要将水温适度调低并快速洗完，防止睾丸过热。

病例研究：梅丽和达恩

梅丽和达恩备孕已有4年了，他们看过不少名医，服用过少量的助孕药物，也接受过人工授精，但是没有任何效果。我觉得有一个关键的问题被他们忽略了。在他们第一次见我（萨米）时，我给他们做的基本测评中问到了这个问题：你是泡澡还是淋浴？他们家没有淋浴，而且52岁的达恩喜欢每天泡一个热水澡。我告诉他下次泡澡时把温度计放在浴缸里，然后告诉我读数。第二天，他打来电话说39.4℃。他泡在那样的水里，实际上就是在给睾丸加热。我让他把洗澡水的温度保持在36.7℃。3个月后梅丽怀孕了，没有进行任何医疗手段的干预。

你还应该避免使用电热毯，它会增加女性流产和男性不育的风险，还应该避

免加热汽车座椅。

女性应该避免坐飞机。在怀孕初期，长时间的飞行会增加流产风险。虽然在备孕期间你不能将所有的事情搁置不做，但是如果可以，你还是要在几个月内避免坐飞机。

避免使用有香味的卫生巾和阴道冲洗剂，它们都会对易受孕型宫颈黏液的分泌造成干扰。

男性应该避免穿骑行裤和任何其他紧身裤或紧身内衣（如护裆），它们会使睾丸紧贴在躯干上。但是，睾丸本来就是挂在躯干外边的，这样它们可以保持低于核心体温的温度，从而有利于精子的生成和存储，过高的温度会杀死或伤害精子。

男性还应该避免将笔记本电脑放在大腿上，笔记本电脑产生的热量会影响精子的生成和男性的生育能力。年轻男性常常双腿并拢坐下以便保持笔记本电脑的平衡，针对此姿势进行的研究表明，在电脑开机前睾丸周围的温度就已升高2.1℃，而在开机那一刻温度会升高2.8℃。这虽然是一项小的研究，但是鉴于我们已经知道过高的温度会对精子数量产生负面影响，我们建议停止这一做法。我们的建议是让笔记本电脑远离"精子生成设备"。

男性使用手机也应该适度。美国生殖医学会的一项调查表明，每天使用手机不低于4个小时的男性，精子的数量和质量低于那些使用手机时间没那么长的男性的。更多的调查确认并解释了这种风险，所以为什么要冒险呢？放下手机吧。

❑ 如果可以的话，早点儿结婚。

❑ 选择健康的生活方式，特别是随着年龄的增长。

❑ 达到理想的体重或者至少是朝着这个目标前进。

❑ 经常锻炼，但是要适度。

❑ 保持充足的睡眠。

❑ 避开环境毒素。

❑ 戒烟。

❑ 限制咖啡因的摄入。

❑ 就算饮酒，也要适度。饮酒会影响受孕，排卵前后避免饮酒很关键。

❑ 如果服用药物，即使偶然为之，也要检查是否有潜在的生育影响，如果可能有影响，尽量避免服药。

❑ 避免使睾丸（或卵巢，尽管与睾丸相比，卵巢很难出现温度过高的现象）温度过高。避免使用电热毯、洗温度很高的热水澡、蒸桑拿和将笔记本电脑放在大腿上使用，以及穿骑行裤、紧身裤、护裆或紧身内裤。

❑ 男性避免长时间使用手机。

❑ 女性避免长途飞行、使用任何有香味的卫生巾和阴道冲洗剂。

缓解压力

身体和精神上的压力会影响你的方方面面，而不仅仅是影响生育能力。

战或逃反应

你也许对战或逃反应很熟悉——心率和血压上升，不是维持生命必需的器官中血流减少。面对致命的危险时，身体调动所有的资源只为了做好一件事：生存。这是我们面临致命危险时的绝好方案。

问题是，我们的身体（思想）在分辨什么是致命的危险、什么不是时表现得非常糟糕。在当今世界，面对每天的各种问题，我们也许陷入了各种版本的紧急模式。事实是，我们中的大部分人生活在慢性压力之下，不是亲人去世和失业这样的大事，而是面临上交工作报告的最后期限、交通堵塞和孩子淘气这样的日常压力。我们在各种形式的压力之下，如睡眠不足或突击减肥，却没有将其视为压力。无论压力来自何方，如果我们不知道如何管理压力，就要付出代价。

我们熟悉的战或逃反应源于肾上腺受到刺激后分泌过多的肾上腺素和皮质醇，这使我们出现极度紧张、手心出汗、心跳加快等症状。无论是男性还是女性，过量的肾上腺素和皮质醇会影响其他激素的分泌，包括促卵泡激素和黄体生成素。促卵泡激素和黄体生成素的减少又会导致睾酮、雌激素和孕酮水平的降低，而这些对受孕和受精卵着床至关重要。这样，慢性压力会使女性排卵（月经）停止或男性减少精子的生成。压力同样会损害免疫系统，因为皮质醇会抑制免疫功能。除此之外，你还会面临其他生育问题，从感染到免疫反应异常。

　　压力与怀孕之间的关系正在研究之中，但是有一点是明确的：压力大的人受孕率低。压力降低女性的生育能力，某种程度上是因为压力导致排卵和月经停止。因此，与心情愉悦的女性相比，压力大的女性受孕的可能性要低，并且会面临更高的早期流产的风险。

　　当研究人员给母猴施加心理压力时，10% 的母猴月经停止。压力消除后，母猴的月经恢复。随后，研究人员对母猴施加身体压力，让它们长时间剧烈运动或者限制它们摄入食物的量，在每个实验组中大约有10% 的母猴月经停止；当饮食恢复和停止运动后，母猴的月经恢复。研究人员将身体压力和心理压力结合起来，使已经处于压力之下的猴子吃得更少，运动量更大，75% 的母猴月经停止。如果整个生育系统全部停工，想要怀孕便很难。人类出现相同的结果也就解释通了。大多数女性能够处理一定的压力，使其不会影响到生育能力，但是如果压力层层叠加，绝大多数人就会陷入困境。

　　土耳其的一项研究已经清楚地表明了压力对男性生育能力的影响。通常这方面的研究是在有生育困难的男性中开展，但是这会混淆结果，因为不育本身就是产生压力的主要原因。因此，土耳其的科学家们采用了另一种方式，招聘没有生育问题的健康男性进行研究。这样的一群人就在眼前：医学院的学生。研究人员收集了志愿者在有压力时的精液样本（期终考试前），之后又在他们没有较大压力时收集了样本（3个月后）。与第二次收集的样本（无压力）相比，第一次收集的样本（有压力时）显示精子计数少、活力低、精液质量差，精子异常的比例更高。幸运的是，压力消失后所有的问题都消失了。我们认为从这项研究中可以得出最重要的经验就是压力减少可以使生育问题得到改善。

　　压力的影响也会以很日常的方式显现出来。我（萨米）的一位同事注意到，在最近的经济危机中，病人的精子数量显著减少。

强迫进化

　　压力使生育能力降低不应该令我们感到惊讶。我们的身体服从于进化规律。

想一想野生动物，它们能够繁衍多少后代取决于个体和群体从环境中得到的安全感和获得的资源。动物园中的动物存在的受孕困难，是它们无意识地对狭小的空间和有限的资源做出的评估，然后它们的身体也做出了相应的反应——不允许增加后代数量。动物园的兽医都是各种辅助生殖技术方面的专家，从人工授精到体外受精，他们试图让动物们在他们的照顾下繁殖，进而消除自然环境的影响。

人类的反应与其他动物的反应类似，比如在战争期间婴儿的出生率下降。从进化的角度讲，人类和动物一样，无论何时只要繁殖会影响（而不是加强）自身生存，繁殖率就会降低。尽管我们并没有生活在战区，但是我们的身体表现得好像是生活在战区。想想那些新闻报道，总是耸人听闻，竭尽所能地引起恐慌，手机无休止地响个不停，老板和客户巴不得我们跑步过去。先进的通信技术并没有像预计的那样，使我们节约大量的时间，反而使我们成为奴隶。这种无休止的保持警觉，这种无法解脱的无能为力，在我们潜意识的深处，让我们感觉到了危险。我们的身体采取了回避的做法，某种程度上降低了我们的生育能力。

有些病人即便是在接受针灸治疗时也无法下定决心关掉手机，在本应该保持平静的时刻，她们发邮件、接打电话。因此，她们的身体会得到明确的信息：没有时间或空间留给宝宝。对她们来说，让身体知道有时间才是最终能受孕的关键。这是几个极端的例子，但是我们大多数人都过度忙碌，从而无法让身体处于平衡状态，所以基本原则就是你必须与身体和谐相处。

激素、压力和动物行为

假如你是一只非洲裸滨鼠，但不是普通的裸滨鼠，你是族群的女王。在整个族群中，你是唯一可以繁殖的雌性，如果族群需要有后代，应该是你去生育。但是你身边有很多其他的雌性裸滨鼠，还有很多想和它们交配的雄性裸滨鼠，这些雄性裸滨鼠对配偶的选择没那么挑剔。你怎么才能确保任何一只裸滨鼠，无论是雌性还是雄性，没有你的命令就不能开始繁殖行为呢？

你把它们赶出洞，你欺负它们，你把它们推到一边，不时地再使劲推一下，使它们屈服于你，让它们知道谁才是首领。通过这些方式，雄性裸滨鼠激素水平下降到足以导致睾酮和精子数量减少，雌性裸滨鼠停止排卵，无法发情。

研究表明，我们的灵长类同胞——绒猴有相似的行为，生物学将其称为"繁殖的社会抑制"。裸滨鼠大脑中与生育和压力有关的区域与哺乳动物的非常接近，它们的行为和激素变化可以告诉我们许多关于压力如何影响人类生育能力的信息。事实上，对裸滨鼠的研究报告不是来自于动物行为的教科书，而是来自于欧洲人类生殖与胚胎学会年会。

因此，即使你不是一只裸滨鼠，你也要查看一下是什么东西在把你推来推去，摆脱它，对你自己和你的生育能力都有好处。

圈养的动物繁殖能力差

生殖内分泌专家有着与动物园兽医一样的任务：帮助圈养着的人类繁殖，而且他们都擅长于此。但是，我们总是对可供人类选择的其他方式视而不见：逃脱束缚。远离坏消息和令人不快的图像，试着多笑笑，有时间的时候尽量放松，事实上我们只需挤出时间就可以了！

因此，如果你有生育问题，你应该考虑是不是你的身体认为你身处困境，资源太匮乏，太忙而无法养育或照料婴儿。要尝试推翻那些看法，让你的身体明白你从根本上是安全的，有足够的食物，当你有了孩子，你会放下一切事情，坐在地板上和孩子搭半个小时积木。我们已经看到许多病人开始尊重身体的运行方式，放慢生活节奏，然后做了妈妈。

病例研究：乔安妮

对乔安妮来说，学会压力管理是解决生育问题的重要因素。我们在第二章第一节提到过乔安妮，她的月经不规律，直到她使用基础体温曲线图确定了自己难以受孕的原因：激素转换慢。然而，即便如此，我（吉尔）认为如果她不能最终解决她的压力问题，她还会存在生育问题。

在她见我之前我就知道她有压力问题，她已经跟我预约了很多次，但是

因为她工作繁忙这些预约都取消了。当她最终见到我时，她跟我讲她的生活有多忙，在我给她做针灸期间，她还拿出手机打了几个电话。

我费了一番口舌才说服她每天早上留出一分钟来测量基础体温，而让她将针灸治疗加入日常安排中就更难，我费了九牛二虎之力才说服她在针灸期间把手机关掉。

最后，乔安妮开始意识到那些短暂休息的价值。她也开始注意到，即使不在我的诊室她也比以前更放松，比如在月经开始前不再易怒。当身体的紧张程度开始缓和，她感到好多了，紧张继续缓解，她的感觉继续好转。我不能肯定地说，在经过6个月的中医治疗和绘制基础体温曲线图后，这种新获得的空间感起了作用，但是我相信它一定是不可或缺的。

如何应对压力？

我们不可能生活在一个完全没有压力的环境中，我们生来就被设计成可以处理压力，至少是能承受一定的压力或者急性压力。然而，如果你不去想办法管理或分散压力，慢性压力会损害你的生育能力（还有你的健康）。你需要找到适合自己的方法并去实施，养成每日管理压力的习惯，尝试瑜伽、冥想来引导自己放松或者仅仅是在工作结束后散步来放松。

你应该反省一下，并检查自己的习惯，看你在处理压力时是否采用了负面的方式，并看看这种方式是否可以修正。例如，许多女性有意无意地采用吃得过少或锻炼过度的方式来应对压力，这都会引起生育问题。也许你尝试应对压力的办法是整天喝咖啡，或者每晚喝几杯葡萄酒，或者化身工作狂，但无论如何，最重要的是你要直接处理潜在的压力，而不是再叠加问题。

无论是什么原因的不孕不育，都会给病人带来压力。研究表明，缓解由诊断为不孕不育和治疗不孕不育带来的压力，"正念"和其他一些特定的办法是有效果的。例如，研究表明，如果压力引起不孕不育，而不孕不育又带来了压力，在这种情况下，病人只要采用认知行为疗法治疗16周，不仅可以减轻压力，而且可以恢复排卵和生育能力。

病例研究：玛丽埃尔和 T.J.

玛丽埃尔尽管没有抱怨，但是总是对无法怀孕深感沮丧、难过和生气。已经 8 个月了，玛丽埃尔的压力和不满与日俱增，她和丈夫 T.J. 比以往吵得更厉害，而且往往是在她排卵的时候，随后他们就对性生活失去了兴致。而这个时候本来应该安排性生活，结果他们又错过了一个月，玛丽埃尔没有受孕。很快，他们就意识到了这个问题，他们相互保证下个月不再吵架，但是到了下个月，他们又和上个月一样。

我（吉尔）没有发现任何妨碍玛丽埃尔受孕的原因，我建议她和 T.J. 去咨询心理医生。短暂的咨询帮助他们明白了备孕和备孕失败为什么会有压力，以及一而再、再而三的失望会导致他们现在这种不定时的冲突，他们也掌握了一些富有建设性的应对技巧。不久以后，玛丽埃尔怀孕了，生了一个健康的孩子，并且开始打算要第二个孩子。

缓解压力

这部分将帮助你度过月经周期的每个阶段，以便在特定时间内最大限度地提高生育能力。下文针对月经周期的每个阶段，给出了具体的心像练习方案和自我按摩技巧，找到最适合你的，试着每天留出一段安静的时间来练习。

阶段 1（月经期）

- 你的精力在月经周期中的这个阶段会自然降到最低，因此这一阶段的重点是放松和休息，以便你的身体能够恢复。在一些文化中，女性有一种传统：在月经期远离社交生活。如今我们大多数人都没有那样做，但是在月经期感到孤独是很自然的，如果跟其他时间相比，你感觉不那么有精神，那就待在家里，把自己保护起来。
- 你的月经已经开始，应对失望最好的办法就是接受事实。现在你没有怀孕，打起精神，为下一个周期开始制订计划。

阶段2（卵泡期）

● 雌激素会使你保持积极的心态，并提升幸福感。我们经常收到病人们的信息，她们在月经结束重新开始为怀孕努力时，有一种全新的感觉，充满希望和乐观。许多女性发现她们在这个阶段精力最旺盛，有报告称她们在这时更性感，更吸引人。你要把握时机，充分利用这个短暂的放松机会，与你的伴侣享受这一刻，一起散步、约会、谈谈将来、做爱（即使并不是你最容易受孕的时候），你会有巨大收获。

阶段3（排卵期）

● 研究表明，排卵前后，雌激素、促卵泡激素和黄体生成素的增加会给人带来全身心的幸福感。在充满压力的情况下，这种感觉令人愉悦，因此去留意、去欣赏并增强这种感觉。

● 随着排卵日的临近，你会感觉到性欲越来越强，那么就听从内心的召唤吧！

● 许多夫妻会感到非常焦虑，因为可供卵子受精的时间太短了，这种压力会影响他们之间的关系，导致冲突，从而使他们无法明智地利用这段时间。最好的建议就是，要有信心！只要排卵前有规律地过性生活，你就完成了你应该做的。小心那些影响受孕的问题，这些问题都应该在你的掌控之下。放松，告诉自己你已经做到了最好。记住，卵子受精的时间没那么短，因为在易受孕型宫颈黏液中精子能够存活数天，等待卵子排出以便捕获它。

阶段4（潜在植入期）

● 这是整个月经周期中最令人焦虑的时候，你会等着看月经会不会来。一旦过了排卵期，卵泡期的乐观情绪和过盛精力开始减退，女性就开始变得多愁善感。尽量保持情绪稳定，将备孕看作是一个长期的过程，而不是一个月一个月的过程，要感到安心，知道自己正在朝着目标做着正确的事情。

心像练习

每天花几分钟时间集中注意力，专注于你的身体、健康、月经周期和生育能力就是利用中医思想的最好方式。在月经周期的每个阶段，慢慢转换注意力，可以使你在每一阶段中都能将注意力与行动保持一致。每次进行这种轻松的冥想和放松练习时，开始时和结束时都要保持相同的姿势。

准备：

以舒适的姿势坐在椅子上，双脚着地；

深呼吸，使腹部扩张，当你深呼吸时，想象将光吸入了你的身体；

呼气，收腹。呼气时，想象将光呼出，围绕在你身边；

继续以这种方式吸气呼气，直到你感觉身体里充满了光，你可以想象自己被光包围着，身体由内向外发出光芒；

注意力转向身体内部，根据你所处周期中的不同阶段，按照下面的指示去做，保持几分钟；

以想象自己身处瀑布之下结束。想象洁净的水从你身体上流过，带走了所有的烦恼、焦虑和健康问题；

当感到准备好了时，慢慢睁开眼睛。

阶段1（月经期）

● 注意力转向身体内部，集中在子宫。

● 想象子宫内膜轻易脱落，留下光滑的表面。

● 想象看到了通向子宫的血管，新鲜血液流经血管给予子宫营养。

阶段2（卵泡期）

● 注意力转向身体内部，集中在卵巢。

● 想象10~20个小卵泡正在卵巢中生长。

● 想象看到一个卵泡占据优势地位，看到它正在吸收体内所有的资源，看到它正在生长，感觉到了它的潜力。

阶段3（排卵期）

● 注意力转向身体内部，集中在卵巢内的优势卵泡。

● 想象卵子在卵泡内出现，并被挤压出来直到它到达卵巢表面。

- 想象看到卵子被输卵管末端的伞状结构拾起来。
- 看到卵子位于输卵管下端，遇到精子。
- 想象一个精子穿透卵子。
- 想象受精卵开始它的子宫之旅。

阶段4（潜在植入期）

- 注意力转向身体内部，集中在子宫。
- 想象胚胎到达子宫，植入子宫内膜。
- 想象看到胚胎正在从子宫丰富的血流中吸收营养。
- 注意力转至卵巢，看到排卵后、已经破裂的卵泡，想象卵泡正在分泌维持怀孕所需的孕酮。

自我按摩

阿尔维戈玛雅腹部按摩疗法基于古老的玛雅腹部按摩技术，由罗西塔·阿尔维戈博士创造，是一种温和的无创疗法，能将内部器官复位，可以改善血液循环和淋巴循环。它还可用于治疗腹部和盆腔出血引起的各种功能紊乱，但是最为人所熟知的作用是纠正女性子宫脱垂、子宫下降和子宫倾斜，预防和治疗男性前列腺增生以及缓解许多常见的消化系统功能紊乱。另外，它对于提高和恢复生育能力特别有效。如下方法均可以用于月经周期的任何阶段。一名合格的阿尔维戈玛雅腹部按摩师和专业的按摩师一样，可以对自我护理提供额外的说明和指导。（阶段2的按摩技术为阿尔维戈博士创造，其他3个阶段的按摩技术由阿尔维戈认证按摩师、个人护理师妮科尔·克鲁克创造。）

阶段1（月经期）

骶骨按摩可以有效缓解痛经。根据玛雅按摩的传统，这种技术可以使衰弱的生殖器官得到改善，中医认为这是使气血流动的方法。

- 找到你的骶骨，它是位于脊柱底部的三角骨，在两臀之间。确定你找到的是骶骨而不是尾骨，尾骨位于骶骨之下，更小一些。
- 双手微握拳，用相同的力量叩击骶骨，间隔1~2秒钟，有节奏地叩击，使

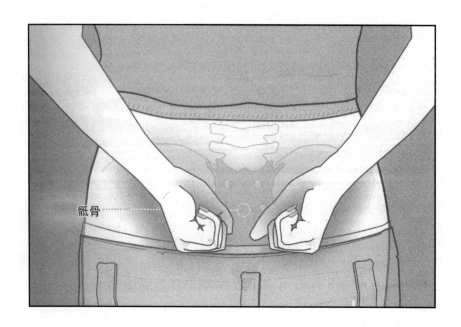

骶骨

每次叩击的冲击在下次叩击之前蔓延开来，就像池塘中的涟漪。

● 持续至少1~2分钟。

● 这种按摩会让你感觉良好。如果感觉有任何不适或疼痛，减轻叩击力度直到感觉舒服。如果有需要，先停顿、深呼吸，再慢慢开始；如果仍然感觉不好，隔一天再试一次。

阶段2（卵泡期）

这种按摩技术有助于卵泡发育和子宫内膜健康，并帮助输卵管保持通畅，月经一结束你就可以开始，每天按摩，到预测排卵日前2天停止。排卵后，停止对骨盆和骶骨的任何按摩，直到你确定自己没有怀孕。做这项按摩需要穿着宽松的衣服，修剪指甲，排空膀胱。

● 后背放平，双膝下放一个枕头。

● 双手放于骨盆处，深呼吸几分钟，直到感觉放松。

● 找到子宫。子宫底（子宫最上方的部位）应该位于骨盆中间，肚脐以下，耻骨以上大约4厘米的位置，摸起来感觉像是鼻子尖或装满水的气球。按压时，你还会有一种微微向内拉的感觉（如果没有感觉到，没关系，你以后会感觉到。按摩越多，手感越好）。

● 如果感到有任何不适，停止，深呼吸，减小按压力度。

● 双手置于耻骨，大拇指相互勾住，其余手指并拢，稍微弯曲并放松，形成勺子状。

● 深呼吸，想象看到气进入骨盆区。呼气时，指腹向下摁柔软的肌肤，力度以舒服为宜、双手不要抬起，继续轻轻用力，慢慢向上按摩，到肚脐以上5~8厘米。

● 自耻骨按摩到肚脐上方，重复10次。

● 现在按摩子宫两侧。向骨盆右侧慢慢移动成勺子状的双手，2~3根手指继续与耻骨保持接触，其他手指放入髋骨内侧。方法同上，双手沿对角线移

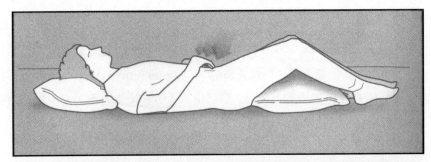

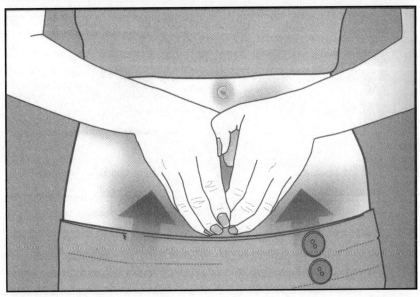

动到肚脐，重复10次。

- 骨盆左侧同样做10次。

- 如果你的子宫不居中（在耻骨以上4厘米左右，两侧留有相同的空间），在离子宫最近的那部分增加按摩次数，多做10次。

- 按摩应该是温暖与滋养身心的体验，如果你感觉不舒服，停止按摩，深呼吸，减小力量再试一次。如果仍然感觉不舒服，一两天以后再试。

阶段3（排卵期）

卵巢按摩可以改善卵巢的血液循环，有助于激素平稳转换和健康排卵，你应该在预期排卵日前按摩2~3天，从预期排卵日前4天开始，到预期排卵日前1~2天停止。换句话说，就是在阶段2的子宫按摩结束以后开始。排卵后，停止对骨盆和骶骨的任何按摩，直到你确定自己没有怀孕。

- 双手置于耻骨上，双手覆盖住卵巢所在的大概位置。你甚至可以感觉到卵巢。如果感觉不到，也没关系。

- 无论是否能感觉到卵巢，你都要把双手放在卵巢上面。集中注意力有助于卵巢保持最佳状态。

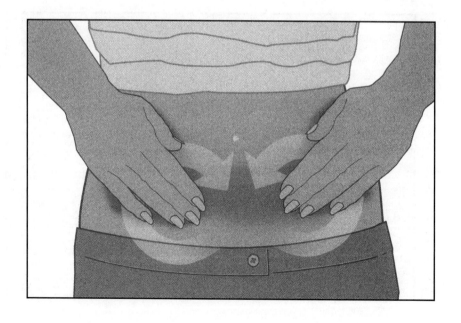

- 如图所示，轻轻按摩卵巢所在的大概位置，用3~4根手指的指腹画小圆圈，就像在给小婴儿做抚触。
- 按摩10秒钟后就休息1秒钟，持续按摩1~2分钟。
- 按摩应该是温和与滋养身心的体验，如果你感觉不舒服，停止按摩，深呼吸，减小力量再试一次。如果仍然感觉不舒服，一两天以后再试。

阶段4（潜在植入期）

这种"温暖的手"的按摩用于排卵后，你不想主动按摩骨盆和骶骨时。这是一个更为平静、更滋养身心、更基础的按摩技术，能使紧张的神经放松，创造更好的血液循环，使子宫温暖，有助于胚胎植入。你也可以在月经周期的任一阶段使用此按摩技术，以放松和集中思想。

- 后背放平，双膝下放一个枕头。
- 直接将双手放在骨盆处或下腹部。
- 进行缓慢地深呼吸，想象气通过双手进入。随着呼吸的变化，感受双手的动作。
- 持续5分钟。

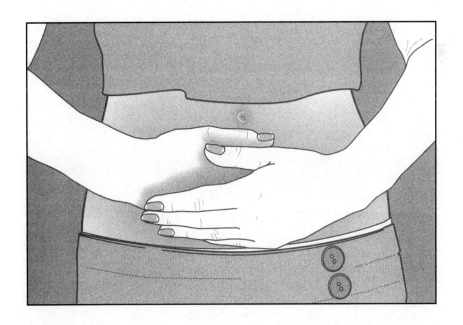

❑ 意识到生活中的压力。

❑ 也许你正在用的缓解压力的方式并不对，比如喝咖啡、饮酒或压力性进食，你需要寻找新的方式来缓解压力。

❑ 生活与工作要平衡。

❑ 注意休息，保证你有休息时间。

❑ 尝试瑜伽、引导放松训练、冥想或正念练习。

❑ 锻炼。简单的散步就可以缓解工作压力。

❑ 处理好夫妻关系。

❑ 针对生育问题制订计划，并遵照执行，要相信它会有效果。

❑ 考虑采用心理疗法来处理一般性的压力或生育问题引起的压力，认知行为疗法已经被证明有效。

❑ 尝试月经周期内不同阶段的心像练习。

❑ 尝试有助于提高生育能力的自我按摩。

第四节

备孕期饮食

正如我们在第二节提到的有关生活方式的建议，本章中的许多建议也许对你来说并不陌生。吃好以便最大程度的提高生育能力和吃好以便最大程度的保持健康并没有什么区别，但是也许令你感到惊讶的是，一些特殊的食物和食用方式，会对你的生育能力产生特殊的影响。饮食可以帮助纠正激素失衡，而激素失衡也是很多生育问题的根源，因为有些食物和饮料被公认会降低生育能力。本章会根据每个人的生育类型给出饮食方面的合理建议。

对生育能力具有巨大潜在影响的饮食，同时也可以使你保持健康。我的（吉尔）中医老师告诉我，拥有健康的身体才能受孕，我们的病人已经多次证明这一点。所以，我们给出的最简单的建议就是：保持健康才能受孕，受孕的关键是身体健康。

我们建议花80%的时间执行精准怀孕计划就可以了，100%的时间执行这一计划需要花费太多的精力，如果想长期坚持，那么你可能无法严格执行计划。我们希望你可以考虑我们的建议，将健康的饮食模式作为指导，而不是严格的命令。我们允许你违反这一指导，并且我们希望你至少每周违反一次。

如果遵循这些指导对你来说是一个巨大的挑战，你可以慢慢来，逐渐过渡到完全遵守。这样做有助于你坚持按照计划执行，并避免产生不必要的压力。同时，你还应该和医生讨论这些变化。

对于那些想通过"吃"提高怀孕能力的人，我们推荐新鲜的、应季的和保持原生态的有机食品、全谷物、五颜六色的水果和蔬菜、优质脂肪、充足的蛋白质、碱性食物和大量的水；避免食用高度精制谷物、加工食品，以及含有反式脂肪酸、精制糖、重金属、糖精和味精的食物。要把吃东西当作一种享受。

新鲜的、应季的和保持原生态的有机食品

为了你的健康，食用优质食品是你能做的最重要的事情之一，如果你坚持这一原则，那么你已经做到了一大半。"新鲜的、应季的和保持原生态的有机食品"，顾名思义，已经排除了含有反式脂肪酸的食物和简单碳水化合物。

有机食品可以使你避开杀虫剂、化学品、合成添加剂和其他对健康有害的物质。这些物质导致的健康风险可以列出一长串，就生育能力而言，许多农用化学品以及吃了含激素饲料的动物的肉、奶和蛋，都会影响人的激素平衡。

此外，有机农作物更有营养，可以提供更多身体健康生长和发育所需要的物质。种植有机农作物的土壤含有丰富的营养，在这上面生长的农作物以天然的方式吸收营养。研究表明，近几十年来，由于工业化种植方式使土壤养分耗尽，常见的食物的整体营养水平在下降，而有机食品可以更好地滋养你，这样你就可以更好地滋养新的生命。

一些研究甚至发现，有机食品可以改善生育能力。例如，《柳叶刀》杂志上发表了一篇针对丹麦有机农场主——他们主要食用自己种植的农产品，其中没有杀虫剂——的研究，结果令人惊讶：那些农场主的精子数量是蓝领工人的2倍多。

从传统的中医角度来讲，食物和人一样，蕴含着气（能量），经过提炼和加工之后，气就会消失。我（吉尔）给病人这样解释，玉米在生长时从土壤中吸收营养，从太阳中吸收能量，烹饪时保持纯天然状态，这些营养物质和能量就会传给你。一旦玉米被加工成早餐谷物，它就失去了生长时吸收的部分营养和大部分能量。食品制造商通过添加营养物质对此进行弥补，但就像新鲜食物中的营养物质和微量营养元素无法替代一样，玉米中的能量也无法替代。选择完整的、没有加工过的食物，确保你能够从食物中获得全部营养。

全谷物

美国人吃的大多数谷物都是精制的。精制谷物熟得更快，腐烂变质得更慢，同时被人消化得更快，仅仅是以碳水化合物的形式穿肠而过。糖也是如此，从新陈代谢的角度来讲，让我们感觉非常糟糕。我们在短暂的"糖亢奋"和长时间"糖崩溃"（这属于能量的峰顶和谷底）之间循环，很多人对此都很熟悉。身体在处理消化快的碳水化合物时，血糖和胰岛素水平会达到最高，最终会引起胰岛素抵抗，增加患2型糖尿病的风险并引起大量的健康问题。这样的循环也增加了激素和排卵问题的风险，从而损害人的生育能力。

另外，精制食物夺去了谷物的大部分天然营养。精制的最核心方式是将胚芽（谷物的一部分，受精后可以再繁殖）和有营养的保护层——麸皮去掉。去掉谷物的外壳，也就将整个谷物中有营养的纤维、蛋白质、抗氧化剂、维生素B和植物营养素一起去掉了，这些一同失去的营养物质对人的生育能力很重要。

另外，精制谷物和加工谷物在人体中呈酸性，会严重损害生育能力。

随着高蛋白饮食的普及，我们看到越来越多的病人摄入的碳水化合物不足，你每天都需要摄入碳水化合物以保持激素水平，但是患有多囊卵巢综合征的病人需要减少碳水化合物的摄入（见第188页）。选择碳水化合物时要明智，重要的是要选择复合碳水化合物，如蔬菜（甚至可以是红薯）和全谷物。

全谷物的种类很多，只要你去认真寻找，比如高蛋白的藜麦、富含镁的小米、斯佩尔特小麦、糙米、碾碎的干小麦。但是你要记住，确保所有的谷物彻底煮熟，以使它们容易消化。

五颜六色的水果和蔬菜

水果和蔬菜（包括豆类）富含纤维、维生素、矿物质、抗氧化剂和植物营养素，是健康的、消化慢的碳水化合物的主要来源。我们都知道，水果和蔬菜对健康有益，但是我们要告诉你的是它们对生育能力也至关重要。我们建议每天吃大量的各种颜色的水果和蔬菜。

水果和蔬菜的颜色有什么意义呢？植物的颜色表明它所含的植物营养素成分，颜色越深，含有的植物营养素越丰富。抗氧化剂 β–胡萝卜素可能是最有名的植物营养素，对生育能力也最重要，它的作用是维持人体的激素平衡和预防早期流产。黄体中 β–胡萝卜素的含量很高，黄体有助于分泌维持妊娠所需要的孕酮。研究表明，被禁止食用 β–胡萝卜素的奶牛会发生卵巢囊肿，并且排卵缓慢，它们的同类哺乳动物——人类也是一样的。β–胡萝卜素来自黄色和橙色的食物（包括胡萝卜、哈密瓜和红薯），以及花菜和绿叶蔬菜（如菠菜）。

番茄红素也很重要，它不仅可以预防宫颈癌和前列腺癌，还可以增加精子数量。它存在于红色的水果和蔬菜中，如西红柿、红辣椒和西瓜。

绿色的蔬菜也很好，特别是十字花科蔬菜和绿叶蔬菜，包括甘蓝、甜菜、羽衣甘蓝、蒲公英叶、卷心菜、花菜、芝麻菜、菠菜、白菜和海带。这些食物不仅富含叶酸（见第100页），而且含有 β–胡萝卜素、维生素 B、维生素 E、铁、锌、镁和硒。此外，它们还含有充足的纤维和重要的植物营养素。花菜、抱子甘蓝、卷心菜、萝卜、芥菜、甘蓝等含有一种植物营养素叫作二吲哚甲烷，有助于雌激素更好代谢。对女性来说，这意味着十字花科蔬菜有助于对抗雌激素，雌激素占优势地位会导致子宫肌瘤和子宫内膜异位症。对于男性，它们促使睾酮与雌激素保持平衡，使更多的睾酮在体内自由循环。二吲哚甲烷消除活性雌激素，将其分解成粒子。这个过程可以释放睾酮，使其与特定的蛋白质结合。这些蔬菜每天食用一种就足以发挥作用。

食物的色谱中再加上蓝色和紫色就完美了，包括蓝莓、黑莓、茄子、李子、紫甘蓝、葡萄和红洋葱。它们富含花青素，既可以消炎，又具有强大的抗氧化作用，对提高生育能力很有帮助。

还有很多中性色调的蔬菜。葱属蔬菜，包括大蒜、洋葱、红葱头和韭菜，都具有抗菌的功效，还可以提高免疫系统功能。不明原因的感染是不明原因性不孕不育的主要原因，因此吃一些葱属蔬菜有助于防止感染。

炒蔬菜断生即可，这样蔬菜中的维生素和酶能更好地保留——它们都容易被高温破坏。烹调使蔬菜更容易消化，以便身体可以吸收所需的营养物质，生吃也很好，比如沙拉。但是，你不会想专门吃生的蔬菜。

健康脂肪

重要的是，你需要摄入脂肪。如果你一直都严格控制脂肪摄入，那么在饮食中加入一定量的健康脂肪，对你的生育能力和身体健康都非常重要。此外，你的身体需要膳食脂肪来分泌激素、对抗炎症、促进排卵。

对于入口的脂肪，你确实需要谨慎选择，当然，量也要合理。摄入太多脂肪或摄入错误形式的脂肪都会干扰排卵，引起胰岛素抵抗，增加患子宫内膜异位症的风险，扰乱激素的分泌和平衡。优质的脂肪对每个人都有益，特别是对那些想要保持好身材的人、处于月经周期的阶段4的女性和精液量少的男性。

来自动物产品的饱和脂肪酸会损伤你的心脏，引起胰岛素抵抗、多囊卵巢综合征和子宫内膜异位症。二噁英（见第61页）也会积聚在饱和脂肪中，因此限制饱和脂肪的摄入量也会保护你免受二噁英的伤害。你还需要摄入一些胆固醇来保持生育能力，胆固醇存在于动物产品中，也是大多数饱和脂肪酸的所在之处。人体利用胆固醇分泌激素，包括孕酮和睾酮，如果你没有足够的胆固醇，就没有了分泌激素的基石。

不要摄入反式脂肪酸，因为反式脂肪酸可能加重胰岛素抵抗和排卵功能障碍，干扰激素的分泌和平衡。饮食中的反式脂肪酸没有安全线，停止摄入反式脂肪酸对患有多囊卵巢综合征的女性来说至关重要。

在一项大型长期的研究中，哈佛公共卫生学院和哈佛医学院的研究人员发现，女性摄入反式脂肪酸与患不孕症之间有联系，与从不摄入反式脂肪酸的女性相比，摄入反式脂肪酸的女性无法怀孕的可能性高达70%，即使一天只摄入4克反式脂肪酸，也足以引起问题。

如果你只吃新鲜的、天然的食物，那么你不必担心反式脂肪酸：它们大多存在于工业加工食品中。注意，商业化的烘焙食品（如饼干、蛋糕等）和冷冻食品，其中最多的有害物质是人造黄油。现在食品包装上必须标明反式脂肪酸的含量，所以你要仔细阅读食品包装，避免任何带有"部分氢化植物油"的食品，这是反式脂肪酸的来源。许多生产商重新修改产品以不再使用反式脂肪酸，但值得注意的是，新产品往往依赖于饱和脂肪酸，一定要仔细检查标签，这样你就知道你在吃什么。

把这些坏家伙们从你的饮食中赶走，留出空间给健康的、有益的脂肪，你可以选择不饱和脂肪，橄榄油、坚果、种子（及它们的油）和鳄梨是它最好的来源。这些食物对每个人都很重要，特别是对患有多囊卵巢综合征的女性。

必需脂肪酸也至关重要。必需脂肪酸，顾名思义，是身体必需的，但身体无法生产出的脂肪酸，它是每个人体细胞的重要组成部分，因此对健康有很多益处。基于我们的目的，我们想特别强调它在平衡激素和促进排卵中所起的关键作用。如果你怀孕了，它们为胚胎发育提供的营养同样重要。

对生育能力起关键作用的必需脂肪酸是 ω–3 脂肪酸和 ω–6 脂肪酸，ω–9 脂肪酸也很有益，但不是必需的。因为人体内如果有足够的 ω–3 脂肪酸和 ω–6 脂肪酸，就可以生产出 ω–9 脂肪酸。你可以从橄榄、鳄梨和坚果中获取 ω–9 脂肪酸。

ω–3 脂肪酸的好处多多，包括改善子宫的供血，从而增加了受精卵着床和受孕的机会。ω–3 脂肪酸也可以对抗炎症，因此可以缓解经期疼痛，对于排除干扰受孕的其他问题也有很大帮助。它能改善供血使胎盘受益，为胎儿的生长发育提供最适宜的条件，最终减少出现早产儿和低体重儿的风险。

标准的美国食品中饱含 ω–6 脂肪酸，很大程度上是因为食品在加工过程中使用了大量的成品油，如玉米油、葵花子油和大豆油。有些事情，过犹不及。与此同时，我们中的大部分人都没有获得足够的 ω–3 脂肪酸。饮食中比 ω–3 脂肪酸的绝对水平更重要的是 ω–3 脂肪酸与 ω–6 脂肪酸之间的比例，这个数值对于维持激素平衡很重要。因此，你需要在注重摄入 ω–6 脂肪酸的同时加强 ω–3 脂肪酸的摄入。

鱼、亚麻籽、亚麻籽油是 ω–3 脂肪酸的最好来源。你最好的选择是冷水鱼和多脂鱼，如鳕鱼、鲑鱼、鲱鱼、鲭鱼、凤尾鱼和沙丁鱼；另一个好的选择是核桃仁以及鸡蛋（鸡饲料中富含 ω–3 脂肪酸）。ω–6 脂肪酸存在于亚麻籽、亚麻籽油、橄榄、橄榄油，一些种子和坚果，以及鸡肉中（鸡饲料中也富含必需脂肪酸，见第109页的方框）。

与生育有关的超级食物

亚麻籽 除了含有丰富的 ω–3 脂肪酸，亚麻籽富含维生素 B、镁和锰，还含有温和的植物雌激素——木脂素，它可以阻止体内有害的外源性雌激素（环境中合成的化学物质，与雌激素的特性相同）进入。总的来说，亚麻籽对平衡激素和提高生育能力具有强大的作用。

每天食用大约两汤匙亚麻籽便可满足人体所需。亚麻籽需磨碎，因为完整的亚麻籽难以消化，会整个通过消化系统，你无法从中获取营养物质。尝试将其撒在热的或凉的麦片粥、沙拉中或者混在奶昔中，还可以用亚麻籽油作为沙拉酱汁（不要将亚麻籽油用于烹饪，加热会破坏其许多有益的特性）。

芽菜 中医特别重视发芽的谷物、豆类和种子的营养。关于这种菜对生育能力的益处，如果你想得到更为合理的解释，我们将其概括为：食用芽菜促使体内形成碱性环境（而不是酸性）。

枸杞 小小的、红色的枸杞是一种传统的中药材，富含抗氧化成分，像葡萄干一样完整的晒干后出售，供人食用。研究表明，它可以增加精子数量，并促使有排卵困难的女性的卵泡生长。

蛋白质

我们将病人分为两组，每组蛋白质的摄入量不同。我们告诉第一组要多吃蛋白质，因为组成蛋白质的氨基酸不仅对卵子生成和精子成熟至关重要，而且对激素如黄体生成素和促卵泡激素的生成也至关重要。

针对其他动物的研究表明，蛋白质摄入不足和卵子质量差之间存在联系，没有理由认为人类会不同。每天你至少需要71克蛋白质。当然，你可以从肉、鱼、蛋和乳制品中获取蛋白质，但是也有许多素食可以提供蛋白质，包括豆类、糙米和藜麦等谷物，以及坚果和种子（特别是葵花子）。豆制品是另一种很好的蛋白质来源，食用大豆蛋白粉可以作为素食者和纯素食者增加蛋白质摄入量的最简单的方法。如果以大豆作为蛋白质的主要来源，应该注意，大豆食品中的雌激素可能影响男性的精子数量。有些女性的身体也不能很好地处理植物雌激素，如果你是气滞型（见第280页），每周食用大豆次数要控制在2次以内，以确保不会产生其他问题。

在当前高蛋白饮食日益普及的情况下，我们建议第二组病人减少蛋白质的摄入量或者至少在一段时间内，将从动物中获取蛋白质转为从植物中获取。蛋白质摄入太多或太少都会产生很多问题，比如消耗体内的钙，产生过量的氨。我们的目标是摄入高质量的蛋白质。豆类、坚果和种子是养分供应站，富含蛋白质、铁和纤维。针对女性健康的一项长期研究表明，摄入植物蛋白多、动物蛋白少的女性患有的排卵问题少。你是否需要摄入更多的蛋白质，更多的动物蛋白或更少的动物蛋白，取决于你的生育类型（见第五章）。

蛋白质被消化后进入到血液中，这个过程会非常缓慢，从而使身体最大限度地吸收氨基酸。为了配合这个过程，你可以每次食用少量的蛋白质，这样就不会使你的消化系统超负荷运转。

碱性食物

宫颈黏液必须呈碱性（与酸性相对），以便精子能够长时间生存，完成到达卵子处的旅程。你所吃的食物对宫颈黏液的 pH 值有很大的影响（pH 值高为碱性，低为酸性）。实际上，你如果吃得好，就可以使整个身体保持碱性，一般来说这种身体环境是有益于健康的。为了使宫颈黏液呈碱性，重点是要多食用水果、蔬菜（特别是绿色蔬菜）、芽菜和小麦草，少食用酸化的肉、乳制品和谷物。酒精和咖啡因也会使身体呈酸性，这也是你应该减少其摄入量的原因。人工甜味剂也是如此。

你可以在许多书和网站上找到碱性食物和酸性食物的清单，但其中有些信息相互矛盾。不要拘泥于细节，平衡即可。如果你摄入全谷物和蔬菜，减少摄入咖啡因和酒精（见第二章第二节），只要肉类的摄入量合理，你的身体通常就会呈碱性。

水

水是我们消耗的最重要的营养物质之一。人体的70%是水，它对每个系统的功能都至关重要，并且在激素的转换、卵泡的发育，以及保持精液和宫颈黏液的黏稠度、量中发挥着重要的作用（女性要特别注意，在月经周期的阶段2和阶段3中要摄入足够的水，以便身体生成易受孕型宫颈黏液）。水还可以帮助我们吸收营养，排出毒素，这对生育能力和整体健康都很重要。

有些女性的宫颈黏液太黏稠导致无法怀孕，也许只是因为身体里缺水。同样，有些男性精液量少也是这个原因，只要多喝水就可以恢复生育能力。

每天要喝6杯（250毫升/杯）水，以维持足够的"水合作用"（燥热型的人每天需喝8杯水）。最好喝过滤的水，以免吸收水中的氯。大多数自来水经过氯化，含氯的水中有一种叫作三卤甲烷的化学成分，会增加流产和患某些癌症的风险。

你可以用蔬菜、水果或谷物（如麦草）汁，以及凉茶或绿茶来代替水。含咖啡因或酒精的饮料会使身体脱水，因此你不能指望喝这些饮料来代替喝水，而是应该喝更多的水来弥补脱水带来的影响。

你如果长期脱水，就需要花一些时间让身体适应大量液体一下子进入身体，可以用几周的时间逐渐达到建议饮水量，平稳过渡。

助孕茶

在我（吉尔）家，烧一壶水，泡一杯茶，什么问题都能解决。因此，茶对生育能力也有好处，我丝毫不感到奇怪。

位于奥克兰的凯撒医疗集团的研究人员对210位正在备孕的女性进行了调查，他们发现每天喝茶的女性，哪怕只喝半杯，受孕概率是从不喝茶女性的2倍。从其他来源（主要是苏打水或咖啡）获得相同剂量咖啡因的女性，在生育能力上没有类似的增长。

科学家们认为，茶通过两种方式促进生育能力。首先，茶叶中的次黄嘌呤可能是卵泡液必需的，卵泡液帮助卵子成熟并为受精卵着床做好准备。第二，强大的抗氧化剂——茶多酚有助于预防染色体异常，而染色体异常则会导致流产或受精卵着床失败。和所有的抗氧化剂一样，茶多酚对免疫系统也有好处。

这项研究并没有深入调查女性喝什么茶好，但是我们建议病人喝绿茶。绿茶的茶多酚含量比红茶高10倍，但是咖啡因含量只有红茶的一半。每天3杯绿茶（或2杯红茶），你摄入的咖啡因就在我们的建议量之内（见第63页），2杯或3杯低咖啡因茶也会获得同样的益处。

避免食用的食物

当你关注的重点是生育能力时，你的饮食中除了包括所有有益的食物以外，还应该剔除一些食物。正如我们已经讨论过的，反式脂肪是最大的禁忌，其次是高度精制谷物和加工食品。你也要少喝酒，还有一些应该留意的其他食物。

精制糖和含糖的食物会导致血糖水平达到峰顶和谷底，反过来又会引起激素失衡，进而引起生育问题。过程是这样的：你吃下去的糖会被身体迅速消化，你会产生糖兴奋——那种感觉很好。但每次如此，胰腺就会负担过重，分泌的胰岛素疯狂地想把所有的糖从血液中清除，使其进入细胞转换为能量。随后，你的血糖水平骤降，你感到精疲力竭，你的肾上腺会额外分泌皮质醇，试图补充血糖（出于同样的目，你会渴望更多的甜食）。久而久之，皮质醇分泌增多会削弱肾上腺的功能，使其分泌性激素的水平降低。对胰岛素的反复高需求会导致胰岛素抵抗，这会导致不孕不育。

常见食物中的重金属污染会带来生育问题及其他一系列严重后果。经常存在某些种类的鱼中（最大的、位于食物链顶端的鱼类）的汞，一旦进入人体，便会干扰锌发挥作用，这样就会引发大问题，因为锌对生成健康的精子和卵子至关重要。在备孕期间（怀孕期间或哺乳期间也一样）应该避免吃剑鱼，也要避免吃鲨鱼、方头鱼和鲭鱼，还应该控制金枪鱼（新鲜或冷冻的）、红鲷鱼和罗非鱼的摄入量，每周不能超过340克（金枪鱼罐头可以吃）。镉通过生长在污染土壤中的食物和食物上的农药残留进入人体，也会干扰锌发挥作用，并且会增加流产率，吃有机食品可以帮助你避免这个问题。

人工甜味剂——糖精与不孕不育、出生缺陷和癌症有关系，避免使用糖精能使每个人受益。它还会使身体的酸性值更高。

对老鼠的研究已经证明味精与生育能力的降低有关系，从我们的角度考虑，有足够的理由建议病人避免食用味精。

补充营养

众所周知，饥荒时期（以及战争时期）出生率低，不管是对动物还是对人类来说，这都是千真万确的。当资源匮乏时，群体生存的最佳策略就是不和日益增长的人口分享这些资源。我们不需要有意识地做出这样的决定，因为这种行为是在一个更深的层次上，很大程度上已经超出了我们的控制。

为什么要提这个？美国虽然经历过艰难的时期，但显然没有经历过饥荒，我们所有的病人都能得到他们需要的一切食物。但是，许多人在控制饮食或坚持严格的饮食—运动生活方式，就相当于是在经历饥荒。身体会接收到这样的信号。如果你正在挨饿，身体就会做出响应，不会将新生命带到世界上来。

因此，当你忙于计划如何通过饮食来增强生育能力时，我们想给你最后的建议：把吃饭当作一种享受，将其看作是一种真正给身体补充营养的方式。从最基本的层面上来说，这意味着吃饱，吃有营养的食物，让身体相信这个世界是一个友好的、能够维持生存的地方。你可以通过适当提高消化能力来加强这种效果，以便食物中的营养完全被身体利用。吃东西时要细嚼慢咽，在令人愉悦的环境中吃饭，吃饭时不要一心多用；吃健康的食物，将吃饭看作是一件愉快的事，因为这是在给你补充营养。

月经周期中的饮食

阶段 1（月经期）

- 吃富含铁的食物——肉、蛋、鱼、海带、菠菜、花菜、果脯和葵花子，以帮助身体补充流失的血液。

- 吃富含维生素 C 的食物——柑橘、芒果、樱桃、土豆、西红柿、哈密瓜、草莓、豌豆和豆瓣菜，以帮助身体吸收铁。
- 确保摄入大量的动物蛋白和植物蛋白。

阶段 2（卵泡期）

- 吃好，这样你才会获得营养，能够给正在成熟的卵泡提供充足的营养，其中蛋白质尤其重要。
- 选择富含维生素 E 的食物。包围着发育中的卵子的卵泡液中存在维生素 E，它是卵子重要的营养来源。这些食物包括冷榨油、红薯、鳄梨、绿叶蔬菜、坚果、种子和全谷物。
- 现在最重要的是远离酒精。

阶段 3（排卵期）

- 获取大量的维生素 B，因为其对排卵和受精卵着床特别重要，你可以选择绿叶蔬菜、全谷物、蛋和肉（如果你吃肉）。
- 吃富含锌的食物，这不仅有助于细胞分裂，还有助于孕酮分泌。肉、鱼、蛋、禽肉、小麦胚芽和全谷物中含有锌。
- 确保摄入足够的维生素 C，因为在黄体中发现了大量维生素 C，它被认为在孕酮分泌中发挥着重要作用。

阶段 4（潜在植入期）

- 现在要大量吃菠萝，菠萝中含有的菠萝蛋白酶有助于受精卵着床。
- 为了有利于受精卵着床，多吃热的食物，避免生冷食物，或者至少要使其冷热平衡。比如，如果你吃了一份沙拉，那么你就要再配上汤、烤土豆或一些蒸熟的糙米。
- 如果你有经前紧张征，那么控制加工食品、精制糖、酒精和咖啡因的摄入量，增加纤维的摄入量会对你非常有帮助。所有的一切都是为了帮助身体更有效地清除雌激素，减少不适感。

❑ 循序渐进地改变饮食。

❑ 选择新鲜的、应季的、保持原生态的有机食品。

❑ 选择全谷物并彻底煮熟。

❑ 选择色彩丰富的水果和蔬菜，特别是十字花科蔬菜（如花菜、抱子甘蓝、卷心菜、萝卜、芥菜和甘蓝）和葱属蔬菜（大蒜、洋葱、红葱头和韭黄）。蔬菜不要炒得过熟。

❑ 饮食中要含有脂肪。避免反式脂肪，控制饱和脂肪的摄入量，每天获取健康脂肪（不饱和脂肪酸和必需脂肪酸，比如来自于橄榄油、坚果、种子、鳄梨、鱼和亚麻籽中的 $\omega-3$ 脂肪酸）。

❑ 从肉、鱼、蛋、乳制品、豆类、全谷物、坚果或种子中，每天获取至少71克蛋白质，只要不过量，多吃一些也可以。大多数人应该多摄入植物蛋白，少吃动物蛋白。每次摄入蛋白质的量要少。

❑ 多摄入碱性食物（蔬菜、水果、芽菜和麦草），少摄入酸性食物（肉、乳制品、谷物、酒精和咖啡因）。

❑ 每天要喝6杯水（或其他健康的液体）。

❑ 如果喜欢喝茶，2杯红茶或3杯绿茶中所含的咖啡因不会过量，或者喝低咖啡因茶。

❑ 避免高度精制谷物和精制糖以及任何种类的加工食品。

❑ 不要使用糖精或任何人工甜味剂，避免食用味精。

❑ 细嚼慢咽。

❑ 不要严格限制食物的种类或节食。

❑ 把吃饭当作一种享受。

第五节

营养元素

关于生育能力、营养和营养补充剂，我们想说的最重要的一点是，最好的营养不是以胶囊的形式存在的。获取营养最好的方式是吃得好，而不是吞下一大堆药片。某些营养元素只有存在于食物中时才能发挥最大的功效，因此我们鼓励你按照第二章第四节所说的理念吃好。

但是，即使是最严谨的人，食用最好的食物，也无法保证他能获得身体所需的所有营养，以获得绝佳的受孕机会。本章提供一个基础的补充剂方案，确保你没有任何遗漏，可以获得单靠饮食无法获得的关键营养物质。

有很多关于能大大提高生育能力的补充剂的讨论，特别是在网络论坛里。令人遗憾的是，其中很多看法是愚昧的或具有误导性的，没有任何证据表明某些营养元素对生育能力有积极影响。而我们所推荐的营养元素，有大量的研究证明它们可以预防生育问题，有时甚至可以治疗生育问题。对于本书中没有提及的营养元素，那就意味着我们没有发现任何站得住脚的理由将其包括进来。在本节的精准怀孕指导中，我们分别对男性和女性需要的营养元素进行了总结，并给出了剂量建议。对男性和女性的建议略有不同，这是为了对应不同的需求。在3个月的备孕期里补充这些营养元素，让你的身体有足够的时间吸收这些重要的营养元素，使你保持受孕的最佳状态。

补充复合维生素

任何备孕中的夫妇都应该每天补充高质量的复合维生素。女性应该补充孕妇维生素，它的成分和我们推荐补充的多种营养元素很接近。本节末尾的精准怀孕指导列出了你所需要的各种营养元素。

研究表明，女性定期服用复合维生素可以降低排卵性不孕不育的风险，也有研究证明服用复合维生素对男性生育能力有益处：增加精子数量，提高精子质量和活力，减少免疫系统问题对生育能力的干扰，甚至能提高那些丈夫被诊断为"生育能力不足"的女性的妊娠率。第二章第二节中提到的萨里大学的研究发现，被诊断为不孕不育的夫妻中，80% 的夫妻通过积极改变生活方式、饮食和服用补充剂使女方成功受孕。

本节前半部分列举了有良好助孕功效的复合维生素里的主要成分。除了复合维生素以外，你可能还想获取的其他营养元素将在本节后半部分讨论。这些有益的营养元素大部分是抗氧化剂，可以避免精子和卵子出现基因损伤，并有利于受精卵着床和发育，还可以对抗炎症和一些疾病，包括子宫内膜异位症、输卵管堵塞和感染等。

维生素 A

这种抗氧化剂对雌激素、雄激素的分泌和卵泡生长非常重要，对孕酮的分泌也很重要，从而支持子宫内膜的形成。维生素 A 有助于增加精子数量和活力、改善精子膜和精子形态、保护精子免受氧化应激的影响（这正是你需要抗氧化剂的原因）。

你的身体需要两种维生素 A ——预制维生素 A 和 β–胡萝卜素。预制维生素 A 是一种重要的助孕营养元素，对于胚胎发育至关重要，但是剂量过大会导致胎儿畸形，因此孕妇和计划怀孕的女性需要谨慎服用。预制维生素 A 广泛存在于肉、乳制品、鱼、蛋和强化谷物中，可以满足身体的需要，因此无须另外补充。只要你不另外补充预制维生素 A，就绝不会达到危险水平（每天超过 10000 国际单位）。

β–胡萝卜素是一种植物化合物，在人体内根据需要转化为维生素 A，它没有与预制维生素 A 类似的风险。你可以从水果和蔬菜中获取 β－胡萝卜素，想补充多少都可以，不存在危险。

维生素 A 保持在合理的水平很重要，因此我们建议不要过量服用孕妇维生素或任何未经医生推荐的补充剂。多数孕妇维生素里的维生素 A 至少有一部分是 β－胡萝卜素，但是有些非处方药和常见的复合维生素含有过量的预制维生素 A，你要仔细阅读产品说明。

关于维生素 A 还有一个需要注意的地方：孕妇和备孕的女性应该远离处方痤疮药——异维 A 酸（常见商品名称是爱优痛）和外用维 A 酸软膏（商标名称雷廷－A）。这两种药物都属于视黄醇。

预制维生素 A 和 β－胡萝卜素的最佳来源

预制维生素 A	β－胡萝卜素
肉	深绿色蔬菜（豌豆、花菜、菠菜等）
乳制品	橙色水果和蔬菜（红薯、胡萝卜、杏、南瓜等）
鱼	
蛋	
强化谷物	

复合维生素 B

复合维生素 B 对排卵、受精卵着床和发育很重要，特别是在女性月经周期的阶段3和阶段4。以下是 B 族维生素各成员对生育能力的影响。

维生素 B_1（硫胺素）与停止排卵有关。

维生素 B_2（核黄素）对雌激素代谢很重要。

维生素 B_5（泛酸）对胎儿发育很关键。

维生素 B_6 有助于身体分泌孕酮和代谢多余的雌激素，它可以降低升高的催乳素水平，并且对于男性性激素也很重要。动物实验证明，缺乏维生素 B_6 可以导致不孕不育。对人类的研究已经证明，受孕困难的女性通过服用维生素 B_6 可以提高生育能力。

维生素 B_9（叶酸）是孕妇维生素。合适的叶酸水平可以显著降低胎儿患神经管畸形（脊柱裂）的风险。叶酸对于 DNA 复制非常重要，女性经常服用叶酸（加上复合维生素）可以降低患排卵性不孕的风险，它还有助于卵子在排卵前成熟，有助于卵巢对促卵泡激素做出反应。男性也应该服用叶酸，因为它可以提高精子的数量和质量，提升精子功能。在一项研究中，科研人员给遭受生育问题困扰的男性服用叶酸和锌补充剂，结果他们的精子数量增加了 74%。

人体合成 DNA 和 RNA（繁殖过程的关键部分，因为精子和卵子都是小的 DNA 携带体）时需要维生素 B_{12}。维生素 B_{12} 有助于提高精子数量、增加精子活力、使精子成熟以及减少精子异常。维生素 B_{12} 只存在于动物制品中，因此素食主义者，特别是纯素食主义者可能缺乏维生素 B_{12}，所以此类人群应该服用维生素 B_{12} 补充剂（不只是在备孕期间）。

复合维生素 B 的良好来源

维生素 B_1（硫胺素）	维生素 B_2（核黄素）
全谷物	奶
豆类和豆科植物	蛋
坚果	鱼
蛋黄	菠菜
禽肉	动物肝脏
	芦笋
	花菜
维生素 B_5（泛酸）	**维生素 B_9（叶酸）**
小麦胚芽	绿叶蔬菜
鲑鱼	动物肝脏
红薯	芦笋
草莓	燕麦片
坚果	鳄梨
豆科植物	豆科植物

维生素 B$_6$	维生素 B$_{12}$
绿叶蔬菜	肉
全麦麦片	贝类
肉	乳制品
	蛋

维生素 C

身体在分泌激素和排卵时会用到维生素 C。维生素 C 是一种抗氧化剂，有助于避免自由基给人体带来的伤害，包括保护精子免受氧化损伤（氧化损伤会对精子和其中携带的 DNA 造成伤害）。有些精子的 DNA 受到伤害会使其难以与卵子结合，如果卵子成功受精，精子 DNA 异常会增加女性流产的风险。

维生素 C 对精子的数量、质量、活力和形态能产生积极的影响。维生素 C 还可以减少精子在女性体内聚集的问题，这是常见的不孕不育的原因。

维生素 C 在保持卵巢健康、促进卵泡生长与成熟中发挥着关键作用。卵泡中的卵子由卵泡液包围并提供营养，维生素 C 是这种液体的重要组成部分。卵泡液聚集于黄体中，因此对孕酮的分泌非常关键，这就使维生素 C 对处于月经周期的阶段 2 和阶段 4 的女性尤为重要。维生素 C 能预防有损生育能力的子宫内膜异位症和炎症，可以提高孕酮水平并降低因黄体功能不全（见第 185 页）而引发的女性早期流产的风险。研究发现，服用助孕药物促进排卵的女性，服用维生素 C 时效果更好。

备孕女性不应该补充大剂量的维生素 C（每天超过 1000 毫克），剂量过高会使宫颈黏液过酸而杀死精子，还会使宫颈黏液变干。

维生素 C 的良好来源

绿色蔬菜（特别是菠菜、芦笋和豌豆）		芒果
柑橘类水果	猕猴桃	草莓
葡萄	哈密瓜	苜蓿芽
樱桃	西红柿	土豆

维生素 D

维生素 D 是一种抗氧化剂，因此它能避免精子和卵子受到遗传损伤。维生素 D 还有利于雌激素的分泌。在某些情况下，将维生素 D 的摄入量提高到适当的水平可以使患有多囊卵巢综合征（见第 187 页）的女性恢复排卵。

维生素 D 可以从饮食或补充剂中获取，但最好的途径是晒太阳，身体可以利用紫外线来制造维生素 D。确保每天外出晒一会儿太阳，不要戴太阳镜或大帽子。晒太阳的最佳时间取决于你的皮肤类型，对大多数人来说，每天晒 20 分钟就够了，如果你比较忙，至少保证每周 2 次，每次 10~15 分钟，皮肤白皙的人晒的时间要短一些。

体内维生素 D 水平太高会产生毒性，你可能看到有人建议的摄入量是每天 2000 国际单位，但是我们认为对人体日常所需来说这个数值太高，我们建议每天 800~1000 国际单位（结合晒太阳更好）。医生会通过检测血液中的维生素 D 水平，确保你获得了所需要的量。如果你正在服用维生素 D 补充剂，一定要补充足够的镁和钙，否则维生素 D 不但不会有利于骨骼健康，反而会滤出骨骼中的矿物质。

维生素 D 的良好来源

贝类	强化牛奶	含油多的鱼	阳光

维生素 E

维生素 E 是强大的抗氧化剂，可以对抗炎症并有助于保护 DNA 免受自由基的伤害，它还有利于子宫内膜的生成，并且对卵泡液也很重要，因此维生素 E 在女性月经周期的阶段 1 和阶段 2 尤为重要。针对动物的研究已经证明摄入维生素 E 不足与不孕不育有联系，人类研究也已经证明补充维生素 E 有益于治疗不孕不育。

维生素 E 能改善排卵，有利于胚胎植入并降低女性早期流产的风险。它可以增加精子数量，提高精子的质量和活力，有助于保持精子膜的健康，保护精子免受自由基的伤害。研究表明，补充维生素 E 可以提高精子穿透卵子的能力。事实上，丈夫服用维生素 E 补充剂的女性体外受精的成功率更高。

天然的维生素 E（D-α-生育酚）比合成维生素 E（DL-α-生育酚）更容易被吸收，两者有着细微却重要的不同。仔细阅读产品说明，确保你摄入的维生素 E 更容易吸收。

维生素 E 有抗凝血的功效，因此如果你每天服用阿司匹林或肝素，你需要减少维生素 E 的剂量。向医生咨询，确定最适合你的剂量。

维生素 E 的良好来源

苜蓿芽	蛋	生菜	红薯
小麦胚芽	鳄梨	冷榨油	坚果和种子
绿叶蔬菜	全谷物		

钙

钙在保证精子活力中起着关键作用，缺钙会使精子穿透卵子的能力和活力变弱。血液凝固和激素平衡也需要钙，这两者对生育能力都很重要。

钙的良好来源

奶	芝麻	乳制品	豆腐
贝类	亚麻籽	沙丁鱼	杏仁
绿叶蔬菜			

铜

铜是一种重要的矿物质，它有助于 DNA 和 RNA 的生成，但是也许它对生育能力最大的贡献是使你可以利用锌（见第107页）。身体很少会缺乏铜，但是如果你正服用含锌补充剂，你应该确认它是否含有少量的铜以满足身体的需要。然而，摄入过量的铜有毒，要注意吸烟和口服避孕药都可以增加血液中的铜含量，有时会达到很高的水平。

铜的良好来源

坚果	贝类	豆科植物	动物内脏
糖浆	全谷物	葡萄干	

铁

在 DNA 复制和排卵前卵子成熟的过程中，铁发挥着重要的作用。研究表明，女性摄入足够的铁可以将患排卵性不孕不育的风险降低大约一半，在月经期间摄入足够的铁很有必要，这样可以弥补从月经中流失的铁（月经期失血是女性比男性需要更多铁的原因）。

超过一半的女性每天铁的摄入量达不到所需的10~15毫克，应食用含铁量高的食物。你也可以选择服用补充剂。然而，摄入太多的铁会产生负面影响，因此我们建议如果你被诊断为身体缺铁，最好单独补铁。几乎所有的孕妇维生素都含有铁，且含量合适，对大多数人来说足够了。

维生素 C 可以提高铁的吸收率，因此要确保体内有足够的维生素 C，特别是在月经周期的前半个周期。

铁的良好来源

红肉	豆类	禽肉	豆腐
蛋	坚果	鱼	
种子（特别是南瓜的种子）		绿叶蔬菜	燕麦片

镁

镁的缺乏与女性不孕不育有关。镁有利于孕酮的分泌，改善子宫的血流，它对卵子的生成很重要。一些调查显示，镁和硒一起服用可以减少流产的风险，所以确保你服用的复合维生素里含有这两种元素。

镁的良好来源

绿叶蔬菜	小米	海带	香蕉
豆腐	杏干	黑麦	鳄梨
荞麦			

锰

服用避孕药后，或体内雌激素与孕酮失衡时，人体内会有过多的雌激素，锰有助于降解雌激素，提升生育能力。人体很少缺锰。体内锰的水平过高会引起男性不育，暴露在锰水平过高的环境中的一些人容易出现这种情况，比如焊工。锰不需要单独补充，阅读你购买的复合维生素的产品说明，确定锰的含量合适。

锰的良好来源

胡萝卜	豆科植物	花菜	坚果
绿叶蔬菜	姜	全谷物	

硒

硒是另外一种有益的抗氧化剂，有助于防止流产和婴儿出生缺陷，对卵子生成也很重要。

硒缺乏容易导致男性不育，男性补充硒可以提高伴侣的妊娠率。硒可以改善精子的形态、数量、结构、质量、活力和功能。附睾是由管子构成的器官，精子必须经过它才能从睾丸到达阴茎，而它需要硒才能正常工作。

大剂量的硒会引起中毒。长期服用小剂量的硒（累计剂量仍然不小）也会引发一些问题，最常见的是掉头发、头发和指甲易断。但严重的情况几乎都是工业辐射带来的后果，而不是由服用补充剂引起的。为了在获益的同时避免副作用，硒适宜的每天摄入量为50~100微克。

硒的良好来源

全谷物　　　　　大蒜　　　　　金枪鱼

巴西坚果（含硒量高，每天食用不超过两个）

小麦胚芽　　　　蛋

锌

现代人的饮食中锌的含量不够，我们发现尽管它对胚胎的正常发育和细胞分裂至关重要，但是我们的许多病人锌的摄入量不足。

锌是人体内三百多种酶的组成成分，酶参与人体的各种反应过程，在生育能力上也起到关键作用。锌对卵泡液保持健康、卵子生成、雌激素和孕酮的正常分泌都很重要，它的重要性在女性月经周期的阶段2和阶段4中尤为突出。缺锌会导致流产风险增加，也许是因为卵子或精子的染色体发生了变化。

锌可能是对男性生育能力最重要的微量元素了，在男性性器官和精子中锌的含量很高，精子形成外膜、尾部，以及精子的正常成熟，都需要锌。缺锌会导致精子计数低，补锌可以提高精子的数量、活力、形态、功能、质量，以及男性的生育能力。

压力大、抽烟、在污染环境中喝酒都会消耗锌。食用富含锌的食物可以增强生育能力。如果你正在服用锌补充剂，那么你就需要同时摄入铜，以预防铜缺乏（摄入锌过量会消耗铜）。

锌的良好来源

蛋　　　　　　　　　　　　　贝类（特别是牡蛎和虾）和鱼（特别是

全谷物　　　　　　　　　　　沙丁鱼）

坚果和种子　　　　　　　　　鸭肉、火鸡肉、鸡肉和红肉

奶酪（特别是切达奶酪和帕尔玛干酪）

其他补充剂

一旦你找到适合自己的复合维生素，你还希望增加的补充元素就很少了。我们认为大多数人除了补充复合维生素外，还应该补充必需脂肪酸，至于其他的补充剂，大部分人都可以从中受益。如果你不介意在橱柜里放一个大药罐，那就随意使用。为了精简你正在服用的补充剂，同时使效果最大化，请到第五章找到最适合自己生育类型的补充剂方案。在此，我们对每种元素在生育能力中发挥的作用做一个简单描述。

必需脂肪酸

必需脂肪酸中最有名的是 ω-3 脂肪酸，它对良好调节体内激素至关重要，同时也对细胞膜的健康至关重要。选择含有 ω-3 脂肪酸和 ω-6 脂肪酸的补充剂，并且确保你买的补充剂经过了毒素筛查。

女性 必需脂肪酸的重要性仅次于孕妇维生素。从理论上来说，在怀孕前，女性应该摄入必需脂肪酸至少3个月，以便它们有充足的时间完全溶入身体组织。

必需脂肪酸有助于确保卵泡得到所需的营养，它们对细胞膜和卵巢的发育至关重要，有助于形成身体组织，包括卵子中的组织和发育中的胎儿的组织，并对胎儿大脑的发育至关重要。鱼油是必需脂肪酸的重要来源，是天然的抗凝血剂（血块破坏者），因此对习惯性流产的病人特别有用（但是结合其他血液稀释剂使用时要注意）。必需脂肪酸可以改善子宫内膜异位症，进而改善生育能力。

增加必需脂肪酸摄入的植物来源，如月见草油，它富含 ω-6 脂肪酸，有助于缓解经前紧张征。

男性 必需脂肪酸对健康精子的生成是必要的，它可以改善精子膜，防止精子产生氧化应激。基于必需脂肪酸在细胞膜结构中发挥的作用，对其摄入不足容易导致精子质量差、精子异常、精子活力差以及精子计数低。

必需脂肪酸的良好来源

ω-3脂肪酸

富含脂肪的鱼类（鲑鱼、鲱鱼、沙丁鱼、鲭鱼）

核桃

亚麻籽

蛋（特别是喂青菜的鸡下的蛋）

草饲牛肉（与谷饲牛肉相对）

草饲牛奶制作的乳制品

ω-6脂肪酸

亚麻籽和亚麻籽油

大麻籽和大麻籽油

葡萄籽油

南瓜子

葵花子（生）

松子

开心果

橄榄

橄榄油

黑加仑籽油

月见草油

鸡肉

辅酶 Q10

这种抗氧化剂在人体的每个细胞中都有，它有助于人体保持良好的血液循环。很多对辅酶 Q10 的研究都是针对心脏病的，但是良好的供血对生育能力很重要。细胞生成能量时使用辅酶 Q10，但它很难从食物中大量获取，所以如果你想提高体内辅酶 Q10 的水平，我们推荐你服用补充剂。

女性 辅酶 Q10 改善盆腔内的供血，特别是子宫，因此在女性月经周期的阶段 1 中特别有帮助。研究表明，服用辅酶 Q10 的女性接受卵胞浆内单精子显微注射技术的受孕率比不补充辅酶 Q10 的女性的高很多。研究还发现辅酶 Q10 不足易导致流产。

男性 已经证明辅酶 Q10 对治疗男性不育有用。精液中也含有辅酶 Q10，它有助于使精子免受损伤并提高精子活力。研究表明，服用辅酶 Q10 补充剂可以提高精子数量和活力。

精氨酸

精氨酸是一种氨基酸，有助于改善盆腔内的供血，它能提高生育能力。富含蛋白质的食物中含有精氨酸，因此这也是人的饮食中需要足够蛋白质的原因之一，同时也是多吃巧克力的很好的理由。但是，患有疱疹，包括唇疱疹的人不能补充精氨酸，因为它会刺激病毒。

女性　至少有一项研究表明，诊断为不孕不育的女性服用精氨酸可以显著提高受孕率。另一项研究表明，服用助孕药物后出现卵巢低反应的女性在服用精氨酸后可以提高体外受精的成功率。

男性　精氨酸对精子的生成和成熟至关重要，精子的头部含有较多的精氨酸。它可以提高精子的数量、质量和活力，但对精子计数极低（小于 10×10^6/毫升）者收效甚微。

精氨酸的良好来源

花生	乳制品	核桃	猪肉和牛肉
巴西栗	鸡肉和火鸡肉	豆科植物	海鲜
鹰嘴豆	谷物（特别是燕麦和小麦）		
椰子	巧克力		

左旋肉碱

这种氨基酸是一种抗氧化剂，有助于细胞产生能量。研究表明，服用左旋肉碱补充剂可以增加自然受孕和宫腔内人工授精的成功率。

女性　左旋肉碱并非重要的生育能力补充剂。

男性　左旋肉碱对于精子成熟和精子保持正常的功能至关重要。附睾分泌左旋肉碱，它的抗氧化性使精子免受损伤。补充左旋肉碱可以提高男性的精子数量、质量和活力。事实上，左旋肉碱对于一开始活力就最差的精子产生的效果最好，可以将精子活力提高到正常水平。精子含有的左旋肉碱水平越高，精子计数也会越高，有活动能力的精子就越多。缺乏左旋肉碱会明显阻碍精子的发育，降低其功能和活力。

左旋肉碱的良好来源	
肉	乳制品

N-乙酰半胱氨酸

这种抗氧化剂可以减少炎症反应。没有食物可以直接提供N-乙酰半胱氨酸，但是它可以从蛋白质中生成，你可以服用补充剂以补充N-乙酰半胱氨酸。

女性 如果子宫内膜有炎症，胚胎就不能很好植入，无法保证胚胎健康。N-乙酰半胱氨酸有助于预防这种炎症。

男性 N-乙酰半胱氨酸可以改善精子膜，使精子免于氧化损伤，并提高精子数量。

谷胱甘肽

谷胱甘肽是有用的抗氧化剂，它不存在于食物中，并且人服用补充剂的吸收效果也不好。但是，人体可以利用N-乙酰半胱氨酸生成谷胱甘肽，也可以从未变性物质中生成（如活性乳清蛋白），还可以考虑使用N-乙酰半胱氨酸或乳清作为谷胱甘肽的补充剂。下面列出的食物有助于提高体内的谷胱甘肽水平。

女性 研究表明，女性谷胱甘肽水平较低会发生反复流产或早期流产。

男性 谷胱甘肽有助于正常生成精子，它已经被证明对治疗男性不育有效。

谷胱甘肽的良好来源			
芦笋	花菜	大蒜	鳄梨
菠菜	乳清蛋白（必须是未变性）		

蜂王浆

工蜂在蜂巢内每天给蜂王喂食蜂王浆，以帮助它产下上百颗卵，所以可以把蜂王浆想象为蜜蜂的助孕药物。它是一种包含氨基酸、维生素、酶、必需脂肪酸和固醇（这是激素成分）的复杂混合物。蜂王浆不适用于对蜜蜂蜇或蜂产品过敏的人。

女性 研究证明蜂王浆对治疗月经不调有积极作用，可以提高由于月经周期不规律而受损的生育能力。

男性 研究证明蜂王浆可以增加精子数量。

叶绿素

叶绿素是所有植物生命的基础，可以抑制有害细菌的生长发育，还可以促进红细胞再生。有研究表明，严重贫血的动物服用4~5天的叶绿素补充剂后，红细胞的数量恢复正常。叶绿素中富含镁，这也可以提高使性激素恢复正常的酶的水平。事实上，美国农场主已经给他们的奶牛喂食麦草来使它们恢复生育能力。

你在吃绿色蔬菜时可以获得叶绿素，健康食品店出售一种液体叶绿素补充剂，它可以提供更多的叶绿素，因为它是浓缩的。还有一种更好的办法，就是每天喝一杯麦草汁，这是活性叶绿素最好的来源。其他谷类植物（如大麦草、黑麦草）的汁也有相同的效果。

叶绿素的良好来源	
绿色蔬菜	麦草汁（或大麦草汁或黑麦草汁）

女性 叶绿素有助于子宫内膜生成。

男性 叶绿素并非重要的生育能力补充剂。

对氨基苯甲酸

对氨基苯甲酸可以修正某些方面的自身免疫性疾病——它们会影响生育能力。有自身免疫性问题的人应该考虑补充对氨基苯甲酸。

对氨基苯甲酸的良好来源			
蛋	糖蜜	大米	动物内脏
小麦胚芽	绿叶蔬菜	麦麸	

明智地选择补充剂

不要每餐都吞下大把的补充剂，有些事情，过犹不及。摄入的补充剂太多，即使它们不会成为毒素，也会给身体带来负担，造成身体内激素失衡。记住，健康的有机食品就可以满足大多数人的身体需要。每天5~8种水果和蔬菜的均衡饮食就可以为你提供大量的抗氧化剂。如果你吃得好，服用复合维生素，并且补充ω–3脂肪酸，你就可以放心，你的营养状况非常好，生育能力处于最佳状态。你也可以根据你的生育类型，服用额外的补充剂，为你的精准怀孕计划做一个更好的补充（见第五章）。

为了确保备孕时摄入足够的营养，你需要孕妇维生素和矿物质补充剂，它应当包含本节精准怀孕指导中提到的所有的营养成分，同时可能还含有其他成分，这通常没什么问题，因为很难找到与我们建议的剂量完全一致的补充剂，你只需将我们的建议作为指导意见。如果你摄入补充剂的剂量比我们建议的略低，别忘了你还要从饮食中吸收；如果略高，记住，只要剂量不是很大，多一点儿也无妨。

补充剂应该一天三次随餐服用，一天服用一次似乎更方便，但是那样会将大量的活性成分一次性倒入身体内，导致有些没有被吸收，有些在你需要的时候已经没有了。随餐服用维生素可以减少胃的不适，还能促进脂溶性维生素（如维生素 D 和维生素 E）的吸收。

从正规渠道购买补充剂或咨询医生的意见购买，医疗机构会出售商店里无法买到的维生素，而且通常质量更好。

美国食品药品监督管理局为维生素和草药生产商制订了生产规范，叫作药品生产质量管理规范，可靠的维生素生产商会遵守这些规范。如果膳食补充剂没有经过官方检测，有可能出现实际成分与产品标签不符的风险。补充剂应该经过有毒物质检测（如铅或汞以及其他污染物），你可以联系生产商，咨询有关药品生产质量管理规范的问题，问他们如何检测产品、检测理由是什么，一个可靠的公司能够回答你的问题。你也可以在 ConsumerLab.com 网站上查询相关信息，这是一个保健品的独立测评机构，你需要购买会员以获准查看测评报告，但是你会发现一些产品在通过它的认证后会将它的标志印在标签上。

当然，你应该阅读产品说明。补充剂应该尽可能使用天然成分。你还要查找关于污染物或毒素检测的说明。你如果有过敏问题（小麦、酵母和玉米），还需要使用低敏产品。确保你服用的是生产不久的产品，并在有效期内。如果产品没有标明有效期，那你就别买。

如果你去看中医，要给医生看你正在服用的补充剂。他会告诉你补充剂与中药是否有冲突，有必要的话他会加以调整。

精准怀孕指导

女性备孕期所需维生素

为了使备孕期身体状况达到最佳，你可以服用包含以下成分的复合维生素和矿物质补充剂。选择补充剂就意味着一天三次随餐服用，而不是一天一次。

营养元素	每日剂量	备注
维生素 A（β-胡萝卜素）	5000~8000 国际单位	
维生素 B$_1$	0.8 毫克	
维生素 B$_2$	1.1 毫克	
维生素 B$_5$	3~7 毫克	
维生素 B$_6$	25~50 毫克	
叶酸（维生素 B$_9$）	800~1000 微克	
维生素 B$_{12}$	100 微克	
维生素 C	200~500 毫克	大剂量（1000 毫克/天或更多）会使宫颈黏液变干
维生素 D	800~1000 国际单位	
维生素 E	100 国际单位	服用天然形态的（D-α-生育酚），而不是合成的（DL-α-生育酚），使用血液稀释剂或服用阿司匹林前咨询医生

钙	300~600毫克	
铜	2毫克	只要服用铜补充剂，就必须同时服用锌补充剂以达到营养均衡
铁	10~15毫克	
镁	250~400毫克	
锰	1~2毫克	
硒	50~100微克	
锌	15~25毫克	剂量高出这个值会干扰铜的吸收。服用锌补充剂时应该补充铜以达到营养均衡

女性所需其他生育补充剂

营养元素	每日剂量	备注
必需脂肪酸	1000~5000毫克	寻找 $\omega-3$ 和 $\omega-6$ 均衡的必需脂肪酸。补充剂应该经过毒素检测。服用血液稀释剂前咨询医生
辅酶 Q10	30~100毫克	
精氨酸	500毫克	如果患有唇疱疹或疱疹则不能服用
N−乙酰半胱氨酸	600微克	
谷胱甘肽	——	从N−乙酰半胱氨酸或乳清蛋白中获取
蜂王浆	按包装上的说明服用	对蜜蜂螫或蜂产品过敏者不要服用

叶绿素	按包装上的说明服用	
对氨基苯甲酸	300~400毫克	

男性所需维生素

为了使伴侣备孕时男性的身体状况达到最佳，男性可服用包含以下成分的复合维生素和矿物质补充剂。选择补充剂就意味着一天三次随餐服用，而不是一天一次。

营养元素	每日剂量	备注
维生素A（β-胡萝卜素）	5000国际单位	
维生素B$_1$	1.2~1.5毫克	
维生素B$_2$	1.3毫克	
维生素B$_5$	5毫克	
维生素B$_6$	50毫克	
叶酸（维生素B$_9$）	400微克	
维生素B$_{12}$	100微克	
维生素C	500~1000毫克	
维生素D	800~1000国际单位	
维生素E	400国际单位	服用天然形态的（D-α-生育酚），而不是合成的（DL-α-生育酚）。使用血液稀释剂或服用阿司匹林前咨询医生
钙	250~300毫克	
铜	2毫克	服用铜补充剂时应该补充锌以达到营养均衡
铁	2毫克	
镁	250~500毫克	

锰	1~2毫克	
硒	50~100微克	
锌	50毫克	服用锌补充剂时应该补充铜以达到营养均衡

男性所需其他生育补充剂

营养元素	每日剂量	备注
必需脂肪酸	1000~5000毫克	寻找 ω-3和 ω-6均衡的必需脂肪酸。补充剂应该经过毒素检测。服用血液稀释剂前咨询医生
辅酶 Q10	100毫克	
精氨酸	500毫克	如果患有唇疱疹或疱疹则不能服用
左旋肉碱	1~2毫克	
N-乙酰半胱氨酸	600微克	
谷胱甘肽	——	从N-乙酰半胱氨酸或乳清蛋白中获取
蜂王浆	按包装上的说明服用	对蜜蜂蜇或蜂产品过敏者不要服用
对氨基苯甲酸	300~400毫克	

第三章

五种生育类型

第一节

你是哪种生育类型?

在追求自然受孕的道路上真正重要的因素是什么？是你自己。大多数生育诊所似乎是这样认为的，但是他们提供的提高生育能力的方法并不一定适合所有人。我们都是独立的个体，我们在接受任何医学治疗时都应被视为独立的个体，提出的问题不应该是"有效果吗？"，而应该是"对我有效果吗？"。

倾向于一刀切的治疗风格使西医经常陷入困境，但传统中医的治疗核心却是在将整个人视为一个独立个体的同时思考他如何适用于普遍模式。我们要做的就是取两者之长，把这些信息及应用讲解得尽可能清晰简明。这样我们就可以有效利用时间和精力制订最适合你的计划。

我们汇集临床经验，分出五种生育类型，用以帮助你确定对自己起作用的模式：易倦型、燥热型、气滞型、苍白型和湿热型。这种分类方法受到了传统中医的启发，尽管我们在这里加以简化，只关注与生育能力最相关的细节，但是当我们坐下来审视这个分类时，我们发现（很高兴，但是确实不惊讶）几乎所有的西医诊断结果都恰好能归入其中。因此，我们对这个分类很满意，它能够将中西医结合在一起，让你根据自己的特定情况选择最适合的方案。

下面的内容大致按照从人数最多的生育类型到人数最少的生育类型的顺序排列，详细描述各类型，然后根据各类型常见的体征和症状提供简单的测评表，帮助你确定自己的类型。但是在开始之前，我们想再花一点儿时间来解释一下传统的中医。

我们假设你对西方医学的运转机制和基本原理有一个直观的了解。中医则是另外一种医学，提供了完全不同的世界观。

几年前，我（吉尔）在与慢性病做斗争，用抗生素治疗了半年，毫无起色。最后，医生说他也没有办法，让我去看中医。仅仅经过几周的针灸和中药治疗，我的病就好了，这次经历让我触动很大。中医与我曾经接触过的医学模式完全不同，坦白地讲，即使我以这样一种深刻的方式亲身经历，中医的治疗效果还是令我难以置信，我被它深深地吸引了。我开始阅读我能找到的一切资料，提出各种问题，了解得越多，我就越想深入了解。最后，我又回到学校，取得了传统中医疗法硕士学位。

　　在校期间，我听的一位医生的讲座又一次改变了我的生活。这位医生在中国接受中医的妇科、针灸及中药培训，她讲到中医可以做到西医做不到的事情，同时也说西医也可以做到中医做不到的事。这种合作医疗的视角使我受到了启发，我开始运用这种两者互补的治疗方法。

　　生育问题特别适合这种联合方案，不孕不育往往是身体各个系统失衡导致的结果，各种小问题汇集在一起，成为一个大问题。中医着眼于人体内的平衡，以温和的方式进行微调，因此对治疗生育问题非常有效。中药和针灸以微妙的方式在人体内起作用，就像内分泌系统本身在起作用一样。例如，中医治疗月经不调的方法，西医就无法复制。可是话又说回来，如果达到中医治疗方法的极限（当你有外科疾病、需要外力干预或者需要西医的检测以快速确定诊断结果），利用西医的治疗方法也是很好的选择。如果病人患有纤维瘤，影响生育，传统的中医有办法让它缩小，但是不能让它完全消失，那么这就需要外科手术。中医和西医都没有更胜一筹，二者联合往往比单独使用效果更好。

　　我经常就病人的问题咨询她的西医，我想让他知道我在做什么，也想完全了解他的治疗方案，我想确定我们的合作能发挥更大的作用。例如，如果我了解到一位女性正在服用的西药和某种中药的功效相近，我就不会再开出这种中药。大多数西医非常乐意与我合作，我相信那是因为我能够以他们可以理解的方式讲述病人的病情和治疗方法。我在西医院接受培训，在西医院实习，我的职业生涯的大部分时光都是与西医一起度过的，因此我不会打电话说："我正在这样治疗肾阳虚和血虚的病人。"我跟西医讲的时候就像跟我的病人讲一样，用他们的语言，我会谈到激素失衡，谈到中药和针灸如何使其达到平衡。

　　在本书中，我们坚持同样的做法，将一切内容放到西医的背景中去，以便人们容易接受。我们希望读者能够很轻松地掌握这些内容，并与他们的医生进行交流。我们同样希望读者能够在了解了一定的中医知识后能顺畅地与针灸师和中医进行交流，因此每种生育类型都有一个简短的部分以介绍中医的观点。

对于替代疗法，医生们最多的抱怨就是没有明确的期限和目标。我会给我的治疗方法设定时间和目标，以便包括病人、西医和我自己在内的每个人都能看到治疗进展。例如，我会说，在3个月经周期的治疗过程中，我希望看到激素正在回归平衡的具体表象（如痛经缓解和性欲增强）。我也会建议西医跟进检查，以确定激素水平正在恢复平衡。

我的中医老师说过，健康的人才会有健康的宝宝。他们教导我，如果不知道引起不孕不育的确切原因（或任何情况），就应该治疗病人发现的所有问题，这是一个全面分析的方法。我把所有的问题都考虑在内，包括看似与生育没有关联的一些事情——家庭生活、精神状态、消化、肤色、后背疼痛等等。身体只要有失衡就会出现症状，任何症状都表明身体存在失衡，恢复平衡是通向健康的途径，整体健康是怀孕的最佳途径。

生育类型

易倦型

燥热型

气滞型

苍白型

湿热型

现在我们回到生育类型，你的目标是达到身体平衡，但是确定你的生育类型的方法，很大程度上与你失衡的方式有关。当你的身体以一种或另一种方式给出提示时，你就会出现某些症状，这些症状就是你所属的类型的特征。它们也许令人烦恼或不愉快，但是你可以将它们看作是对你的生育类型归属的关键性提示，是身体发出的信息，告诉你哪里需要恢复平衡，进而恢复健康。

你所属的某一生育类型（易倦型、燥热型、气滞型、苍白型或湿热型）能准确解释你在备孕时的身体运行模式，它能确定对你最有用的受孕方案以及你最有可能遇到的生育问题。每一种类型都有它自己独有的特征，我们在接下来的章节中会为你阐述。

不言而喻，无论是中医还是西医，一份完整的个人医学诊断比任何理论都要精确得多。中医诊断非常微妙和复杂，中医强调事物之间的内在联系；中医要寻找失衡的原因而不是看具体的症状，任何症状都要与人这个整体联系起来考虑。

本书的重点是介绍你可以自己在家实施的方案。我们希望以外行可以理解的方式阐释，以帮助你了解自己的情况，并清晰准确地告知医生。我们的目标是给你所有你需要的工具（信息、词汇、自我判断方法），这样你就可以顺畅地与医生进行交流。如果你想知道你是否做了所有应该做的检查，所有的选择方案是否都被考虑到了，有哪些最适合你的治疗方案，那么你就需要知道这些相关信息以及如何与医生就此进行交流。

当你利用两种治疗手段的优势时，掌握上述相关信息就变成一项特别具有挑战性的任务，更不用说，实际上一对夫妻中的两人需要分别接受个性化治疗。尽管中西医是相互独立的，但它们是互补的。本书正是为了建立起它们之间的联系。

如何确定你的生育类型？

第一步是搞清楚你的生育类型，这是本书内容的关键。

接下来你看到的大量新信息似乎会让你一时难以招架，但是不要担心，你不必记住所有的生育类型，也不必将所有的信息都记在脑子里，你只需要阅读相关信息，确定你自己的生育类型。随后，你就可以把注意力集中在适用于你的信息上。最终，确认生育类型会将你所需要的信息范围缩小。但是现在，不要走捷径！当你看到一种与你相符的生育类型时，不要停止阅读，你可能发现另一种更符合。

在接下来的五节中，每节开始都会对一种生育类型进行简要介绍，描述这种类型的女性和男性会有什么症状，包括常见的生育问题（生育问题的全部信息出现在第四章的第二节到第六节，用生育类型图标作为标记，这样你就可以很容易找到那些与你的生育类型最相关的内容）。然后，每节列出了最常见的该生育类型与其他类型的组合以及每种组合的图标。接下来，从中医角度对该生育类型进行简要说明，之后是这种类型的典型病例。每节最后是测评表，总结了该类型的所有关键特征，分别针对女性、绘制基础体温曲线图的女性和男性。

基础体温曲线图会给你很多信息，帮助你确定自己的生育类型，提出具体的生育问题。医生也可以从中发现有用的信息。但确定生育类型或者了解书中这部分的内容并不一定要绘制曲线图。如果你无法确定自己的生育类型，绘制基础体温曲线图可以帮你进一步明确；如果你嫌麻烦，不想绘制基础体温曲线图，那就跳过测评表中的这部分。

测评表中有很多关于月经周期和月经的细节性问题，因为中医非常重视月经的量、质量、颜色、是否有血块等，你的描述可以揭示很多与你的生殖健康有关的问题。我（吉尔）的中医老师说，月经开始时应该像一条河流，然后像一片海洋，最后结束时像小溪一样。开始时月经不为察觉地流出一点儿，然后量增多，之后平稳减少。你的月经情况与这段描述的不同之处可以帮助你做出判断。

当你阅读所有生育类型的描述时，你也许会意识到自己是其中的一种（也有可能是两种）类型。对大多数人来说，会明显倾向于某一种生育类型，甚至可以通过一般性的描述确定。不然的话，你就需要对照多张测评表进行打分，得分最高的那种生育类型就是你所属的生育类型。完成测评表能够判定你最符合哪一种类型。如果各测评表你的得分都差不多，那你就可能是混合型。如果你仔细研究了混合的两种类型的全部描述，哪种更符合你，哪种就是你的主导类型，但是最好还是遵守两种类型的建议。如果有冲突，按照主导类型的建议去做。

你可以在网站 www.makingbabiesprogram.com 上完成在线测评，简单快速地确定自己的生育类型，但你还是应该阅读相关描述，至少是符合你的生育类型的描述，来学习关于该类型你需要了解的一切。

❑ 去看中医，得到全面的中医诊断。

❑ 使用本书学习如何清楚地说明自己的身体状况。

❑ 如果无法确定生育类型，考虑绘制基础体温曲线图来帮忙。

❑ 注意月经期间的各种细节，它们可以揭示你的健康状况、生殖健康和生育类型。

❑ 接下来的五节，每节都有测评表，请完成测评表以确定自己的生育类型（易倦型、燥热型、气滞型、苍白型和湿热型），这样你就能够按照最适合自己的建议去做。

❑ 在网站 www.makingbabiesprogram.com 上完成问卷，以确定自己的生育类型。

❑ 熟悉你自己类型的图标，这样在接下来的内容中，你可以很容易地找到对你最重要的内容。

第二节

易倦型

易疲倦的人有点儿像漏了气的轮胎，虽然不是没气，但是只要气不足，轮胎就不能正常使用。

易疲倦的人首先是感觉累。他们经常感到虚弱或无精打采，仿佛没有精力解决生活中的问题，躺在沙发里则感到非常舒服。易倦型的人最重要的症状是新陈代谢差、甲状腺功能减退、感觉冷。

易疲倦的人经常感到冷，他们对温度十分敏感并特别怕冷，即使身边的人感觉温暖，他们也觉得冷。他们特别爱抱怨手脚凉，他们的身体循环也很差。

易疲倦的人需要大量的睡眠，但是早晨他们仍然感觉昏昏欲睡，经常挂着黑眼圈。他们的身体容易出现各种疼痛，特别是下背部和膝盖。

易疲倦的人的皮肤往往苍白或蜡黄，他们常常感觉喘不过气来，容易出汗，感觉不舒服。许多易疲倦的人抱怨脑子糊里糊涂——他们注意力不集中，没有动力，通常反应迟钝。

易疲倦的人消化慢，经常消化不良，在清早特别容易出现稀便和腹胀，他们的味觉往往很差。易疲倦的人对糖很敏感，他们经常靠摄入糖来补充能量，但是这又会陷入恶性循环。当他们累的时候渴望碳水化合物，得到满足后，他们的血糖就像坐过山车一样从高峰冲向低谷。许多易疲倦的人容易发胖，特别是在感觉疲劳或有压力的情况下，他们中的许多人长期超重。他们往往会水肿，许多人小便频繁，尿液清澈。

这些症状反映出易疲倦的人体内的激素分泌失调，影响到了甲状腺、肾上腺和垂体分泌的生殖激素。这些系统的虚弱影响新陈代谢和循环，反过来又影响生育能力。

易疲倦的人往往性欲低——他们没有精力过性生活，经常难以唤起"性趣"，缺乏性生活动力严重妨碍了受孕这件事。

女　性

易疲倦的女性往往有代谢问题，如甲状腺功能减退。

易疲倦的女性可能月经周期长，排卵缓慢或排卵晚（卵泡期长），也有可能月经周期短，黄体期短。她们往往月经量多但月经期短，或者前两天月经量大。血往往是水状并且颜色发浅，有些易疲倦的女性月经期时间长（5天以上）。易疲倦的女性在月经期间可能出现一系列的症状，包括疲劳、循环差或有消化问题，特别是会有稀便。

易疲倦的女性最有可能在月经周期的阶段3（排卵期）遇到问题，她们排卵晚，往往在排卵期也会出现一些症状，包括出血、腹胀以及和月经期内相同的症状。一些易疲倦的女性在月经开始前就有出血。

易疲倦的女性孕酮水平常比较低，有时会出现黄体功能不全（见第185页）。在更极端情况下，易疲倦的女性会发生反复流产、阴道或子宫脱垂。

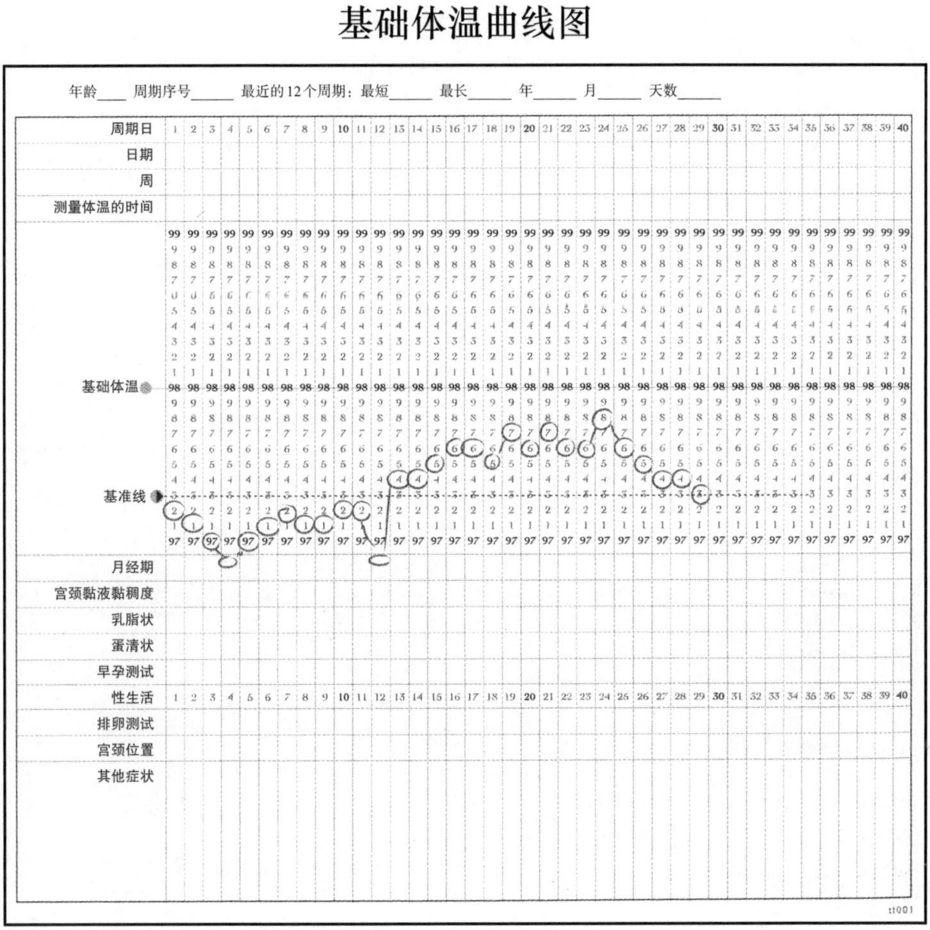

基础体温曲线图

年龄____ 周期序号____ 最近的12个周期：最短____ 最长____ 年____ 月____ 天数____

周期日																																								
	1	2	3	4	5	6	7	8	9	10	11	12	13	14	15	16	17	18	19	20	21	22	23	24	25	26	27	28	29	30	31	32	33	34	35	36	37	38	39	40

日期

周

测量体温的时间

基础体温

基准线

月经期

宫颈黏液黏稠度

乳脂状

蛋清状

早孕测试

性生活

排卵测试

宫颈位置

其他症状

图3-1　易倦型的人体温低

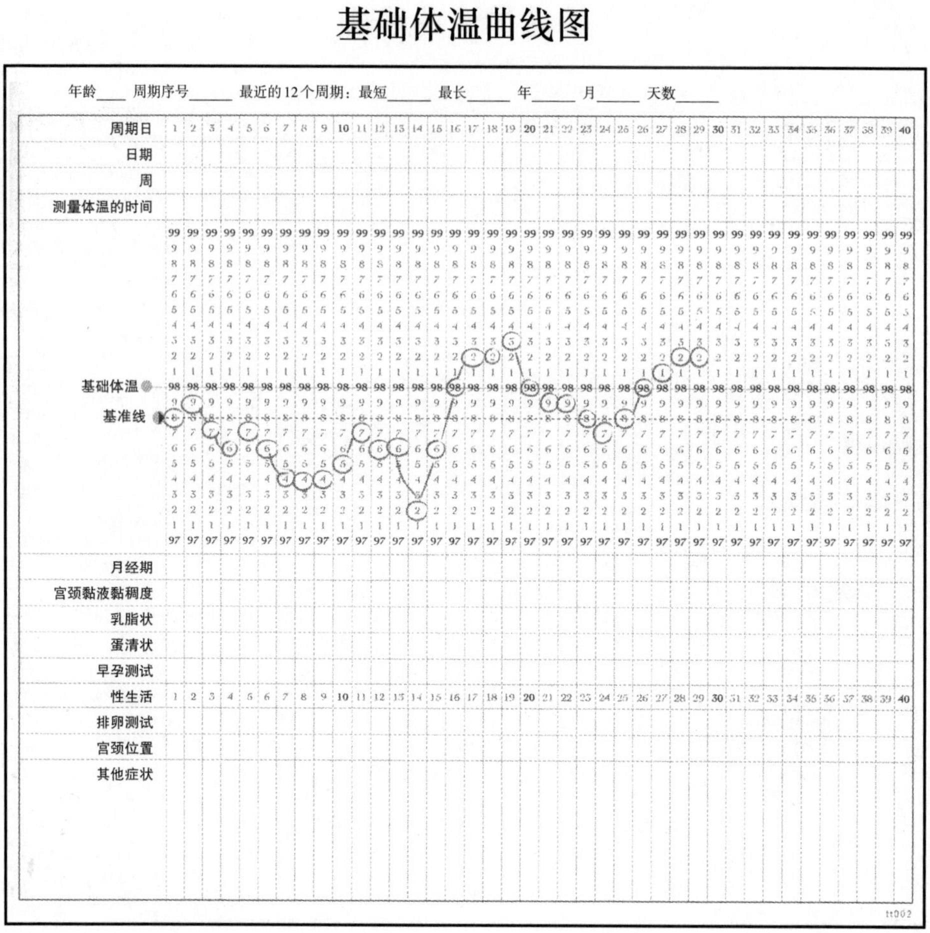

基础体温曲线图

图3-2 易倦型的人排卵后体温下降

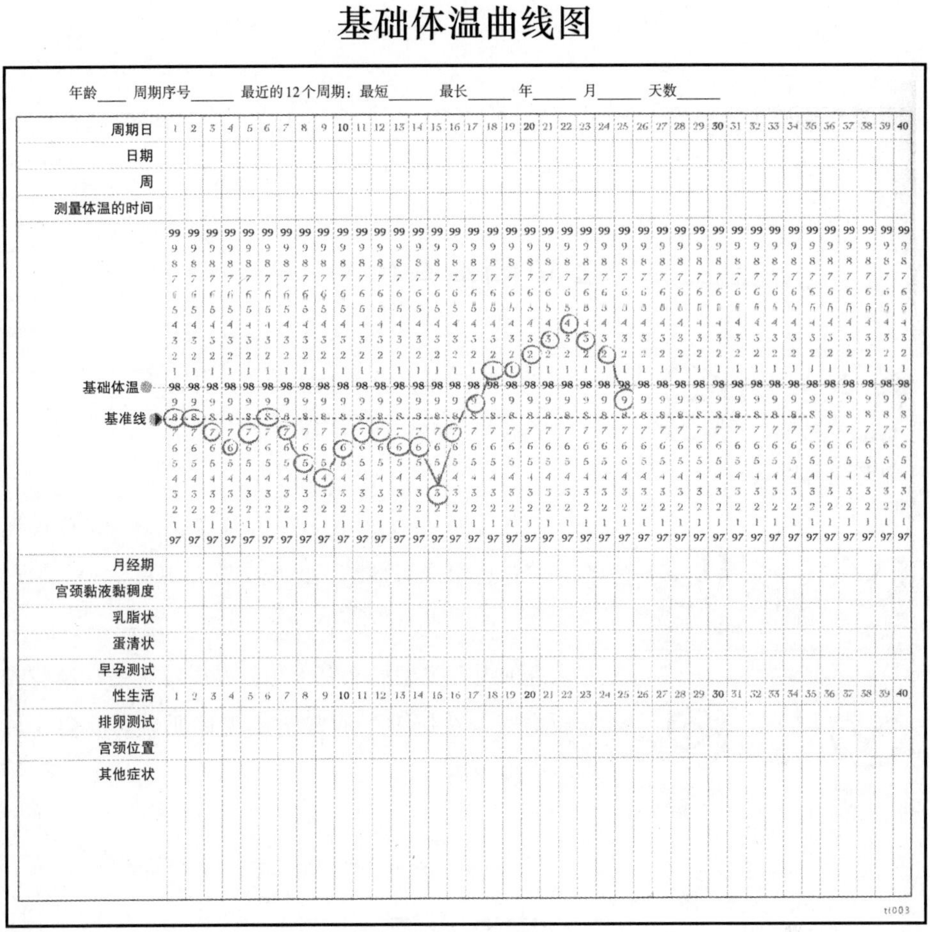

基础体温曲线图

年龄____ 周期序号____ 最近的12个周期：最短____ 最长____ 年____ 月____ 天数____

图3-3 易倦型的人黄体期短

男　性

易疲倦的男性睾酮水平低，会出现阳痿，他们的精子活力差，精子计数少。

常见的组合类型

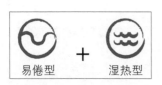

在这种最常见的组合类型的人中，饮食差和缺乏锻炼会导致体液代谢问题，出现体液累积等问题。

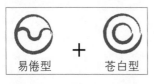

消化不良导致食物中的营养物质得不到有效吸收，使这种组合类型的人出现了营养不良。

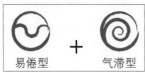

这种组合类型的人有消化问题，特别是在经前或有压力时，在压力下通常会出现稀便，女性会在月经前出现腹泻。

中医看法

易疲倦的人被认为是阳不足，部分原因是他们气虚。气，有时被描述为生命动力或能量，不是一个具体的物理事物，它有几个关键的作用：推动作用、转化作用、运化作用、温煦作用、防御作用和固摄作用。说到生育，每一个功能都会起作用。例如，阴茎勃起（推动作用）依赖于气；卵子和精子转化为胚胎（转化作用）也依赖于气；气使卵子从卵巢到达子宫（运化作用），并在子宫内创造一个合适的温度环境（温煦作用）；保持免疫系统的健康（防御作用）也是气的作用，而这是成功和健康受孕的关键；身体还通过气防止体内物质无故丢失（固摄作用），包括使胎儿生活在子宫里。

病例研究：易倦型的女性

奥德丽，42岁，她说自己半年来一直在备孕，并告诉我（吉尔）她大多数时间都感觉累。她说早上醒来她就感觉昏昏欲睡，到下午3点左右的时候就又没精神了，那个时间段她经常想吃糖，她靠吃巧克力来度过剩下的工作时间。奥德丽的月经周期比较短，只有24天，虽然月经量多但是只持续几天，在月经期内她总是排稀便。

我给奥德丽开了中药帮助她使体内各系统达到平衡，两个月后她说自己有了精神，早晨也不再昏昏欲睡了。她的月经周期尽管还是比较短，但是延长了一天，月经量少了一点儿。4个月后，她的月经周期延长到26天，下午也不再依靠巧克力度过了。经过半年的治疗，她在月经期间不再排稀便，月经周期也延长到27天。又过了2个月，她怀孕了，最后生下一个健康的婴儿。

自我测评

你疲倦吗？

每题5分

☐ 被诊断为代谢紊乱。

☐ 新陈代谢缓慢，很容易发胖。

☐ 被诊断为甲状腺功能减退。

☐ 大多数时间里感觉冷。

每题3分

☐ 常常感到疲倦或昏昏欲睡，没有太多的耐力或积极性。

☐ 需要大量的睡眠。

☐ 有时感觉喘不上气。

☐ 一用力就容易出汗。

☐ 超重。

❑ 喜欢吃碳水化合物。

❑ 容易受伤。

❑ 性欲低。

每题1分

❑ 有时感到无聊，注意力不集中。

❑ 容易感冒。

❑ 生病后，需要花很长时间才能康复。

❑ 面色苍白或蜡黄。

❑ 吃东西后无精打采，而且腹胀。

❑ 有时候有黑眼圈。

❑ 经常感到消化不良，如排稀便、腹痛和胀气。

❑ 每天的第一次大便往往不成形。

❑ 食欲差或不稳定。

❑ 没有太多的肌肉，感觉虚弱。

❑ 容易下背部或膝盖疼痛。

❑ 身体循环差。

❑ 喜欢夏天，讨厌寒冷。

❑ 四肢冰凉或手脚冰凉。

❑ 喜欢热饮。

❑ 小便频繁，尿液发白或清澈。

❑ 水肿。

限女性作答

每题5分

❑ 被诊断为孕酮水平低或黄体功能不全。

每题3分

❏ 在月经开始前就有出血。

❏ 月经量多但时间短。

每题1分

❏ 月经周期长。

❏ 经常有大量的阴道分泌物，无异味，尤其是月经周期中期。

❏ 月经时间长，持续时间超过7天。

❏ 在经期或经前排稀便。

❏ 痛经，但可以缓解（如用加热垫）。

限绘制基础体温曲线图的女性作答

每题3分

❏ 基础体温一般较低，有时低到无法在图表上标出。

❏ 黄体期短，少于12天；蛋清状宫颈黏液结束之后的11天或更短的时间就来月经（可能是孕酮不足引起的黄体功能不全）。

❏ 黄体期的基础体温低。

每题1分

❏ 卵泡期的基础体温低于36.2℃。

❏ 卵泡期持续16天或更多（排卵晚）。

❏ 卵泡期和黄体期之间的基础体温并没有变化（无排卵）。

❏ 排卵时基础体温变化缓慢，每天上升0.1℃～0.2℃。

❏ 排卵前后基础体温骤降，然后每天缓慢上升0.1℃～0.2℃，3~4天后达到排卵后的基础体温（身体对孕酮的增加反应缓慢）。

❏ 排卵后基础体温下降太快（孕酮低）。排卵后，基础体温应该在1~2天内上升并保持住，直到下一次月经开始。如果怀孕，应该在前几周保持很高的体温。

❑ 黄体期内基础体温上升缓慢（对孕酮的增加反应缓慢）。

❑ 基础体温在黄体期上升，但是不能持续12天（孕酮水平提前下降）。

❑ 基础体温在黄体期呈马鞍状模式（上升、下降、再上升），因为排卵后大约一周雌激素分泌出现小高峰，同时伴有宫颈黏液增加（未能维持孕酮）。

❑ 在黄体期内基础体温下降不规律（可能是黄体功能不全）。

❑ 月经开始前3~5天，基础体温下降（可能是黄体功能不全）。

限男性作答

每题3分

❑ 性欲低。

每题1分

❑ 被诊断为精子活力差或精子计数低。

❑ 有时候不能勃起。

第三节
燥热型

燥热型的人的身体有点儿像沙漠——又干又热，难以支持新生命的发育。不过，在合适的条件下，沙漠也会开满鲜花。

燥热型的人身体最明显的特征就是皮肤干燥、眼睛干燥、头发干燥，燥热型的人常常感到身体缺水，他们经常口渴。燥热型的人最重要的症状是盗汗、潮热和阴道干涩。

燥热型的人常感觉到很热，尽管他们没有发热，但是他们时常感觉到热，通常别人不觉得热而他们觉得热。燥热型的人容易脸颊发红，他们手脚很热，且在晚上感觉特别热，即使在寒冷的天气下也会蹬被子或希望打开窗户。

燥热型的人的皮肤比一般人的老得更快，他们往往会便秘。燥热型的人一般较瘦，甚至是清瘦，他们往往承受不了太大的压力，当压力过大时就会变得不安、烦躁、神经质或焦虑。许多燥热型的人有睡眠问题，睡眠浅，夜里醒很多次或者多梦。

这些症状一般随着年龄的增长会加剧，比如年龄越大越感觉热。

女　性

燥热型的女性出现的症状是生殖激素不正常导致的，特别是雌激素水平低。她们往往孕酮水平也低，从而导致子宫内膜出现问题，促卵泡激素则升高。

燥热型的女性在月经周期的阶段1中会遇到问题。她们往往月经期长，月经量少且颜色浅。她们会出现潮热、盗汗（特别是月经前）、阴道干燥的症状。然而有些燥热型的女性，特别是那些症状比较严重的，月经周期短，月经量多，颜色鲜红，还会在月经周期中期出血。这些女性往往代谢率高，有时甚至是甲状腺功能亢进，这会导致体重减轻。

燥热型的女性相对其他类型的人更难以预测基础体温，特别是在卵泡期，她们在黄体期往往无法维持较高的基础体温。她们的基础体温曲线图每个月都在变化，受生活方式的影响特别大，比如睡眠质量和睡眠时间，是否有压力，是否喝酒等。

因为她们的特殊症状，燥热型的女性经常被告知处于围绝经期，医生会说她们的身体老化（实际年龄可能并不大）或者卵子老化无法怀孕。但是，燥热型的女性仍然排卵，经过适当的治疗可以恢复激素平衡，能够怀孕。

燥热型的女性可能被诊断为卵巢功能有问题，她们的卵泡期往往较长。这种情况出现于卵泡生长缓慢时，因为促卵泡激素失衡，导致她们体内没有足够的雌激素，所以卵子需要更长的时间来成熟，于是这些女性可能出现排卵延迟或不规律。延迟排出的卵子的质量可能不好，或者排卵后生成的黄体并不能有效发挥作用，使孕酮分泌不足，这会导致子宫内膜薄，影响胚胎植入和获取营养的能力。燥热型的女性容易发生反复流产。

一些身体更燥热的女性容易出现排卵提前。这种卵子受精后，可能生成额外的染色体，受精卵存活机会小。处在围绝经期的女性，当促卵泡激素过高时，特别容易出现这种情况。

由于存在排卵问题，医生往往会给燥热型的女性使用助孕药物，但是药物对她们并未起到良好的作用，典型症状是与其他女性相比，她们无法生成更多的卵子，药物对她们的副作用更大。药物还可能使她们出现更严重的身体失衡或燥热症状，并使现有的燥热症状加重。在极少的病例中，助孕药物使燥热型的女性的更年期提前。不使用助孕药物，而采用适当的治疗方法，燥热型的女性也可以受孕或通过这样的治疗后身体能够适应助孕药物并且保持良好的身体状态。

在燥热型的女性身上，缺水会导致宫颈黏液不足，从而损害生育能力。燥热型的女性的宫颈黏液也可能酸性过高或过黏，使精子无法存活。

基础体温曲线图

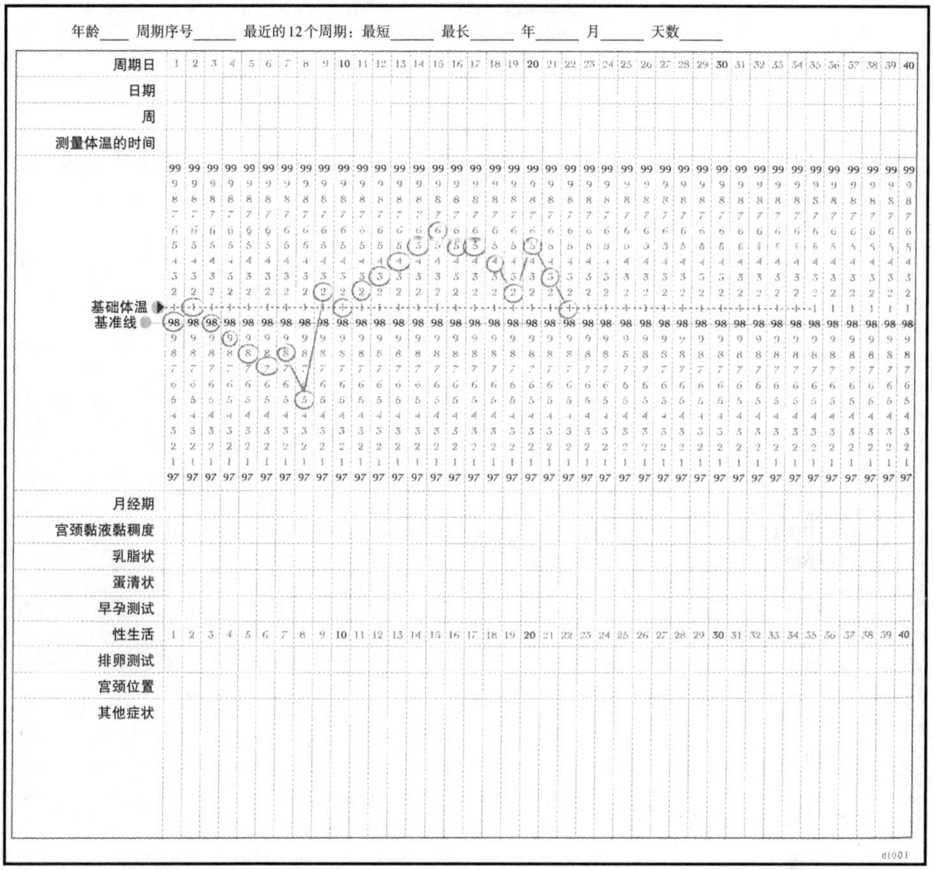

图3-4 燥热型的女性的短卵泡期

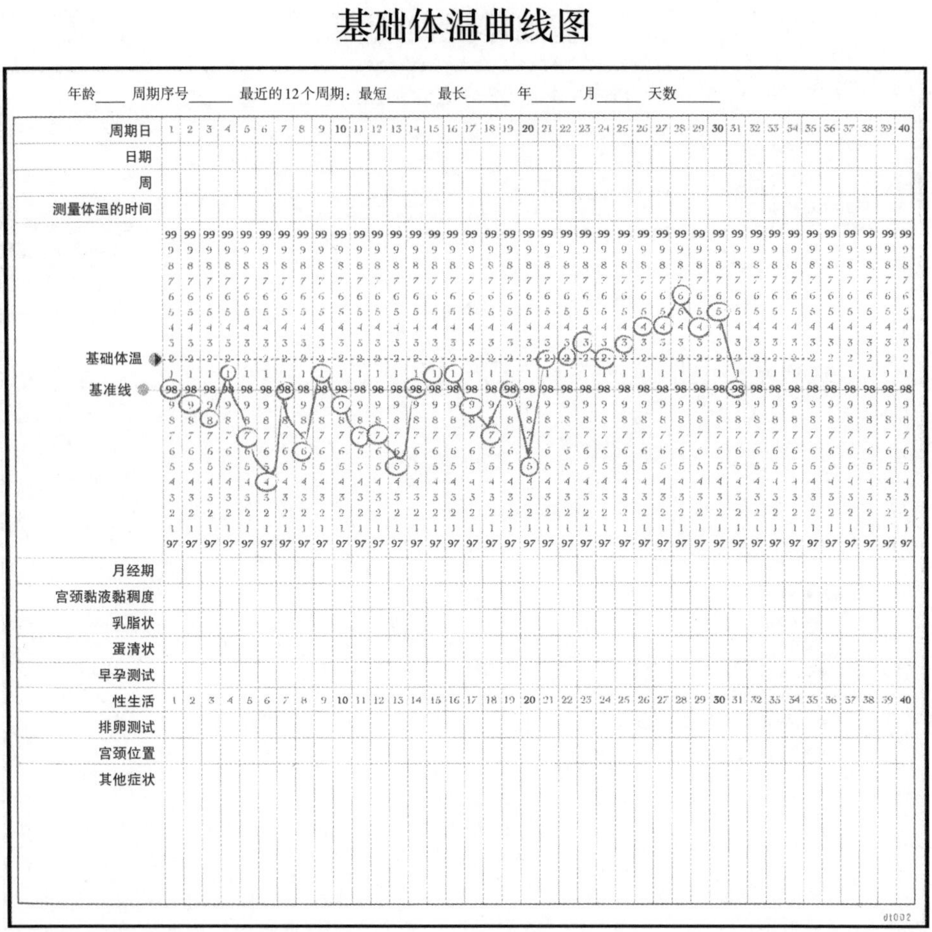

基础体温曲线图

周期日																																								
日期																																								
周																																								
测量体温的时间																																								

图 3-5　燥热型的女性的长卵泡期

140

男　性

燥热型的男性可能出现排尿频繁或尿液颜色深、量少等症状，他们往往性欲很强，但有时会出现早泄或阳痿。

燥热型的男性经常不射精，从根本上来说是因为精液中没有足够的液体，进而导致生育问题。燥热型的男性精子计数低。

常见的组合类型

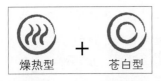

随着时间的推移，苍白型的人会慢慢转成燥热型的人。

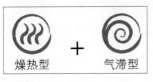

燥热型加气滞型的女性经常会出现围绝经期症状，如潮热和盗汗，特别是在激素转换时，包括月经开始前。

中医看法

在中医看来，燥热型的人常见阴虚。阴主要和寒冷、滋养、湿润、抑制相关联，阴虚则身体发干、变热。

阴随着年龄的增长而自然消耗，但是有些人的阴比其他人的消耗得快，这是生活方式所导致的。无论是工作还是游玩，劳累过度都会对人造成伤害，因为它消耗阴，那些没有足够时间休息和补充能量的人最容易阴虚。在当下的社会，这是一个非常普遍的现象，人体负担过重是常态。我们没有足够的睡眠，吃不好或者狼吞虎咽，呼吸着被污染的空气，孤独地进行着短时高强度的运动，过早老去，体内的阴就像是蒸发掉了。

中医很了解这种状况，但是西医完全没有考虑到人体的这种状况与不孕的关系。实际上，这种状况很常见并可以得到改善，对人的生育能力和最常见的生育治疗方案有着巨大的影响。

病例研究：燥热型的男人

　　迈克和伊莫金在一开始遇到生育问题时，就选择了体外受精。尽管迈克被诊断为精子计数低，精子质量差，但医生仍然向他们保证精子数量并不是那么重要。因此，他们连续做了3次体外受精，但是仍然没有成功。

　　全面的医学检查并没有发现伊莫金的身体有问题，因此生育诊所被难住了。对我（吉尔）来说，她似乎处于良好的备孕状态，因此我建议她继续像以前一样该做什么做什么。

　　迈克则不同，中医认为精子计数低意味着身体在更深层次上不平衡。他讲述的生活方式印证了这种观点。在繁忙的工作和社交之间，他的日程安排得很紧。他热爱工作，但是感到不堪重负；他的饮食不规律，整天用咖啡来提神；晚上为了放松，他总是喝一杯威士忌，有时好几杯；他很少有超过6个小时的睡眠；他太累了，不想锻炼。尽管如此，他仍然很瘦。

　　迈克坐在我的对面，我的诊室里很冷，他的脸颊却发红。他说他的妻子开玩笑说他就是一个火炉，特别是在晚上。他说他总是口渴，感觉皮肤干燥。

　　判断迈克为燥热型，部分是因为他身体的整体状态，部分是因为他的工作和娱乐安排得太多。我认为，给迈克一点儿时间，可以提高他的精子数量和质量。我建议他少饮酒，尝试合理饮食，抽时间锻炼身体。我也给他开了中药，可以增加精子数量和抑制体内的燥热，同时每周进行针灸。

　　迈克放弃了威士忌，一天只喝一杯咖啡，下班后去健身房。他戒掉了加工食品和垃圾食品，并坚持针灸，因为他感觉这让他很放松。他说感觉整体状态好多了。伊莫金打电话给我，感谢我所做的一切，因为她认为她的丈夫看上去状态很好。更重要的是，5个月后，精液分析显示迈克的精子数量恢复正常。

　　迈克和伊莫金已经跟医生预约了体外受精，伊莫金却自然怀孕了。9个月后，他们有了一个漂亮的女儿。

你是燥热型吗?

每题5分

❑ 有盗汗现象。

每题3分

❑ 皮肤、头发和（或）指甲干燥。

❑ 眼睛干燥。

❑ 经常感觉热。

❑ 有时候觉得下午发热。

❑ 晚上经常醒。

每题1分

❑ 经常口渴。

❑ 嘴和喉咙经常感觉发干。

❑ 容易便秘。

❑ 大便又硬又干。

❑ 更喜欢寒冷的天气。

❑ 喜欢冷饮。

❑ 手脚热或容易出汗。

❑ 胸口出汗，特别是晚上。

❑ 容易脸红或整张脸都是红的。

❑ 经常感到焦虑或心神不定，杞人忧天。

❑ 很瘦。

❑ 烦躁。

❑ 经常感觉很累。

❑ 难以入睡。

❑ 多梦。

限女性作答

每题5分

❏ 经常感觉阴道干燥，不润滑。

❏ 被诊断为雌激素水平低。

❏ 出现潮热症状。

每题3分

❏ 月经周期短，月经量大，颜色鲜红。

❏ 宫颈黏液很少。

每题1分

❏ 月经周期长，月经时间短，量少。

限绘制基础体温曲线图的女性作答

每题1分

❏ 基础体温在整个月经周期偏高。

❏ 基础体温曲线图每个月都有变化。

❏ 基础体温曲线图不稳定或者在卵泡期出现体温高峰。

❏ 卵泡期持续时间超过13~14天（雌激素低、促卵泡激素低或促卵泡激素敏感性降低）。

❏ 卵泡期少于12天（排卵提前）。

❏ 排卵晚。

❏ 排卵期会出血。

❏ 在卵泡期和黄体期之间，基础体温没有明显变化（无排卵）。

❏ 黄体期短（少于12天），蛋清状宫颈黏液结束之后的11天或更短的时间下次月经就开始（黄体功能可能不全）。

❏ 黄体期长（超过14天）。

☐ 黄体期体温高（高于36.9℃）。

☐ 黄体期体温不稳定。

限男性作答

每题3分

☐ 精液质量差。

☐ 有时候会早泄。

每题1分

☐ 被诊断为精子计数低。

☐ 性欲强。

☐ 有时候会阳痿。

第四节
气滞型

　　气滞型的人不堪重负，但是他们会把压力内化。就像高压锅一样，气滞型的人将积聚起来的压力紧紧地密封起来，让压力无处逃脱。压力在身体内部越聚越多，直到它们必须要像蒸汽一样被释放或者爆发。高压锅有一个安全阀，可以安全释放蒸汽，但气滞型的人通常没有一个"安全阀"或者他们不知道如何很好地使用"安全阀"，相反他们会不自觉地尝试以更隐蔽的方式（叹气或磨牙）或更极端的方式（发脾气或大骂）来释放压力。

　　气滞型的人通常会表现出某些症状，虽然他们并没有意识到压力和症状之间的关系。他们会经常抱怨自己有紧张性头痛或胃痉挛；他们很容易出现高血压，有人会依靠兴奋剂和镇静剂，有时甚至达到了病态的程度；他们的肌肉总是绷得紧紧的，紧到会有触痛，特别是肋骨和身体两侧，背部、颈部和肩部也会有这种情况。

　　气滞型的人的消化系统运行受阻，他们的大便是细长条（带状）或紧而短，气滞发展到一定程度后会有一个爆发，这时便秘和腹泻就会交替发生。

　　气滞型的女性的主要症状是月经期前情绪波动、乳房胀痛，容易出现子宫肌瘤和子宫内膜异位症。

　　气滞型的人往往身体循环差，经常会出现激素失衡。气滞型的人谨小慎微、神经紧张、情绪波动，他们易怒、极度挑剔，特别是对自己，他们可能感到不堪重负。值得庆幸的是气滞型的人其实可以找到他们自己的"安全阀"，恢复健康的平衡。运动结合冥想的效果通常最好，如太极、瑜伽，或只是正念散步。

女 性

气滞型的女性在月经周期中遇到问题往往有三种：隐痛或刺痛、月经时断时续、经血发黑有血块或颜色是棕色。虽然有些气滞型的女性的月经量很少，但是也有人的出血量大。

气滞型的女性的月经周期经常不规律，无法预测。她们在月经周期的阶段3（排卵期）中可能遇到问题。她们卵泡期持续时间长，排卵晚，会经历排卵痛，也可能有经前紧张征，包括乳房胀痛、情绪波动、消化不良（所有这些迹象都与激素转换有关）。循环差会导致痛经和排卵痛。

如果气滞型的女性体内雌激素占主导地位或者与孕酮相关的雌激素过多，她们会感觉到这种状况带来的影响。这些影响包括月经不调、经前紧张征、子宫肌瘤、子宫内膜异位症和乳腺增生。

气滞型的女性的生殖系统往往存在问题，包括子宫内膜异位症、子宫肌瘤、子宫内膜息肉和卵巢囊肿。她们也可能有性交痛，这对受孕非常不利。

大多数气滞型的女性的症状是激素模式受到压力干扰的外在表现，酒精、不良饮食和环境毒素可能使问题加剧。随着月经周期中激素的变化，她们的身体过渡会比较艰难，这是由于激素水平达到高峰或是身体对正常水平的激素过度敏感。气滞型的女性最有可能在月经周期内激素变化时出现症状，如在月经开始前孕酮水平下降时。

压力对腺垂体分泌激素有影响，导致催乳素水平升高，比如导致月经周期不规律并干扰黄体生成素的生成。有些气滞型的女性会出现未破裂卵泡黄素化综合征（见第196页），身体的表现仿佛是已经排卵，但是其实没有，这发生在有足够的黄体生成素只够生成黄体但还不足以使卵子排出时。

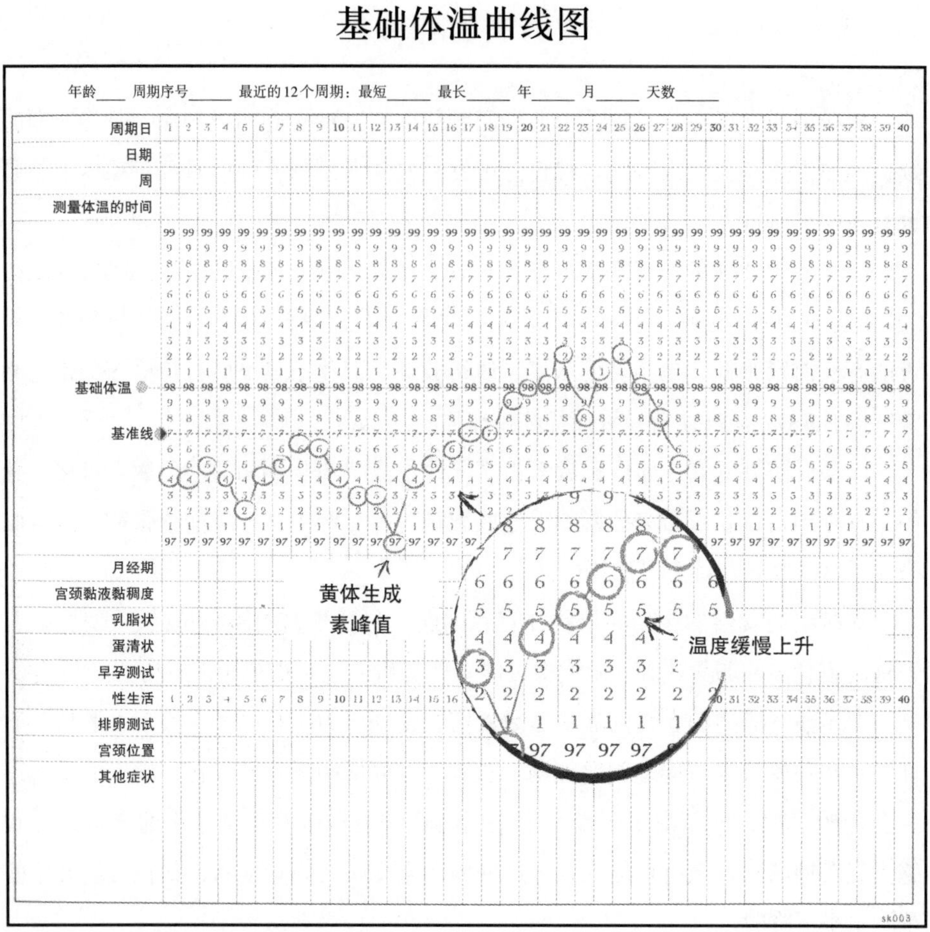

基础体温曲线图

年龄_____ 周期序号_____ 最近的12个周期：最短_____ 最长_____ 年_____ 月_____ 天数_____

周期日																																							

日期

周

测量体温的时间

基础体温

基准线

月经期

宫颈黏液黏稠度

乳脂状

蛋清状

早孕测试

性生活

排卵测试

宫颈位置

其他症状

黄体生成素峰值

温度缓慢上升

sk003

图3-6 气滞型的女性排卵后体温缓慢升高

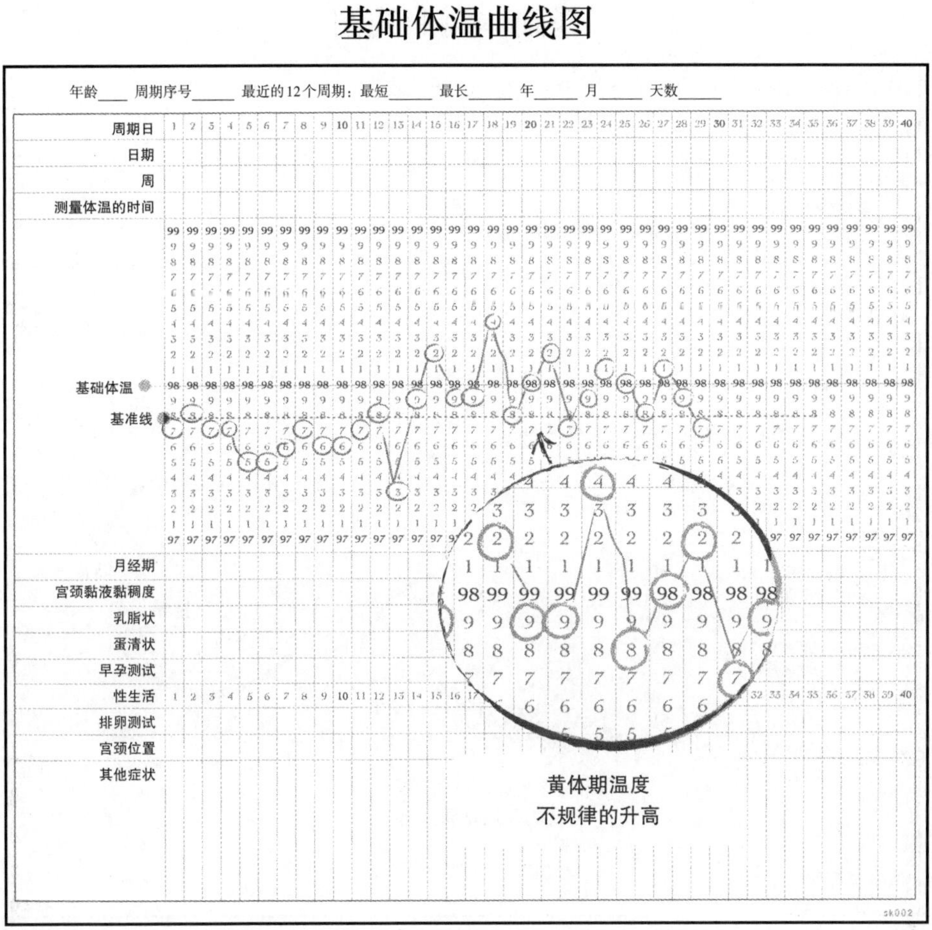

基础体温曲线图

图3-7 气滞型的女性黄体期体温波动呈锯齿状

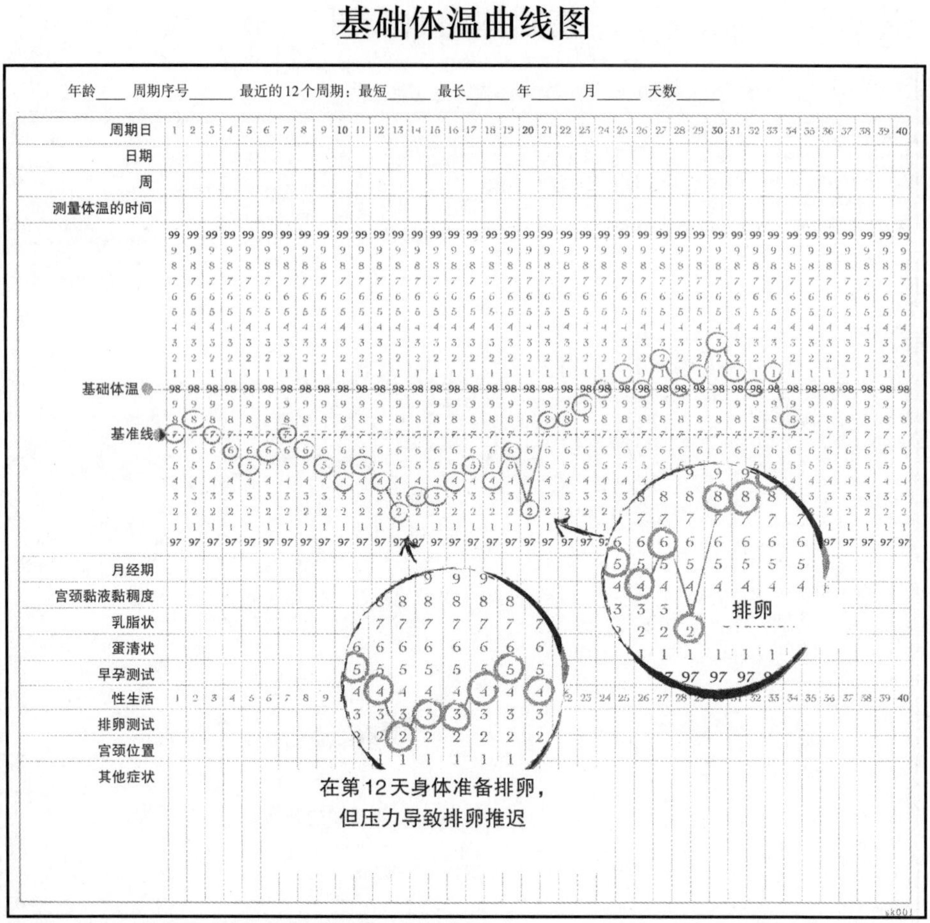

基础体温曲线图

图3-8 气滞型的女性由于压力导致排卵延迟

150

男　性

气滞型的男性最常见的生育问题是精子通过受阻，如精索静脉曲张。气滞型的男性也会出现压力导致的阳痿或睾丸、阴茎疼痛，他们的性欲可能亢奋或不稳定，有些会出现早泄或阳痿。气滞型的男性也容易出现精子畸形。

气滞型的男性遇到压力会选择酒精进行自我缓解，这会对生育能力产生负面影响。

常见的组合类型

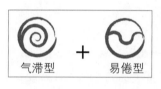

在身体有压力或正在经历激素转换时（如正在排卵），这种组合类型的人通常会出现消化系统问题，如胀气和稀便。气滞型加易倦型的人由于代谢缓慢和血郁，很容易出现子宫肌瘤和子宫内膜异位症。

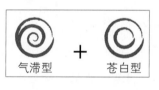

这种组合类型的人更容易哭，而不是发怒。如果你认为你可能是这种类型，想想自己在月经开始之前心情如何。有些女性可能对任何惹怒她们的人大发脾气，但是气滞型加苍白型的女性更容易哭泣。

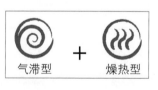

气滞型加燥热型的人全身热，眼睛红，容易有炎症。这种类型的女性可能在经前会出夜汗或起粉刺，往往宫颈黏液太少或酸性太大。她们的基础体温往往太高，这可能反映出代谢率高以及甲状腺功能亢进，特别是伴有激动、失眠或体重下降的症状。

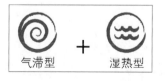

这种组合类型的人会出现分泌物和体液的分泌停滞，导致炎症和感染，如女性反复出现霉菌性阴道炎，男性出现附睾炎。患有子宫内膜异位症和子宫肌瘤的女性可能既是气滞型又是湿热型。

中医看法

在中医看来，气滞型的人的能量和血液的流动性差，随着时间的推移，这种不良的循环使生殖系统循环也出现阻滞，引起激素转换不顺畅，导致经前紧张征。

对于男性，这种流动的阻滞会导致阳痿；对于女性，则会导致卵巢在排卵时出现问题以及输卵管缺乏弹性。血郁会导致女性痛经或出现月经时断时续的情况；血流不畅使组织的密度越来越高，可能造成生殖系统阻滞类疾病（更容易在气滞型的女性中出现），如子宫内膜异位症、子宫肌瘤、子宫内膜息肉、卵巢囊肿和乳腺增生。

从中医的角度，我们看到了疼痛的严重程度和血郁程度之间的关联，从轻微的乳房压痛到真正的痛经。血郁还会使经期延迟，造成月经周期长。

病例研究：气滞型的男性

在我（吉尔）为戴夫进行问诊时，他在我的诊室一坐下，就开始叹气，这种叹气是气滞型的人常见的现象。我想我已经知道了戴夫的问题的根源所在。但是，我当然需要更多的信息来加以确定。

戴夫和妻子想生二胎，但是他有勃起困难，有时会早泄。戴夫是一个追求成功的人，他非常努力，事业很成功。但是，他说这一切都使他有压力。他睡不好，有胃痉挛，有重要事务的前一晚会拉肚子。牙医告诉他，睡觉时磨牙使他的牙齿受损。他说他为自己的火爆脾气感到羞愧，他总是冲妻子和女儿大喊大叫，虽然过后就后悔了，但是这并不能阻止他发脾气。

戴夫解释说，他几乎不跟妻子讲他的任何问题。我觉得他很沮丧，很内向，我们谈了很多种能让他释放压力的方式，他同意将经常锻炼纳入日常安排中。他不想喝中药，但是接受了每周的针灸。他感觉针灸缓解了他的紧张，并且喜欢上了针灸。我觉得戴夫还需要一个情感宣泄口，因为他的性格加剧了身体问题，所以我建议他去看心理医生。

每周针灸完，戴夫都说他感觉好多了，他认为心理治疗也有助于他表达自己的想法。过了一段时间，他的妻子也接受了心理治疗，一起解决压力造

成的婚姻不稳的局面。戴夫开始感到自己可以控制脾气，接受了一种更为平衡的人生观。他对自己不再苛求，发现自己不再因工作而焦虑，他的性问题也得到了改善。他和妻子在更为健康的基础上，重新开始造人计划。

戴夫的生活走上了正轨，不再来问诊。几个月后，我第一次在街上碰到戴夫夫妇，我高兴地看到他的妻子怀孕了。

自我测评

你是气滞型吗？

每题3分

☐ 经常发脾气。

☐ 感到紧张、不知所措或者犯愁。

☐ 大便细长，呈带状。

☐ 大便像小鹅卵石。

☐ 肋骨或侧腹疼痛或肿胀。

☐ 运动后感觉更好或更有精神。

每题2分

☐ 有压力。

☐ 经常叹气。

☐ 晚上睡觉时磨牙。

☐ 身体循环差。

☐ 觉得嗓子总是不清爽。

☐ 有压力时，会胃痉挛、恶心或腹泻。

☐ 手脚冰凉。

限女性作答

每题5分

☐ 在月经期感觉不舒服、痛经。

☐ 经前乳房胀痛，有时排卵期也痛。

☐ 情绪波动大和（或）经常烦躁不安，特别是在月经前。

☐ 有经前紧张征。

☐ 已经被诊断出有子宫肌瘤或子宫内膜息肉。

☐ 患有子宫内膜异位症。

☐ 已被诊断为催乳素水平高。

每题3分

☐ 月经周期不规律。

☐ 月经时断时续。

每题1分

☐ 月经量非常小。

☐ 月经量非常大。

☐ 经血有血块和（或）呈暗红色、褐色，而不是鲜红色。

限绘制基础体温曲线图的女性作答

每题1分

☐ 在排卵期，黄体生成素升高后，基础体温需要几天的时间才能升高（身体对孕酮的增加反应缓慢；排卵后，基础体温应该在1~2天内上升，并在下一个月经周期开始之前，一直保持高位。如果怀孕，体温应该在前几周内都保持高位）。

☐ 黄体期的基础体温波动呈锯齿状，每天浮动0.2℃或更多（可能是由于压力）。

❏ 新的月经周期开始时基础体温没有下降。

❏ 基础体温不稳定，无法预测且每个月都在变化。

限男性作答

每题3分

❏ 被诊断为精索静脉曲张。

第五节

苍白型

正如你所想象的，苍白型的人整体都是苍白的。他们的脸，特别是嘴唇，苍白得厉害，他们指甲的甲床也很苍白。他们的身体往往也干燥（虽然不如燥热型的人干）——头发干燥、眼睛干燥、皮肤干燥，而且指甲脆、容易断，也可能有视力问题，如视力模糊、眼睛累，还可能脱发。苍白型的人的主要症状是一张苍白的脸和月经量少。

苍白型的人入睡困难，因此这型的人经常抱怨疲惫也就很正常了。他们时不时感觉"虚弱"，站起来的时候心跳加快，也许还会头晕。

苍白型的人往往身体不灵活，容易受伤。

有些苍白型的人会营养不良：也许他们吃的不够或者吃的健康食品不够；吃太多的垃圾食品；饮食方式不适合自身；或者即使饮食健康，却没有从食物中合理吸收营养。素食主义者、纯素食主义者以及那些为了追求时尚而不怎么吃肉的人往往都属于苍白型。苍白型的人可能被诊断为贫血。

苍白型的人往往心思敏感、容易焦虑，也容易哭泣。

女　性

苍白型的女性会在月经周期的阶段1中遇到问题，她们通常月经量少或月经期短，经血的颜色发白而不是鲜红，并呈水状，有时候她们的月经会推后、偶尔没有或根本没有（闭经）。有些苍白型的女性在月经期间脸色会变得更加苍白。

由于失血，在月经期间她们的一些症状可能加重，如脸色苍白、疲劳、皮肤发干、身体循环差。有些女性还会感觉头晕，特别是当她们快速站起来的时候。

有些苍白型的女性抱怨，每次月经结束后她们都感到精疲力竭，还会抽筋。而月经到来之前，她们感到无助或容易哭泣。

苍白型的女性往往雌激素水平低，这意味着卵子需要更长的时间才能成熟、卵泡发育不良或根本没有卵子可以排。如果促卵泡激素水平太低或身体对促卵泡激素的敏感性降低，也可能出现相同的结果。

苍白型的女性可能子宫内膜薄，胚胎很难植入。

基础体温曲线图

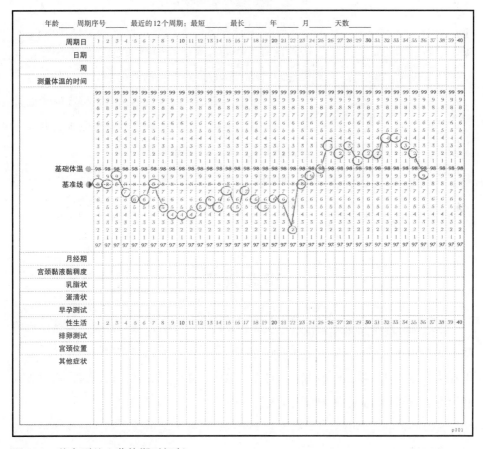

图3-9 苍白型的人黄体期时间长

男　性

有些苍白型的男性精液量少、精子数量少和（或）形态差，有些人性欲低或不稳定。

常见的组合类型

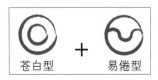

苍白型的人最常见的重叠类型是易倦型。苍白型加易倦型的人容易营养不良，因为他们的消化系统不佳，他们很难吸收食物中的营养物质。由于身体循环不好，他们往往手脚冰凉（如许多患有雷诺病——一种血管疾病的人属于苍白型加易倦型）。还有，如果他们运动前不做拉伸就容易受伤。

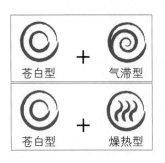

苍白型加气滞型的女性在体内激素转换时（如排卵）就会感觉很累，想哭。她们的月经量少，有经前紧张征并且经前盗汗现象加剧。

随着时间的推移，年龄的增长，苍白型的人开始像燥热型的人，因此这种组合类型也越来越常见。

中医看法

苍白型的人常见血虚，这并不意味着他们体内没有足够的血液，而是血液质量不令人满意。此外，中医中血的概念不只是指流经静脉和动脉的物质，还包含了身体滋养组织和器官的能力。从这个角度看，血滋养子宫内膜，使它成为适宜胚胎定居的场所，血虚使子宫内膜变薄。

血虚可能由贫血引起，有些人是天生的，有些人是由饮食不良或月经期间失血过多引起。

病例研究：苍白型的女性

埃米今年31岁，是一个面色苍白、看上去身体虚弱的女人，她来见我（吉尔）是因为受孕困难。她认为这是因为她的月经周期不规律，她经常跳过一次月经，而月经来了的时候，量很小而且只持续2天。她还抱怨虽然很累，但晚上很难入睡。

我想埃米可能属于苍白型，所以我询问她的饮食情况，因为这是苍白型的人通常需要关注的问题。她年轻时患有厌食症，现在已经好了，她说她的饮食很健康，大部分是蔬菜和全谷物，因为她是一个纯素食主义者。然而，当我问到日常饮食时，我意识到除了一些豆浆和偶尔的豆腐以外，埃米没有摄入太多的蛋白质，她的饮食中铁的含量很低。

我们讨论了可以增加蛋白质和铁摄入的各种方法，她决定每天早上增加一种以乳清为基础的高蛋白奶昔，服用液态铁补充剂。我还给她开了中药方剂，以帮助她的身体重新恢复平衡。

在2个月的治疗过程中，埃米感觉精力充沛多了，脸色看起来也不那么苍白了。由于她的身体状况好转，我采用针灸帮助她改善月经周期，这样她的月经时间会长一点儿，量也大一些。到了第三个月，她在第13天排卵，月经周期为27天。再下一个月，她再次在第13天排卵，但没有来月经，因为她怀孕了。在整个孕期，她继续额外补充蛋白质和铁，生下了一个健康的男婴。

测评表 ➤

你是苍白型吗?

每题5分

❑ 脸色苍白，特别是嘴唇。

每题3分

❑ 甲床苍白，指甲干且易断。

❏ 容易头晕，特别是快速站起的时候。

每题1分

❏ 视力模糊或有飞蚊症。

❏ 入睡困难。

❏ 常感觉累。

❏ 头发少和（或）干燥；一直在掉头发。

❏ 素食主义者或纯素食主义者。

❏ 有时会心悸。

❏ 经常感到不舒服。

❏ 肌肉紧绷，容易受伤。

限女性作答

每题5分

❏ 月经量少。

每题3分

❏ 月经时间短（少于3天）。

每题1分

❏ 有时候会错过一次月经或月经推迟。

❏ 经血是粉红色而不是鲜艳的红色。

❏ 经前情绪低落，感到无助。

❏ 月经结束后会腹痛。

限绘制基础体温曲线图的女性作答

每题1分

❑ 基础体温曲线图显示卵泡期长或排卵延迟。

❑ 基础体温曲线图显示黄体期长。

限男性作答

每题1分

❑ 被诊断为精子计数低或精液量少。

❑ 有时候性欲低。

第六节
湿热型

湿热型的人有点儿像海绵。海绵可以吸满水，但是人却不应该处于这样的状态，应该找到恰当的平衡，介于湿透和完全干燥之间。湿热型的人需要找到身体平衡。

湿热型的人体液代谢差，这导致各种身体功能受到破坏。湿热型的人会出现水肿，因为体液积聚的速度比身体处理的速度快得多，他们的身体对刺激做出的反应表现为产生过多的黏液。许多湿热型的人抱怨说，他们身体很容易储水或长胖。湿热型的人最重要的症状是多囊卵巢综合征（见第187页）和容易受到霉菌感染。

黏液和体液的积聚会使湿热型的人感到疲惫不堪，让他们行动迟缓，使他们心情不好。湿热型的人容易患各种炎症，许多人抱怨关节疼痛，腿疼得抬不起来，或头疼得就像戴了紧箍咒。

湿热型的人也容易出现代谢紊乱和超重，比如胰岛素代谢有问题，这可能导致进一步的激素失衡。更糟糕的是，他们对糖的渴望会使症状加重。

很多湿热型的人发现自己的症状在潮湿的天气中更加严重，这是因为他们对食物和环境中的霉菌的反应都很强烈。消化道内的黏液过多意味着排便迟缓且大便不成形。如果膀胱受到影响，尿液会变得混浊。

湿热型的人的免疫系统较弱，易发生慢性和急性感染，特别是生殖系统低度感染和霉菌感染。由于没有明显的症状，他们可能并不知道自己体内有感染，而这些隐性感染会损害生育能力。鼻窦炎、充血、过敏、哮喘、肺充血等都是常见的问题。湿热型的人很容易发生囊肿性痤疮、乳腺增生、脂肪性结节或肿瘤、慢性淋巴结肿大。在湿热型的人中心脏病和糖尿病是常见的疾病，慢性疲劳综合征与纤维肌痛综合征也比较常见。

虽然有些湿热型的人是杞人忧天型或悲观主义者，但是这类人总体上来说比较冷静踏实。他们固执，抗拒改变，容易胡思乱想。

女　性

湿热型的女性往往月经周期长或月经周期不规律，并伴有痛经，她们的月经可能少而稠，有黏液和血块。

湿热型的女性容易患慢性霉菌性阴道炎，阴道分泌物过多，但是她们在排卵期却没有太多的易受孕型宫颈黏液。湿热型的女性在排卵期经常会有乳房疼痛和肿胀的感觉，月经前也会再次出现水肿、体重增加和乳房胀痛。

湿热型的女性如果不绘制基础体温曲线图或使用试纸就很难确定排卵日。

湿热型的女性容易在排卵期发生卵巢囊肿，这些囊肿在体内营造出一种类似怀孕的激素模式，并伴有乳房胀痛、恶心、月经没有如期开始等。

湿热型的女性容易患上宫颈炎，从而阻塞宫颈或输卵管。她们容易出现子宫内膜异位症、子宫内膜息肉和子宫肌瘤，这些都会损害生育能力。正常情况下，输卵管壁通常会有一些黏液且比较光滑，使卵子可以顺利通过，但是湿热型的女性的输卵管内会生成过多的黏液，阻塞输卵管。

许多湿热型的女性被诊断出激素失衡，患有多囊卵巢综合征和胰岛素抵抗型多囊卵巢综合征等。还有许多女性患有盆腔炎（见第213页），这也可能损害生育能力。

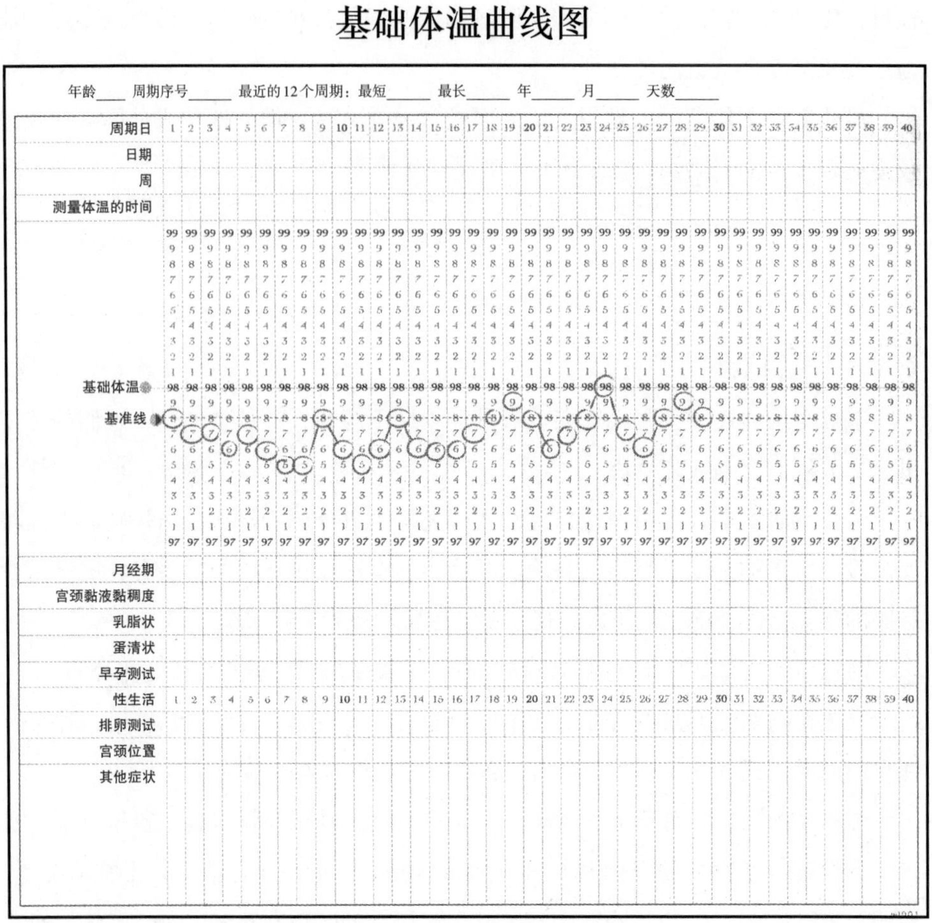

基础体温曲线图

年龄____ 周期序号____ 最近的12个周期：最短____ 最长____ 年____ 月____ 天数____

周期日	1 2 3 4 5 6 7 8 9 10 11 12 13 14 15 16 17 18 19 20 21 22 23 24 25 26 27 28 29 30 31 32 33 34 35 36 37 38 39 40
日期	
周	
测量体温的时间	

基础体温●

基准线

月经期	
宫颈黏液黏稠度	
乳脂状	
蛋清状	
早孕测试	
性生活	1 2 3 4 5 6 7 8 9 10 11 12 13 14 15 16 17 18 19 20 21 22 23 24 25 26 27 28 29 30 31 32 33 34 35 36 37 38 39 40
排卵测试	
宫颈位置	
其他症状	

图3-10 湿热型的女性的体温表是单相的，这表明无排卵

基础体温曲线图

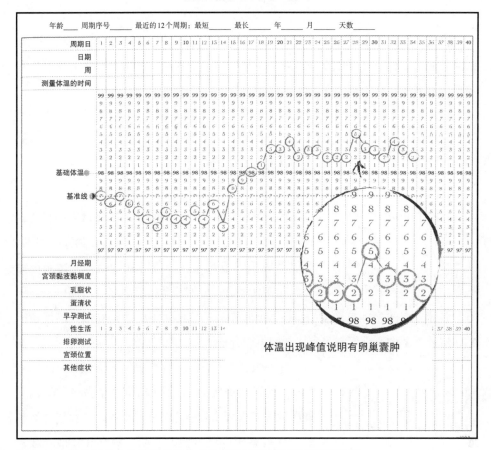

图3-11 湿热型的女性在来月经之前体温出现峰值说明有卵巢囊肿

男　性

湿热型的男性容易患有生殖系统低度感染，他们可能患有前列腺炎、尿痛、睾丸压痛、阳痿，或者阴茎长期有分泌物，以及出现精液黏稠、凝固的症状。这都是体内有炎症的表现，会损害生育能力。

常见的组合类型

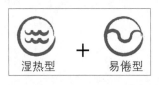

在这种最常见的组合类型中，不良饮食和对营养物质的吸收不良导致了体液代谢问题和黏液的积聚。湿热型加易倦型的人往往患有慢性疾病，比如鼻窦充血和支气管炎。他们经常抱怨腹胀、胀气以及嘴里有油腻味。湿热型加易倦型的女性可能长期有白色的阴道分泌物和常见的代谢问题，这种类型的女性经常患有多囊卵巢综合征。

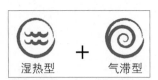

这种组合类型常见于体内黏液积聚很长时间的人群中。黏液的积聚正是气滞和湿热相叠加的结果，可能导致输卵管堵塞和子宫内膜异位症。这种组合类型的女性具有所有湿热型的症状，兼有气滞型的激素转换不良的症状。气滞型症状如经前紧张征会发生湿热性的改变，包括经前水肿、经血中有黏液等。黏液和与其有关的问题在月经前会增加。

中医看法

在中医看来，湿热型的人被认为是身体内的体液淤积导致了湿气累积。"痰湿"或"湿阻"是中医特有的概念，它描述了体液积聚在体内某处或体内的某个系统中，导致正常功能被破坏的现象。

湿阻通常是在阳虚或血郁饮食过于丰盛和摄入过多的甜食引起的。这样的饮食会损害消化系统，导致身体不能正常分解食物和液体，于是造成脂肪堆积，最终破坏器官功能。这是湿阻和肥胖之间的联系。

对湿热型的人来说，湿阻是造成激素失衡的主要原因。停滞的液体导致各种转换不畅，包括月经周期、受孕和植入等，因为它们涉及众多复杂的激素转换。

相对于其他类型的人，湿热型的人通常需要更长的时间来对针灸和草药做出反应。要想清除他们体内的湿气，需要花几个月的时间。

病例研究：湿热型的女性

洛兰今年38岁，已经备孕2年多了，她的月经不规律，周期长。当使用基础体温曲线图监测月经周期时，她发现自己体温低于正常值并且很少排卵。

洛兰抱怨每个冬天她都会出现季节性过敏和慢性支气管炎，她喘气声很大，需要时不时清清嗓子。

洛兰超重，她抱怨自己新陈代谢缓慢，似乎看一眼蛋糕就会长肉。她最近去看生殖内分泌专家，被诊断为多囊卵巢综合征。医生给她开了二甲双胍控制胰岛素水平，并希望能帮助她调节其他激素水平，以使她能够怀孕。医生还建议洛兰大幅度控制碳水化合物的摄入。

我（吉尔）给她开了一味中药与处方药一起使用。中国的临床研究已经表明，在诱导和改善多囊卵巢综合征病人排卵方面，某些中药比西药更有效。中药还能改善她的痰湿症状，并预防卵巢囊肿。此外，我每周给她针灸，这有助于改善她的月经周期，促进排卵。

洛兰坚持全新的饮食方式，并且很快开始减肥，她感觉变得精力充沛。经过2个月的中西医结合治疗，她仍然没有排卵，但是她的基础体温升高了，这是一个好现象。4个月后，她排卵了，虽然她的月经周期仍然很长（从来不少于35天），但是可以预测排卵日了。经过8个月的治疗后，她怀孕了。

测评表

你是湿热型吗？

每题3分

❑ 很难控制体重。

❑ 经常心情不好。

❑ 有鼻窦炎、季节性过敏或长期咳嗽。

❑ 容易浮肿或水肿。

❑ 手或脚肿胀。

每题1分

❑ 经常感到累，行动缓慢。

❑ 有关节疼痛。

❑ 胳膊和腿感到沉重。

❑ 尿液混浊。

❑ 嘴里有油腻味。

❑ 感觉胃胀。

限女性作答

每题5分

❑ 经常感染霉菌或有盆腔炎。

❑ 有多囊卵巢综合征。

每题3分

❑ 被诊断出患有子宫肌瘤或子宫内膜息肉。

❑ 被诊断为子宫内膜异位症。

❑ 痛经，经血中有黏液和血块。

每题1分

❏ 整个月经周期内或月经周期不稳定的时候，宫颈黏液多而且清亮。

限绘制基础体温曲线图的女性作答

每题1分

❏ 基础体温每个月都有变化。

❏ 基础体温波动呈锯齿状，每天浮动0.2℃或更多。

❏ 基础体温曲线图显示卵泡期长。

❏ 不排卵（排卵障碍）。

❏ 排卵不可预测，每个周期中都不是同一天。

❏ 基础体温变化不大或在排卵后无变化（基础体温曲线图是单相，而不是双相）。

❏ 排卵后基础体温上升缓慢，需要几天才能完全升高。

❏ 基础体温曲线图显示黄体期超过16天（没有怀孕），在月经应该开始的时候体温出现峰值（潜在的卵巢囊肿）。

限男性作答

每题5分

❏ 阴茎有分泌物。

每题3分

❏ 有尿中断或尿不尽症状。

第四章

常见的生育问题及对策

第一节

你的问题是什么?

本章的内容着眼于最常见的生育问题:激素和内分泌问题、人体结构或解剖学问题、感染及免疫系统问题,以及一般的健康问题。本节的内容大致是按最常见的问题到最不常见的问题排列,也就是说,激素和内分泌问题是最常见的生育问题类型,其中黄体功能不全是最常见的激素问题。不同的生育类型容易产生不同的生育问题,因此每一节我们都以图标标记出最容易受影响的类型。你可以先浏览各节的内容,再根据你的生育类型来查找相关内容,有些问题可能出现在所有的生育类型中,因此它们被标记了"非特定的类型"的符号。

苍白型

气滞型

燥热型

湿热型

对于每一个生育问题,我们都讲述了它的基本概念及其如何影响生育能力,然后我们向你讲解如何诊断、一般如何治疗,以及应该如何治疗。如果你已经知道了诊断结果,你可以利用这些知识来更好地了解自己的情况,学习解决这些问题并提高生育能力的方法,你可以独立完成,也可以和医生共同完成。

易倦型

如果你不知道具体的诊断结果,下面的内容将有助于你发现潜在的问题,有助于你和医生加以确认并据此采取相应的对策。

非特定的类型

中 医

在解决大多数（虽然不是全部）的生育问题时，中医非常有用，我们推荐你酌情使用针灸和中药。下面的内容介绍了针灸和中药对生育能力的益处。

针灸与生育

针灸给生育带来的好处中国女性已经享受了几十年，但是只是最近几年，美国研究人员才开始研究这种现象并记录其积极的影响。每周针灸能让你的身体为怀孕做好准备，帮助你自然受孕，消除生育问题或为各种辅助生殖技术提供支持（见第六章第一节）。

从中医的角度看，针灸刺激气血、平衡阴阳。阴和血的改善有助于卵泡发育，滋阴补血加强了卵巢和子宫的血液循环，行气促进排卵，壮阳促进受精卵着床。

从西医的角度看，针灸可以产生如下作用。

- 刺激激素生成，纠正身体微小的不平衡，帮助调节月经和排卵。
- 改善子宫的供血，通过使子宫内膜增厚来改善子宫内膜的质量，使其处于良好的状态，为受精卵着床做好准备。
- 改善卵巢的供血，提升卵巢功能并且给发育中的卵泡提供营养，从而帮助它们生长。随着女性的年龄增长，这一作用就特别有价值，因为卵巢的血流会随着女性的年龄增长而自然衰退。女性到了绝经期，卵巢的血流量只有生育高峰年龄时的1/5。
- 对于那些对垂体激素的刺激反应不敏感的卵巢，可以促使其产生更多的卵泡。
- 有助于顺利排卵并改善卵巢功能。
- 通过减少子宫痉挛帮助受精卵着床。
- 缓解压力，减少身体的应激反应，包括抑制能够干扰生育能力的应激激素。
- 消除可能损害生育能力的潜在炎症。
- 调节免疫系统，免疫系统过度活跃会干扰生育能力。
- 使精子计数低的男性的精子数量增加，密度升高。
- 提高精子的质量和活力。

中药与生育能力

中医采用中药补血、补气、滋阴、壮阳。从西医的角度看，中药具有以下作用。

● 促进子宫内膜健康生长。

● 促进和改善卵泡的生长发育。

● 增加宫颈黏液。

● 温和刺激身体，生成必要的激素（如滋阴的中药能帮助身体生成雌激素，一般西药则是直接补充雌激素。不同的作用机制使这些方法共同起作用或各自发挥作用）。

● 增加卵巢和子宫的血液循环。

● 促进排卵。

● 帮助女性在黄体期达到并保持适当的基础体温，刺激身体生成更多的雌激素，增加受精卵着床的可能。

● 延长较短的黄体期，从而提高受精卵着床的成功率。

● 提高精子的质量和数量。

你的病历和身体状况

当我们考虑去看病的时候，我们中的大多数人最关注的是身体检查。一套完整的生育检查当然包括彻底的身体检查（与你每年的体检不一样，虽然你也会被问到上一次体检是什么时候），而不仅仅是只有妇科检查和内分泌科检查。检查的形式和重点，因你所看的专家类型的不同而有所不同，但是解决生育问题的线索可能来自你身体内外的任何部位，无论是谁为你做检查，你都应该从头到脚进行检查。

对医患双方来说，一份全面的病历和诊断同样重要，甚至它有可能比你身体本身更重要，但它却经常被生殖医学科医生忽略。如果某种具体的诊断结果并不重要——通常是因为某种特殊治疗（助孕药物或体外受精）是预料之中的——你的医生可能简略地写一下病历或者完全忽略它，特别是对于男性病人。但是，如果你不知道准确的诊断结果，你可能错过从根源上解决问题并恢复生育能力的机会，或者至少是准确地治疗出现的各种症状以提高生育能力的机会。诊断结果越不全面，就越有可能由于匆忙、粗心或者缩写的病历而错过治疗机会。

一份全面详细的病历应该涵盖七类可能导致不孕不育的问题：解剖学、激素/代谢、传染病、自身免疫性、遗传、环境和心理。医生应该问你许多问题，包括月经、妇科健康、激素、性生活史、以前的怀孕情况、健康状况、心理健康、压力水平、家族史、饮食和生活方式，还应该涉及年龄、体重、性传播病和其他传染病、运动习惯、洗澡习惯、性交频率、性技巧与性交姿势、性交时机、宫颈黏液的质和量以及环境毒素的接触情况（铅、杀虫剂、溶剂、石油化工产品和重金属）。

综合前面你所阅读的内容，你可以理解为什么我（萨米）写的病历（见下面的章节）中涉及的许多问题是重要的。事实上，借助精准怀孕计划，你可以自己评估和解决许多问题。

我列出的许多问题都是为了确保你的身体的所有系统都在正常工作，是为了寻找任何慢性或严重的疾病以确定你需要接受的治疗，这一切都是为了确保你拥有一个足以孕育宝宝的健康身体。设计的许多问题并不是为了得到特定的答案，而是要帮助病人建立一个模式或确定最近发生的变化。病人讲述的过程中，我会注意他们提到"总是"或"过去曾经"的话语，他们给出的任何不同于常规的情况都需要被重点关注。例如，你的月经中有血块无法告诉我更多的信息，但是如果我知道血块是最近才出现的，那我就知道你需要检查是否有子宫肌瘤或子宫内膜息肉。或者，你现在的月经周期短可能是正常的，但是如果以前的月经周期长，这就表明你体内的激素水平可能随着年龄的增长而降低了。情况有变化往往是有潜在的问题。

有些问题与诊断结果的关系不大，而是与检查和治疗的时机有关，比如你最后一次月经开始的时间。还有一些问题是揭示生育问题的微妙线索。如果你曾服用避孕药，但是停药半年还没有来月经，这也许还隐藏了其他的问题，比如提前绝经，但这也可能是因为你的激素仍然处于被抑制的状态，刺激排卵会有帮助。月经量变少可能是由子宫瘢痕引起，比如最近有过流产、堕胎或接受过刮宫，引起了子宫腔粘连综合征（见第222页），这些都会导致子宫内膜无法正常脱落或者受精卵无法着床。

在本书中，无法列出各种情况的各种细节，但是接下来的五小节将涵盖你最有可能碰到的情况。本章的意图是告诉你，留意你的健康史和生活方式的方方面面是多么重要，因为解决生育问题的线索可能来自很多方面，重要的是，和你所信任的医生一起研究所有的情况，并询问他对此的评判。

详细的病历

我们的许多病人已经进行了很多检查，但是他们当中却有很多人不了解诊断结果或者不知道为什么会得出那样的诊断结果，他们也不知道一份详细的生育检查病历应该是什么样的，为什么需要一份详细的病历。

以下是我（萨米）询问新病人的常规问题。如果没有人曾经给你列出过像这样的一长串问题，你就没有一份详细的病历。那么，你为什么无法受孕就得不到合理的解释，你不应该接受一个"不明原因性不孕不育"的诊断。不孕不育不是"原因不明"，只是因为医生没有考虑到每一种可能的确诊方法，如果你的医生是这样的，那么你需要另找一位考虑全面的医生。

阅读接下来的内容，你将明白如下这些问题的答案的意义。现在，你不必考虑回答这些问题或者了解问题的答案可以揭示什么，我们只是想让你知道一份详细的病历应该涉及哪些方面。

生育能力

年龄？

备孕多久了？

为了怀孕，尝试过哪些方法？

知道自己哪（些）天最容易受孕吗？知道自己何时排卵吗？是如何知道的？

是否接受过生育治疗？如果是，什么手段？何时？何地？情况如何？诊断结果是什么？

是否服用过药物促排卵？如果是，什么药？何时？情况如何？

医生是否检查过你的输卵管？如果是，如何评估？何时？结论是什么？（要有 X 线检查结果，但不是只依赖于检查报告。）

是否做过激素检查？如果是，什么方式？何时？何地？情况如何？

只和一位伴侣尝试过怀孕吗？你们在一起多久了？

你的伴侣做过生育检查吗？

和你的伴侣或前伴侣在一起时，怀过孕或生过孩子吗？

性生活史

多长时间进行一次阴道性交？

你的性欲如何？你觉得唤起困难吗？

除了男上女下的性交姿势，在备孕时还采用过其他姿势吗？

如何安排性交时间？

使用人体润滑剂吗？

冲洗阴道吗？

性交时是否疼？如果是，是进入时疼还是深入后疼？

你的伴侣早泄吗？

使用哪种避孕药？服用过口服避孕药吗？何时开始？服用多久？你上环了吗？

月经周期

第一次来月经时的年龄？

初潮是什么样的？你能记起当时有什么问题吗？

月经规律吗？

月经周期是多长？一直都是这样吗？

月经量怎么样？量少还是量大？有血块吗？经血的颜色是鲜红还是暗红？

月经期间有疼感吗？觉得哪里疼（后背还是腹部）？疼痛感是轻微的、可接受的，还是剧烈的？何时开始疼？疼多久？

月经开始前有阴道出血吗？

最后一次月经是哪一天开始的？

来月经时是否有乳房胀痛？如果是，每个月经周期都这样还是有时候会这样？有没有那么几个月，在来月经时乳头很敏感？

你有经前紧张征吗？如情绪波动、头疼、想吃东西、皮肤生痤疮、稀便或恶心?

怀孕史

有时候经前紧张征会持续较长的时间吗?

嘴里有金属味吗?或者有几个月味觉和嗅觉有不同吗?

是否怀过孕?如果是,有并发症吗?

流过产吗?

堕过胎吗?你因为其他原因刮过宫吗?如果有,几次?

妇科健康

宫颈刮片检查有过不正常吗?

做过宫颈活检、宫颈电灼术或宫颈锥切术吗?

患过性病吗?

很容易感染霉菌或很频繁地感染霉菌吗?

被诊断患有衣原体感染吗?

长期有阴道分泌物或阴道分泌物有异常(棕色或绿色、有异味或感觉不正常)吗?

有生殖器肿痛吗?

曾经患过盆腔炎吗?

有没有因为任何类型的骨盆疼痛求医?

有卵巢囊肿吗?

有子宫肌瘤吗?

甲状腺有问题吗?(甲状腺肿?甲状腺囊肿?甲状腺癌?甲状腺功能亢进或甲状腺功能减退?)

乳房不对称或有瘢痕吗?或者有什么其他异常?

阴道、子宫、子宫颈、卵巢或盆腔的其他器官,有没有被诊断出有任何解剖学上的异常?

激素

是油性皮肤吗？

有粉刺吗？

脸部或身体其他部位有过多的毛发吗？毛发有什么变化吗（头部或身体其他部位的）？

脱发吗？

乳房有时有疼痛、压痛或过度敏感吗？

乳头有分泌物吗？

总体健康状况

总体健康状况如何：很好、好或差？

有任何慢性病吗？

有糖尿病吗？

有肺结核吗？

有高血压吗？

有溃疡吗？

体重是多少？身高是多少？超过或低于标准体重20%吗？最近体重有变化吗？增加还是减少？如果有，原因是什么？

体型属于瘦、正常还是肥胖？

是否锻炼？如果是，运动量有多少？做什么锻炼？

一天睡几个小时？

是否吸烟或以其他方式使用烟草？

经常服用药物吗？还是偶尔服药？（任何药物）

服用中药吗？

服用任何维生素或其他补充剂吗？

接触过环境毒素吗？

知道自己的血型吗？

正在服用类固醇吗？

小便频繁或小便多吗？会半夜起来小便吗？有其他排尿问题（疼痛、出血、失禁等）吗？

经常头痛吗？

对什么东西过敏吗？

曾经住院治疗过吗？有什么疾病吗？有没有做过手术，特别是盆腔的手术或是因为骨盆疼痛而做的手术？术后有什么并发症吗？

压力与心理健康

如何评价你的心理健康水平：平均水平、高于平均水平还是低于平均水平？

看过心理医生或心理治疗师吗？

服用过精神类药物吗？

感到焦虑吗？被诊断为焦虑吗？

感到沮丧或被诊断为抑郁症吗？

情绪或心情变化剧烈吗？容易或经常变化吗？

你和你的伴侣一致同意备孕吗？你的伴侣支持吗？

你们的关系如何？你们相处得好吗？

工作让你有压力吗？

家族史

你的父母或兄弟姐妹是否在年龄不大的时候（60岁前）就患有中风、心脏病、狼疮、类风湿关节炎（或其他免疫性疾病）、糖尿病、卵巢癌、乳腺癌，是否有不孕或流产？

你的父母和兄弟姐妹还健在吗？他们健康吗？如果有人过世，原因是什么？

你的近亲中有人有生育问题或频繁流产吗？你母亲怀你的时候服用过己烯雌酚吗？

你的兄弟姐妹中有人有生育问题吗？姐妹中有人有受孕问题或发生过自然流产吗？

饮食

你的饮食均衡吗？如何描述你的总体饮食：很好、好还是差？胃口很好、好还是差？

控制饮食吗（素食主义者、纯素食主义者、长寿饮食、低脂肪等）？

吃鱼吗？什么样的鱼？吃多少？多久吃一次？

吃贝类吗？

吃寿司、生鱼片或海鲜吗？吃生肉或未经高温消毒的乳制品吗？

吃肉吗？吃牛羊肉吗？

吃午餐肉吗？

有食物不耐受吗？

平均每天摄入多少咖啡因？

喝咖啡和茶吗？如果喝，喝多少？

喝酒吗？如果喝，喝哪种酒、多少，以及多长时间喝一次？

男性也同样适用！

男性做一次全面的检查也非常重要。大约40%的不孕不育病例可以归结为男性的问题，还有40%的病例可以归结为女性的问题，20%的病例归结为男性和女性组合的因素或归类为"原因不明"。但仍然让我们感到惊讶的是，女性经常寻求我们的帮助，而她们的伴侣却从未进行合适的健康检查。男性即使有一点点怀疑精子或精液异常，也应该去看专业的男性不育医生，得到详细的病历和身体检查报告。男性需要进行精液分析，以检查精子的质量和数量，他们还需要去检查是否有激素障碍，是否有解剖学上的缺陷阻止精子去应该去的地方或是否有任何影响精子正常形态的问题。男性也需要跟医生一起，从不同角度查找问题，他们也应该被问到许多问题，像我（萨米）的问题那样（当然没有关于月经的问题），以及其他有关男性的问题和解剖学方面的问题。

检查1、2、3……

一旦你有了完整的病历和身体检查报告，你就需要另外的检查来确认问题出在哪里。事实上，病历和身体检查报告很大程度上决定了你需要做哪些检查，你可以不做不必要的检查，但是也不能错过任何可能有用的检查。

一些检查需要在你的月经周期中的某些时刻做，所以你不可能立刻或一天内完成所有的检查，但你应该马上着手安排。如果你与医生精心安排，你应该能够在1~2个月内完成所有的检查（在此期间你可以继续备孕）。

阅读以下内容，你会知道不同情况下需要做哪些检查。通常需要做的检查应该包括下列几项。

- **性交后试验**。这项测试是检查精子是否去往应该去的地方以及正常性交后精子的生存情况。性交后试验可以检查你是否正在使用干扰受孕的润滑剂或性交姿势，你是否有"有害"的宫颈黏液（也许是有感染或酸度、黏稠度不适合），或者你是否正在生成攻击精子的抗体。性交后试验显示出的大多数问题通常很容易纠正。

- **激素试验**。所有相关的激素都应该检查。对女性来说，大多数的检查需要在月经周期的特定时间内进行。在理想的28天月经周期的第2天或第3天，进行血液检查，以检测促卵泡激素、雌激素、黄体生成素、催乳素、促甲状腺激素。在第21~25天时，抽血检查孕酮，或在第21天、23天和25天进行一系列的检查，这时检查的效果更好。男性也需要进行激素检查，包括促卵泡激素、促黄体生成素和睾酮。

- **检查身体结构问题**。盆腔超声检查可以揭示人体与解剖学相关的问题。女性需要进行子宫和输卵管X线检查（子宫输卵管造影），这项检查必须在月经周期的第7~9天进行，这时候正是月经完全干净但是还没有开始排卵的阶段。宫腔镜检查（见第215页）可以帮助医生看到子宫内部的任何问题。腹腔镜手术（门诊）也是必要的，用来评估盆腔内器官的细节，这是子宫输卵管造影无法显示的。男性需要做睾丸超声检查或基因检测。

- **免疫或染色体检查**。这些检查要按医生指示进行。

- **细菌培养**。需要男女双方都进行检查，以确定是否有感染。

接下来怎么做？

一旦你从头到尾回答了这些问题并做了上文中提到的检查，你应该会收到一份诊断，你的问题在下面的章节中也许能看到。每种生育问题的病症部分都包含了你自己可以做的最有效的事，以及每种病症的相关治疗信息。无论你的问题是什么，第五章的内容会根据你的生育类型提出相应的建议，采纳这些建议，你的问题可以得到改善。如果你已经开始了为期3个月的精准怀孕计划，在你完成所有的检查之前，在落实诊断结果之前，你也许就可以感到问题得到了改善，并为必要的治疗做好了准备。至少你这么做是正确的，有助于你获得最好的治疗效果。

精准怀孕指导

❑ 确保有一份详细的病历。

❑ 确保进行了全面的身体检查。

❑ 在月经周期中的适当时间，安排所有必要的医学检查，并尽量在最短的时间内完成。

❑ 确保你的伴侣（男性）也进行检查。

❑ 纠正或绕过你发现的所有阻碍生育的问题。

第二节

激素和内分泌问题

无论是男性还是女性，体内激素协调才能有良好的生育能力，与性别相关的激素都起着重要的作用。本节介绍了有生育困难的人会遇到的主要的激素问题，大致按照常见度进行排列。本节最后的精准怀孕指导中将每一部分出现的医学检查进行汇总并加以总结。

女　性

黄体功能不全

黄体期不超过12天，子宫内膜未能及时转换，不利于受精卵着床，这被称为黄体功能不全。这是一种常见的内分泌失调症状，在受孕困难的女性中占有相当大的比例，其中超过1/3的女性伴有反复早期流产。

在黄体期孕酮水平低也是黄体功能不全的一个特征。你的黄体期也许是正常的12~14天，但是如果孕酮水平太低，那么你仍然无法怀孕。只要没有足够的孕酮，子宫内膜就不能正常生长和发挥作用。一些研究已经证明，卵泡发育不全，促卵泡激素和黄体生成素不足都会引起黄体功能不全。

如果你排卵很早（月经周期的第10天之前）或很晚（月经周期的第20天之后），你很可能患有黄体功能不全。黄体功能不全的其他症状包括月经前出血以及与绝经相关的一些典型症状，这些症状也可能预示着其他问题，因此你需要多加注意，但不能只凭这些症状来确诊。如果医生怀疑你黄体功能不全，那么他会以一种或多种方法来确认这个诊断。

- 检查一个月经周期内的孕酮水平（排卵后的第7、9、11天——如果月经周期是28天，应该在第21、23和25天检查）。
- 检查催乳素水平（催乳素升高会导致孕酮不足）。
- 抽血检查促甲状腺激素，以检查甲状腺功能。
- 检查空腹血糖、胰岛素、黄体生成素和促卵泡激素水平，这些都是与多囊卵巢综合征相关的检查。多囊卵巢综合征病人通常会黄体功能不全。

有时医生会推荐阴道超声检查，虽然它可以测定子宫内膜厚度，但它不是检查黄体功能不全的好方法。在过去，子宫内膜活检是常用的诊断方法，但是现在用得不多，因为这种检查既痛苦又比较贵。

连续几天检测孕酮很重要，因为无论激素水平是"高"或"低"都是相对的，只在一天内检查只能确定你可以生成孕酮，你需要连续检测3天，以判断它的发展走向是否正确。如果你的孕酮水平低，医生会给你开补充孕酮的药，如果这还不够，配合使用刺激卵泡的助孕药物如氯米芬也许就可以了。助孕药物的使用还有助于确定孕酮低的原因，通常怀疑的对象包括压力、甲状腺功能失调和催乳素水平高。

中医

中医认为黄体功能不全是整个月经周期内身体失衡的表现，而不只是在黄体期（黄体功能不全会干扰孕期的孕酮水平，影响卵泡期和排卵期氯米芬发挥的作用，西医也承认这一点）。在卵泡期阴占主导地位，到了黄体期变成阳占主导地位。排卵期内的气血流动实现了阴阳转换，气血流动在月经周期内的任何时间被打断都表现为黄体功能不全。卵泡期阴太少会导致黄体期阳太少（苍白型和燥热型的女性比较典型）。排卵期气血不通使阴阳转换停滞（气滞型的女性较为典型）或只有少量的阳（易倦型的女性较为典型）。

一旦弄清原因，你就可以根据实际情况相应地使用中药和针灸。

自助措施

- 试试圣洁莓，它有助于延长黄体期；从排卵期到下一个月经期开始，一天服用两次，每次16滴（酊剂，或按照包装上的服用说明）。如果你从促卵泡激素高峰到排卵时激素转换缓慢，它的效果会特别好。
- 试试覆盆子叶（通常是茶或酊剂的形式），它能改善子宫的血流（怀孕后停止服用）。
- 去看中医，寻求中药和针灸治疗。

多囊卵巢综合征

排卵障碍是女性不孕最常见的原因之一，大约15%的不孕病例是由于女性内分泌系统问题导致的不排卵造成的。显然，如果你不排卵，那么你就不可能怀孕。

易倦型

多囊卵巢综合征是最常见的排卵障碍性疾病，也是导致女性不孕最常见的唯一一个激素相关疾病，大约10%的女性患有多囊卵巢综合征。黄体功能不全常伴有多囊卵巢综合征。

湿热型

在多囊卵巢综合征中，激素失调导致卵子无法完全成熟。卵泡开始发育并生成卵泡液，但是无法排出卵子，结果也就没有怀孕的可能。相反，一些发育不全的卵泡变成了小的液囊，囊内充满液体，

气滞型

称为卵巢囊肿。没有雌激素，卵泡无法成熟，导致月经不规律或者可能完全停止。最重要的是，卵巢囊肿会产生雄激素，阻止排卵，形成恶性循环。

一些患有多囊卵巢综合征的女性以为自己在排卵，因为她们的黄体生成素水平升高，但是黄体生成素水平上升是雄激素水平高导致的。卵巢囊肿产生的雄激素通过内分泌系统发送了错误的信息，最终导致雌激素增加，雌激素增加进而导致黄体生成素上升，但是女性并没有排卵。

一些患有多囊卵巢综合征的女性确实会排卵，但是只在月经周期的后半段排卵，所以卵子质量差。这些女性怀孕后，流产的风险增加，原因可能是孕酮低或卵子质量差。一些人对助孕药物有不良反应。有些女性能在药物的作用下排卵，但是排出的卵子的质量却不会得到改善。由于有相当数量的卵泡在卵巢中等待刺激，患有多囊卵巢综合征的女性在使用助孕药物后，不得不面对更高的卵巢过度

刺激综合征（见第298页）的风险。

　　一些患有多囊卵巢综合征的女性没有任何症状，她们的月经周期可能稍不规律，但是她们仍然排卵。所以，尽管她们可能需要更长的时间才能怀孕，但却通常不需额外的帮助。许多患有多囊卵巢综合征的女性月经不规律或停经，导致受孕困难。许多人在不该有毛发的部位生有毛发（面部、下腹部、胸部）或者长痤疮。许多人血脂（包括胆固醇）高，预示着将来可能患心血管疾病。大多数人在与体重做斗争，大约有一半人肥胖，她们的体形就像个"苹果"，多余的脂肪往往集中在腰部，这反映出她们的雄激素水平升高。

　　这些女性的体重问题通常来源于胰岛素抵抗，这是身体处理糖的方式出现的一种缺陷，它最终会破坏激素平衡，干扰卵巢功能和月经周期。胰岛素本身就是一种激素，身体利用胰岛素将糖转化为能量，胰岛素抵抗意味着身体已经停止了对胰岛素的反应。在这种情况下，胰腺会徒劳地分泌出更多的胰岛素，但是由于胰岛素无法处理糖类，血糖水平只会持续升高。

　　如果你患有多囊卵巢综合征，可以通过健康饮食和锻炼来控制体重，这是你在家增强生育能力的最佳策略。我们对多囊卵巢综合征病人的饮食建议明显与其他病人的不同，我们建议她们吃蔬菜、水果、全谷物和高蛋白，这些食物有助于改善身体对胰岛素的利用和对糖类的处理，使血糖和激素水平正常化。我们还建议她们少食用垃圾食品、加工食品和大量的甜食。患有多囊卵巢综合征的女性以低碳水化合物饮食为佳，所以她们饮食的重点应该是摄入蛋白质和健康的脂肪，并限制摄入碳水化合物，即使是全谷物这种健康的碳水化合物也不例外。也许这种饮食结构不是想要怀孕的人的最佳饮食结构，但是对有受孕困难的人有效果。

病例研究：桑德拉

　　桑德拉患有多囊卵巢综合征，但是你从外表却看不出来她有任何问题：她皮肤光洁，又高又苗条，胖瘦合适，精心梳过的头发一丝不乱。她是时尚杂志的编辑，她的形象看上去与她的职业正相符。她在外貌上下了很大的功夫，每天都非常努力地工作，非常注意入口的食物种类和摄入量。

　　然而，当桑德拉想怀孕的时候，她面临着与多囊卵巢综合征病人同样的问题，但是因为她采用了阿特金斯减肥法，碳水化合物的摄入相当低，胰岛素水平已经得到严格控制。因此，我只用了小剂量的氯米芬诱导排卵，她很快就怀孕了。

对许多患有多囊卵巢综合征的女性来说，采用我们建议的饮食方式，并根据自己的生育类型遵照精准怀孕计划，就足以顺利怀孕（大多数患有多囊卵巢综合征的女性可以自然受孕）。如果你需要更多的帮助或者更快的干预手段，你可以和医生讨论。多囊卵巢综合征病人有两个基本特征：胰岛素抵抗和雄激素分泌过多，对应的治疗手段应该有所不同，取决于你占主导地位的特征。

如果你有或者怀疑自己有多囊卵巢综合征，那么就检测睾酮、硫酸脱氢表雄酮（DHEA-S，雄激素）、空腹血糖（葡萄糖）和胰岛素水平，大多数患有多囊卵巢综合征的女性有一项正常，其他项偏高。卵巢超声检查显示卵巢的小卵泡呈"珍珠链状"分布，这是多囊卵巢综合征的标志。

如果你的雄激素水平高于正常值，你最好选择氯米芬促排卵，同时选用温和的类固醇地塞米松抑制雄激素分泌。促性腺激素也可以用于刺激排卵，但是价格更高，怀多胞胎的概率更大，而且必须采用注射的方式。

病例研究：拉纳

拉纳几年前被诊断为多囊卵巢综合征，因此她知道自己想怀孕的时候需要额外的帮助。她服用氯米芬已经一年，每个月都排卵，但是仍然没有怀孕。她的医生没有办法了，因此她来见我（萨米）。

我的治疗计划取决于一个简单的问题：在不该生有毛发的地方，你是否生有毛发？我看到她的脸上没有，但当我问到这个问题时，拉纳抱怨在她的乳头周围和小腹生有毛发，这是雄激素分泌过多的表现。我开了剂量非常低的类固醇地塞米松，让她与氯米芬同时服用，以抑制干扰受孕的雄激素。事实上，这种方法一次又一次起效，拉纳生了6个孩子（每次一个）。

如果你的胰岛素水平很高（胰岛素抵抗），你最好试试二甲双胍，它是一种口服药，通常用于治疗2型糖尿病。它通过改善人对胰岛素的敏感性来控制胰岛

素，从而降低血糖水平，以这种方式消除胰岛素过多带来的负面影响，包括排卵紊乱。二甲双胍还有助于减肥（服药同时减少热量摄入，效果最好）。你应该在月经周期中监测雌激素水平，来了解身体是否对二甲双胍有反应，如果你确实有排卵，遵照第二节的建议，就可以增加受孕机会；如果你的雌激素水平不上升，并且没有证据证明正在排卵，那么你在下一个月经周期可以再服用氯米芬。

病例研究：梅拉妮

梅拉妮一直在接受一位优秀的生殖医学科医生的治疗，已经一年多了，她服用过几次氯米芬，并多次注射促排卵药物，但是似乎没有任何效果。

当她搬到纽约，不得不重新寻找医生时，她来到我（萨米）的诊室。我做的第一件事就是检查她的胰岛素水平，她以前从未检查过。她的问题是排卵，所以她以前的医生一直把重点放在促排卵。她的胰岛素水平非常高，我从中发现了胰岛素抵抗，因此我给她停用氯米芬，开了二甲双胍稳定血糖水平。在2个月内，她怀孕了，没有服用任何助孕药物。

患有多囊卵巢综合征的女性经常被推荐体外受精技术，但是如果核心问题是无法排卵，为什么不直接解决这个问题，让她自然怀孕呢？

在了解中医如何看待多囊卵巢综合征和采取自助措施之前，我们想继续谈谈多囊卵巢综合征的治疗。即使在你解决了生育问题以后，多囊卵巢综合征对健康也有着长期的影响，包括患糖尿病和高血压的风险增大。与没有患多囊卵巢综合征的女性相比，相同体重的情况下，多囊卵巢综合征病人年纪轻轻就患有心脏病，而且大多会超重。很多医生和病人都只关心生育问题，问题一旦得到解决，就万事大吉。千万不要犯这样的错误。

中医

多囊卵巢综合征常见于湿热型的女性，特别是生育类型既是湿热型又是易倦型的女性，它也可以影响其他生育类型的女性，特别是气滞型。卵巢囊肿被认为是由体液代谢异常引起的阻滞造成的，阻滞会妨碍排卵，导致卵泡期延长或完全阻止排卵。

针灸可以使整个交感神经系统处于平静状态，使神经内分泌系统放松，这有助于内分泌系统稳定，使病人最终正常排卵。

针灸也可以替代某些药物，用于诱导排卵。中国的临床研究表明，对于多囊卵巢综合征病人诱导排卵，某些中药比二甲双胍更为有效，一些中药已经被证明能够减少卵巢囊肿的数量，特别是结合活血的中药可以诱导排卵，解决潜在的问题。

病例研究：卡罗琳

卡罗琳有多囊卵巢综合征和输卵管堵塞，所以她对自己出现受孕困难的问题并不感到惊讶。但是，经过5年的尝试（包括几次体外受精），她真的越来越担心。

我（吉尔）开始采用中药和针灸给她调节月经，让她排卵。我还建议她采用超低碳水化合物的饮食——因为胰岛素抵抗是多囊卵巢综合征的一个诱因，并让她戒掉咖啡和酒。6个月后，卡罗琳的整体健康状况越来越好，月经周期也变得规律了。她和丈夫合理地安排性生活，不久她就怀孕了。

自助措施

- 如果需要的话，减肥。研究表明，多囊卵巢综合征病人只需减去10%的体重就能正常排卵。
- 减少摄入动物脂肪，增加摄入必需脂肪酸。
- 吃各种各样的水果、蔬菜和低脂蛋白质，如鸡、鱼、豆类。
- 通过限制碳水化合物的摄入平衡血糖，但是不要戒掉碳水化合物。不摄入碳水化合物会降低血清素水平，使你感到沮丧。相反，摄入健康的碳水化合物，如全谷物。
- 补充 N- 乙酰半胱氨酸，有助于减少睾酮、胆固醇、甘油三酯、低脂蛋白。含有 N- 乙酰半胱氨酸的复合维生素是最佳选择，含有 N- 乙酰半胱氨酸的倍宜健康胶囊也不错。
- 从食物和补充剂中获取大量的抗氧化营养物质。
- 经常运动加快新陈代谢，每天快步走半小时（或相当量的运动）。

- 尝试压力管理。压力会刺激更多的激素生成，包括睾酮，这使得多囊卵巢综合征的情况恶化。尝试瑜伽、冥想或温暖的沐浴。
- 尝试服用蓝升麻（见第272页）。
- 采用针灸帮助恢复排卵。欧洲有研究表明，约有1/3的多囊卵巢综合征病人经过针灸治疗后开始再次排卵。针灸可以平衡激素，包括黄体生成素、促卵泡激素和睾酮，使排卵恢复正常。
- 去看中医，根据你的生育类型配制中药，以减少卵巢囊肿，平衡激素。
- 备孕前，接受至少3个月的治疗。雄激素过高的情况下生成的卵泡质量差，导致流产的风险较高。

卵巢功能早衰

燥热型

据估计，约有1%的女性患有卵巢功能早衰，我们经常能见到这样的病例，似乎这种病越来越多了。卵巢功能早衰是指40岁以下的女性卵巢停止正常工作，不排卵或卵子对促卵泡激素没有反应从而无法成熟。无论是哪种情况，雌激素水平都会因为卵泡停止分泌激素而下降。实际上，由于雌激素水平下降，卵巢功能早衰的症状与绝经的相似：不来月经、潮热、盗汗、睡眠出现问题、情绪波动、阴道干燥、性欲低。几乎所有卵巢功能早衰的女性都极难怀孕。

卵巢功能早衰的诊断通常是通过血液检查雌激素和促卵泡激素水平，病人的雌激素水平会非常低，而促卵泡激素水平则会升高。正常的促卵泡激素水平为每毫升5~12百万国际单位，卵巢功能早衰的女性促卵泡激素水平通常高于每毫升40百万国际单位（和自然绝经一样）。卵巢不再对促卵泡激素做出反应（生成雌激素，使受精卵发育），因此雌激素水平下降，而身体一直试图通过生成更多的促卵泡激素以得到回应。

卵巢功能早衰的原因往往不明确。在某些病例中，它是遗传性的——10%~20%的卵巢功能早衰病人有家族遗传史。此外，这种病症也可能与特纳综合征或脆性X综合征有关，还有可能是盆腔炎等感染引起的。有时，卵巢功能早衰与病人自身免疫性疾病（如糖尿病、甲状腺疾病或内分泌/激素紊乱）有关。肿瘤的化疗和放疗也可能引起卵巢功能早衰，还有几种盆腔手术也可能引起卵巢功能早衰，其中卵巢切除是卵巢功能早衰最大的原因。

激素替代疗法是治疗卵巢功能早衰常用的方法，它能控制症状并化解相关的健康风险，如心脏病和骨质疏松症，但是不会使人的生育能力恢复，常规治疗都是如此。患有卵巢功能早衰的女性想要怀孕，最常见的建议是接受捐赠卵子。

同时，值得注意的是，患有卵巢功能早衰的女性想要怀孕，大约有10%可以受孕。我（萨米）采用小剂量的雌激素抑制促卵泡激素，成功达到了预期效果。如果卵巢中有卵泡残留，采用这种治疗方法，女性血液中的雌激素水平会上升，从而成功排卵。

病例研究：亚历克莎

亚历克莎只有32岁，但是她已经有2年没来月经了，她的医生定期通过血液检查监测她的激素水平。检查结果都显示她的雌激素水平非常低，促卵泡激素水平为每毫升90百万国际单位，这说明她患有卵巢功能早衰。医生建议她采用捐卵方式进行体外受精，认为这是她生育孩子的唯一机会。

亚历克莎来见我（萨米），寻求温和的替代疗法。因为我无法知道她是否还有卵泡，所以向她解释说，可以尝试使用小剂量的雌激素。事实上，只有在有卵泡的基础上这种方法才能起效，亚历克莎同意了。在她的下一个月经周期中她开始排卵，通过人工授精，9个月后她生下了一个健康男婴。

中医

卵巢功能早衰更容易发生于燥热型的女性，诊断结果通常是阴虚体热。阴虚的症状与卵巢功能早衰的症状相同：盗汗、潮热、阴道干涩、月经少或没有等。

中药能诱导激素分泌，一旦激素水平恢复正常，针灸能促使休眠或未经刺激的卵泡进行排卵。如果没有残留的卵泡，针灸和中药都不会起作用。

病例研究：卡伦

卡伦30岁出头，她来见我（吉尔）时已经备孕一年，她抱怨她的月经周期不规律、月经量少、失眠、焦虑、盗汗、潮热、阴道干燥、经常口渴，这个年龄的女性身上出现这些症状都是不正常的，我建议她去妇科检查激素水平。

血液检查结果显示卡伦雌激素水平低，促卵泡激素水平高。医生解释说她提前绝经（也就是卵巢功能早衰），采用激素替代疗法能缓解她的症状，医生还告诉她，她怀孕的唯一机会是使用捐赠卵子。

但我想我可以帮助她。卡伦仍然有卵泡，她的促卵泡激素水平并不太高，我坦率地告诉她，我有把握减少她的症状，但是我不能肯定地说中医可以帮助她怀孕。我们决定在使用激素替代疗法和捐赠卵子前，先进行半年的治疗。

我让她服用中药滋阴并清除体热，旨在帮助她的身体生成雌激素，卡伦的饮食中开始加入更多的大豆，以充分利用雌激素，同时补充必需脂肪酸。大约3个月后，卡伦感觉不那么潮热了，睡得更好了，心情也有了改善——这表明她的雌激素水平在上升。从那时候起，我开始给她每周针灸。6个月后，她的月经周期变得更规律，并开始排卵。

受此鼓舞，卡伦决定继续接受治疗。又花了6个月，她确实怀孕了，不幸的是6周后流产了。她选择让我继续治疗，5个月后她再次怀孕。这一次，她生下了一个可爱的女儿。

自助措施

以下的建议适用于燥热型的女性（见第五章第三节），卵巢功能早衰是极端的病例，除了这些建议以外还需要寻求医生的帮助。

- 去看中医，提高雌激素水平。
- 接受针灸，促进排卵。

早期妊娠失败

有些女性认为自己有生育问题，其实问题是极早期流产——妊娠失败，她们甚至都不知道自己怀孕就流产了。她们可能已经怀孕，受精卵也着床了，但是妊娠过程没能继续。身体生成了妊娠的化学信号——人绒毛膜促性腺激素，但是妊娠状态没有完全形成，不能维持下去。女性在这种情况下仍然会按时来月经（也许晚几天），医学上这种极端早期流产有时也被称为生化妊娠。

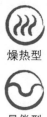

燥热型

易倦型

194

生化妊娠非常常见。即使所有的系统都能正常运行，精子和卵子也能相遇，但是仍然有多种原因会导致怀孕初期出差错，包括精子/卵子/受精卵异常、激素问题、子宫内膜问题、感染、子宫构造的问题、着床失败或受精卵发育突然停止等。这些状况最终是为了保存资源为健康怀孕做准备，所以年轻、健康的女性也可能需要一年才能怀孕，医生们对此并不担心。

可能你都不知道自己是否有过生化妊娠。现在我们有非常灵敏的血液妊娠检测，甚至可以在你正常的下一次月经来临之前就能告诉你怀孕了，这样你就能知道自己是否有早期妊娠失败。

如果你反复出现早期妊娠失败，医生可以帮你找出问题根源并加以治疗。第一步是确定你是否有早期妊娠失败。如果你的月经只推迟1~2天，对于这种情况，最关键的是进行血液妊娠检测，它可以在排卵后约10天检测出你是否怀孕。如果你的月经周期规律，但你的感觉与以往"不同"（或者你的月经周期不可预测，你的感觉却不一样），你应该在下一次来月经前的3~4天进行血液检测，检查是否怀孕。

大多数女性都能感觉到怀孕早期的身体迹象，所以要注意任何不同寻常的迹象，特别要注意的有：乳房涨大或乳头压痛；小便次数增多或夜间小便次数增多；在傍晚或晚上有不同以往的疲劳感；味觉的变化（有些第一次怀孕的女性嘴里有金属味）。这些可能与你以前的经前紧张征的症状相同，但是如果症状更强烈或比以往持续的时间长，就有可能是怀孕的信号。同时，也要留意你觉得可以解释的变化，比如你喝了一个月的咖啡，乳房胀痛可能由此而起。

一旦确定你受孕但妊娠没有持续，医生通常会怀疑你的孕酮低（低于15纳克/毫升）、黄体功能不全（见第185页）、子宫内膜薄或任何部位有感染（见第四章第四节）。子宫肌瘤（见第215页）、瘢痕组织（见第213页）、子宫内膜息肉（见第219页）、遗传疾病（见第251页）和自然杀伤细胞（见第241页）也应考虑在内。我（萨米）的许多成功的案例都是病人同时使用了孕酮和抗生素，以维持正常的黄体期、子宫内膜生长、消除感染。

中医

中医认为早期妊娠失败是"肾气虚"，身体无法为胚胎植入提供资源，通常受到影响的是燥热型和易倦型的女性。中药和针灸能提供帮助。

自助措施

- 画基础体温曲线图来监测是否有早期妊娠失败的情况。典型的基础体温曲线图是一张具有三个明显阶段的曲线图，并且在月经周期即将结束时体温突然下降（在你的下一次月经开始前）。
- 如果你有了怀孕的症状，是时候与你的医生沟通生化妊娠的问题和对此要采取什么措施了。

病例研究：玛格丽特

玛格丽特服用助孕药物超过4年，但是仍然没有怀孕，医生唯一的建议是继续服用相同的药物。但是，玛格丽特不是不能怀孕，所以助孕药物永远不能解决她的问题。

她跨过大西洋来见我（萨米），她描述了一个特别的状况——乳房胀痛：她的月经周期是28天并且极为规律，除了每隔几个月乳房都会胀痛2个星期之外，每个月总是在相同的4天胀痛。这提示我她一年可能怀孕很多次，但是有早期妊娠失败的情况。我给她开了孕酮补充剂，让她在月经周期恰当的时间内服用，4个月内她怀孕了。

未破裂卵泡黄素化综合征

气滞型

将未破裂卵泡黄素化综合征叫作不排卵综合征更合适，这是一种罕见的病症，卵泡能发育，卵子会成熟，但是卵泡不破裂，卵子无法排出。黄体生成素能达到高峰（通常是开始排卵的信号），但是女性无排卵，因此她也就无法怀孕。未破裂卵泡黄素化综合征在任何生育类型的女性中都会出现，但是在服用助孕药物、患有子宫内膜异位症和患有盆腔炎的女性中更为常见。

未破裂卵泡黄素化综合征很难诊断，因为女性的身体症状像是有排卵：基础体温上升、孕酮水平上升、其他激素水平正常。病人需要定期做一系列的卵巢超声扫描，来检查在预期时间内卵泡是否破裂，卵子是否被排出。如果无创方法无法提供必要的信息，可以采用腹腔镜手术进行诊断。

患有未破裂卵泡黄素化综合征的女性经常被建议接受体外受精，因为可以用取卵针将卵子从卵泡内取出。实际上，体外受精没有必要，适时注射人绒毛膜促性腺激素就可以促排卵。假如女性没有其他生育问题，一旦成功排卵，剩下的就是把握好性生活（或受精）的时机。

病例研究：露西

露西今年30岁出头，备孕3年无果。妇科医生找不到问题，于是她来见我（萨米）。虽然我给她做了大量的检查，但是我仍然找不到露西无法怀孕的原因。当我建议她采用腹腔镜来评估盆腔情况时，她告诉我她已经做过，医生说一切正常。但她同意再做一次，以防原来的医生漏掉了什么。

我通过腹腔镜检查发现露西的卵巢很光滑，没有任何排过卵的迹象，两个卵巢都是如此。我告诉她虽然她的月经规律，但她可能从来没有排过卵。在她备孕的这几年中，有可能一次排卵也没有。在接下来的2个月经周期里，她注射了2次人绒毛膜促性腺激素刺激成熟卵子排出，令人欣喜的是露西很快怀孕了。

中医

中医认为未破裂卵泡黄素化综合征是气滞的结果，气滞型的女性最容易患此病。

在卵泡期服用大约5天含有皂角刺的中药方剂，对于促使卵泡破裂非常有效。在我（吉尔）的经验里，这种中药简直就是奇迹，可以使卵泡破裂（还有减少卵巢囊肿的效果）。针灸对促排卵也很有用。

自助措施

- 尝试服用蓝升麻（见第272页）。
- 去看中医，服用含有皂角刺的中药方剂。
- 通过针灸促排卵。

男　性

性功能问题

易倦型

湿热型

气滞型

燥热型

勃起问题、早泄、不射精给男性带来了极大的生育困扰，在与不孕不育做斗争的夫妻中，约有5%的男性有一个或多个上述的问题。如何有针对性地治疗这些问题取决于这些问题的根源是什么。

性功能会受到健康状况、一些药物和先天缺陷的影响，年龄也是一个影响因素。生殖系统损伤（包括手术损伤）也是一个影响因素。睾酮水平低或催乳素水平高会干扰性功能。酗酒，甚至只是日常饮酒，会损害生育能力。疲劳、压力、焦虑或沮丧等心理因素也会影响生育能力。当面对生育问题时，即使是抗压能力强的人也会非常焦虑或沮丧。焦虑可以有多种原因，与生育能力做斗争无疑是一个很大的原因。

如果男性有糖尿病、高血压、多发性硬化或其他神经系统疾病、肾脏病、中风或心脏病，他们可能面临性功能问题。在这种情况下，应该与医生商讨如何更好地控制这些疾病，以遏制其副作用。如果男性有性功能的问题，但不知道原因，可能需要检查是否患有上述这些疾病。

降压药和心脏病药物会引起勃起功能障碍，镇静剂和抗抑郁药也有同样的作用，而且会大大降低性欲。如果怀疑药物是性功能问题的根源，和医生谈谈减小剂量或改变处方，以减少这种副作用。

解剖结构异常，包括尿道下裂（尿道开口位置不正常，某些情况下影响生育能力）、阴茎硬结症（瘢痕组织导致勃起的阴茎弯曲，可能引起阳痿），会影响男性的生育能力，与医生讨论受孕选择，人工授精可能是最好的选择。

前列腺癌和膀胱手术会损伤神经和影响阴茎供血，从而导致阳痿。一些药物如伟哥、艾力达和希爱力，可以改善阴茎供血。减肥、积极乐观的态度、戒烟也可以提升性能力。

尽管身体检查可以检测或确定这个问题，相关的筛查测试也可以确定潜在的原因，但是男性自己就能确定自己是否有性功能问题。对于性功能筛查最重要的是一份完整的病历，包括一系列药物的清单、身体检查和激素水平的血液检查。

病例研究：伯特和萨拉

伯特和萨拉明显比到我（萨米）诊室的大多数夫妻年龄都小，他们的病历和身体检查都没有揭示萨拉无法受孕的原因。性交后试验帮我找到了一个重要的线索：没有发现精子。

谈到性功能，我和伯特的谈话变得很艰难，但是他最终吐露自己射精过早。阴茎刚进入阴道就射精，对精子来说可不是一个好的开始，它们真的需要射在靠近宫颈口的地方。

有时候，这种问题最好是由性心理咨询师来解决。伯特和萨拉成功采用了一个更直接的解决办法：在阴茎深入之前捏住阴囊，这就给了他们一点儿时间，使得阴茎在射精前可以完全深入。没过几个月，萨拉就怀孕了。

中医

对于不同类型的阳痿，中医主要分为三种：阳虚（易倦型）、湿热（湿热型）或气血凝滞（气滞型）。中药和针灸对于阳痿的治疗非常有用。

早泄被认为是气虚（易倦型）、阴虚（燥热型）或气滞体热（气滞型）。中药和针灸会有帮助。

自助措施

- 限制饮酒或戒酒。
- 定期进行体育锻炼。
- 释放压力。
- 获得充足的睡眠。
- 缓解焦虑或抑郁。
- 戒烟。
- 去看中医，使用中药和针灸进行治疗。注意，中医的治疗重点是问题的根源，伟哥一类的药物只是针对症状本身。当心网上销售的"草药伟哥"或类似这样的药物、饮品，就像它们的名字一样，它们都只是治疗表现出来的症状，并且效果也不是很好，它们不足以从根本上解决问题。

女性和男性

促卵泡激素

促卵泡激素水平高的女性

燥热型

苍白型

这里讲的常见的生育问题与激素本身的高水平并没有太大关系，而是与大多数医生使用这项信息的方式有关。如果你因为生育问题去看医生，促卵泡激素水平检查是最有可能要做的检查。

顾名思义，促卵泡激素刺激卵巢，使卵泡发育、成熟、排卵。当卵巢中有很多卵子时，它们不需要努力工作来排卵，因此促卵泡激素水平低（促卵泡激素也可能太低——特别是在某个时刻）。当卵子供应减少时，垂体不得不特别努力地工作以刺激卵巢生成更多的卵子，同时促卵泡激素水平也变高以协助刺激卵巢，这就是为什么年龄大的女性的促卵泡激素水平一般都比年轻女性的高。在月经周期的第2~3天正常的促卵泡激素水平应该低于每毫升12百万国际单位。

然而，卵巢储备功能低下并不是促卵泡激素水平升高的唯一原因。自动将每一个促卵泡激素水平升高的结果都看作是女性没有足够的卵子或只有"质量差"的卵子是错误的，促卵泡激素水平高从来不应该被认为是明确表明不可能怀孕的信号。

"卵子质量差"是一个笼统的诊断，是医生不知道原因在哪儿时的结论。尽管随着女性年龄的增长，有生育功能的卵子会越来越少，但不是所有的卵子都这样，她们还是会有质量好的、有生育功能的卵子。

除了卵子数量变少，还有其他原因可能导致促卵泡激素水平高，虽然其他原因并不太常见，但是在你接受"卵巢储备功能低下"的结论之前，必须做进一步的检查。某些自身免疫性疾病、某些遗传疾病、切除一侧卵巢、吸烟或者正在从激素失衡导致的闭经（无月经）中恢复，这些都会导致促卵泡激素水平升高。促卵泡激素水平升高还可能由卵巢功能早衰（见第 192 页）或提前绝经引起。

通常，促卵泡激素急速升高是因为你的身体承受了一定的压力。与其他问题一样，当你压力大和疲惫时，你的身体不得不更加努力地工作，以生成卵子。在我（吉尔）的病人中，有人的压力达到极限时，促卵泡激素水平会升高；当人的身体恢复到相对平静的状态时，促卵泡激素水平下降，许多人会因为这种转变而怀孕。促卵泡激素水平可能在没有明显原因的情况下升高，又回归正常，也可能随月经周期变化。总之，促卵泡激素水平高并不意味着你不能排卵或怀孕，只是表明你可能更难受孕，但是不能完全排除受孕的可能性。

即使促卵泡激素水平高确实与卵巢内卵子的数量少有关，但重要的是卵子的质量，而不是卵子的数量。只要你能排卵，排出 100 个或 1000 个还是 100 万个卵子都没有关系。如果你促卵泡激素水平高，而且有排卵问题，那就确实有问题，但是只有促卵泡激素水平高并不是事情的终结。

病例研究：伊马尼

医生发现伊马尼的促卵泡激素水平为每毫升 15~25 百万国际单位后，便宣布她永远不会有自己的孩子了。她只有 34 岁。她来找我（萨米），我给她进行了更彻底的检查，比她收到那份可怕的诊断之前所做的检查更彻底，包括子宫输卵管造影（见第 183 页）和腹腔镜手术。我发现了她生育问题的真实原因：卵巢和输卵管周围的瘢痕组织。我给她进行手术切除了瘢痕组织，没有进行进一步的治疗（促卵泡激素水平无变化）。4 个月后，伊马尼怀孕了。

促卵泡激素水平需要在月经周期的第 2~3 天检查。其检测有些复杂，结果会因实验室不同而不同。一定要在同一家医院做检查，这样才能保证你用的是同一个实验室，得到的结果是一致的。大多数医生对促卵泡激素水平的临界值有一个界定，高于这个值的不孕不育病人，他们不治疗。不同的医生对临界值的定义不同，但大多数都为每毫升 12~14 百万国际单位。

如果你得到的检查结果是促卵泡激素水平高，一定要再次检查，一次结果高不必忧虑（绝经后，促卵泡激素水平仍然居高不下。只要数值有变化，你就不必沮丧）。然而，许多医生将有记录的最高值作为最终结果，无视其他较低的值。

促卵泡激素水平高并不意味着助孕药物无法帮助你，这些药物的药效在于刺激身体生成更多的促卵泡激素（或者是采用注射的方式，能提供更多刺激）。如果你的促卵泡激素水平已经很高，那么你的卵巢已经开始抵抗促卵泡激素，所以在开始服用药物之前，确保你进行了促卵泡激素水平检查。

促卵泡激素水平高的女性，接受体外受精不会增大受孕的概率，这些女性尝试自然受孕的结果也一样或者会更好。所以，体外受精的医生劝这些女性只服用大剂量的助孕药物，而不采用体外受精也许是正确的，但是他们无法提供除采用捐赠卵子进行体外受精以外的选择。我（萨米）给一些病人使用雌激素来降低促卵泡激素水平，一旦促卵泡激素水平降下来，她们的卵巢就会对大剂量的促卵泡激素药物做出反应。

病例研究：普里提

两年来，普里提的促卵泡激素水平为每毫升100百万国际单位，她来见我时没有月经，医生诊断她患有卵巢功能早衰，没有希望生育自己的孩子了，她才33岁。

我开了雌激素以抑制她的促卵泡激素，然后监测她的激素水平以确定是否排卵。她排出了一个卵子，我给她做了人工授精。9个月后，她生下了一个健康的男婴。从那之后，她的月经再次规律，这是一个卵巢功能短暂早衰的病例。

促卵泡激素水平低的女性

促卵泡激素水平低也会导致生育问题，这通常是由压力引起的，因为压力产生的应激激素能够抑制促卵泡激素的分泌。在这种情况下，女性可能排卵。只要有排卵，受孕就不是问题（假设她可以确定何时排卵，并据此安排性生活）。如果促卵泡激素水平低到停止排卵，可以借助助孕药物来促排卵。减轻压力也可以达到同样的效果！压力管理对于生育能力非常重要，它对促卵泡雌激素的影响只是原因之一。

易倦型

气滞型

促卵泡激素水平和男性

促卵泡激素能刺激男性精子的生成，男性的促卵泡激素水平随着年龄的增长自然升高（男性更年期），但是也可能由于睾丸创伤、扭转或感染破坏了睾丸内的细胞而被迫升高。如果男性的促卵泡激素水平升的太高并且居高不下，睾丸会停止生成精子。促卵泡激素水平上升通常是不可逆的，一旦上升，就无计可施。促卵泡激素水平高是睾丸功能衰竭的症状，精子计数低也是由睾丸功能衰竭引起的。

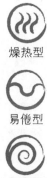

燥热型

易倦型

气滞型

男性促卵泡激素水平太低也许与女性有相同的原因：压力。如果是这样的话，所需药物可能也是一样的：使用非常小剂量的氯米芬，并减轻压力。压力引起的促卵泡激素水平低很可能伴有弱精——精子数量少、活力差、形态差等。

男性促卵泡激素水平低或高都应该去看不孕不育专家。

中医

女性或男性促卵泡激素水平高被认为是与阴虚有关，这就是为什么燥热型的人特别容易存在这种情况，其次是苍白型的女性。对于燥热型和苍白型的女性，促卵泡激素水平高会导致子宫内膜条件差或卵泡发育不良，还可能导致易受孕型宫颈黏液减少。针灸和中药有助于降低促卵泡激素水平，从而提高生育能力。

促卵泡激素水平低与阳虚的关系更大，在易倦型和气滞型的人群中更为普遍。

自助措施

- 如果你的促卵泡激素水平高，先确定是否有排卵；如果能排卵，继续尝试自然受孕。
- 进行全面的检查，而不只是检查促卵泡激素，你的伴侣也同时要检查。请医生抛开年龄或促卵泡雌激素水平，给出与普通病人相同的评价。
- 咨询针灸师或中医，寻求他们的帮助，以降低促卵泡激素水平。
- 采用心像练习（见第77页），以减轻压力，实现促卵泡激素水平正常化。

催乳素水平升高

气滞型

催乳素是由垂体分泌的激素，它的主要功能是刺激女性乳腺发育并分泌乳汁。男性也有催乳素，其水平较低，不过即使科学家也不知道原因。

血液中的催乳素水平升高被称为高催乳素血症，它并不常见，但是许多闭经（没有月经）或其他月经不调以及不孕不育的相关疾病都是由它引起。催乳素水平高会让排卵停止，这并不奇怪，因为催乳素水平升高会阻止哺乳期的女性来月经，避免她们怀孕（虽然不是万无一失）。男性催乳素水平升高也会导致生育问题。

催乳素水平升高最常见的原因是压力。甲状腺功能减退和良性的垂体瘤都会引起催乳素水平升高，虽然这种情况非常少见。酒精和一些镇静剂、抗抑郁药、降压药和止吐药也会提高催乳素水平。你应该与医生一起检查你正在服用的所有药物，以防有任何药物导致催乳素水平升高。

病例研究：杰丝

杰丝经历过几次失败的体外受精。她快40岁了，所有的医生都说她的卵子质量一定很差，建议她接受捐卵做体外受精。杰丝飞到纽约来见我（萨米），寻找其他方法做最后的努力。基础的血液检查表明她的催乳素水平略升高，接下来的核磁共振检查显示她有一个小的良性垂体瘤，正是它导致杰丝的催乳素水平高。我给她开了溴隐亭来抑制催乳素的分泌，同时这种药也可以使肿瘤缩小，不需要再对肿瘤做其他处理。杰丝的丈夫大肠杆菌检查为阳性，所以他俩都服用抗生素消除感染。

催乳素水平恢复正常、感染消除后，杰丝用自己的卵子又尝试了一次体外受精。杰丝告诉我，她不得不恳求医生这么做，因为医生都确信她的卵子质量不好。这次她怀孕了，生下了一个健康的男婴。一年后，她再次怀孕，这一次没有采用任何医疗手段进行干预。

催乳素水平高会导致女性雌激素水平下降，干扰正常排卵，引起性欲低下，并可能导致代谢失调和不孕。症状轻可能意味着孕酮水平低，黄体期短，即使月

经周期貌似正常，这也足以损害生育能力。中度症状会引起月经量稀少或不规律，并引起生育类问题。症状最严重的情况下，月经和排卵可能完全停止，生育能力会出现问题。催乳素水平高会导致性腺功能减退（性激素水平异常低），对女性来说这意味着雌激素低，并出现和绝经一样的后果。更为少见的是，催乳素水平升高会导致与怀孕或分娩无关的溢乳。

催乳素水平升高会导致男性出现各种生育问题，包括睾酮低（性腺功能减退）、代谢失衡、性欲低、干扰正常精子的生成与阳痿。

如果你遇到这些症状，那么就应该要求医生检查你的催乳素水平和其他激素水平。

中医

气滞型的女性最有可能出现高催乳素水平，我（吉尔）发现行气的中药可以降低催乳素水平。

自助措施

- 饮食中增加大量维生素 B、镁和锌。
- 寻找方法来缓解生活中的压力：经常按摩、学习冥想或发现其他适合你的减压方式。
- 定期进行温和的锻炼（过多的锻炼会提高催乳素水平）。
- 避免摄入酒精。
- 圣洁莓可以帮助平衡激素，包括调节过高的催乳素水平。
- 去看中医，服用能够行气的中药。

病例研究：布鲁斯和朱斯蒂娜

布鲁斯和朱斯蒂娜有生育问题，在生殖专家的帮助下朱斯蒂娜最终怀孕了。不幸的是，朱斯蒂娜在一次常规羊膜腔穿刺术后流产了，她和布鲁斯陷入忧郁之中，他们再次面临生育问题。布鲁斯有阳痿问题，他的精子计数低，虽然在他们当初的生育治疗中，这些都不会构成问题。布鲁斯的泌尿科医生

将这些情况诊断为抑郁的结果。

我（萨米）对布鲁斯进一步检查发现他的催乳素水平均超过100纳克／毫升（正常值应低于20纳克／毫升），他有垂体瘤。我给他开了溴隐亭抑制催乳素的生成，并使良性肿瘤缩小，不久布鲁斯的精子数量提高，阳痿症状消失。我为他治疗3个月后，朱斯蒂娜又怀孕了，最终他们有了一个健康的宝宝。

其他激素问题

还有很多不常见的激素问题会导致生育问题，碍于篇幅，我们无法详细加以描述，但是如果常见的解释不适用于你的情况，在你接受不明原因不孕不育的诊断结果之前，确保你的医生排除了以下这些原因。

女性：

肾上腺疾病；

卵巢、垂体或肾上腺肿瘤；

垂体疾病、功能障碍或衰竭；

高雄激素血症；

闭经溢乳综合征；

下丘脑－垂体性闭经（通常与极大的压力、体重下降或暴食症有关）；

高胰岛素血症；

卵巢抵抗综合征。

男性：

垂体疾病、功能障碍或衰竭；

肾上腺疾病；

内分泌紊乱。

下面的内容总结了需要的检查项目，以确定生育问题是否源于这些激素问题。它们将尽可能有效地指导你的检查方案。对女性来说，我们汇总了针对月经周期需要安排的检查，以便安排合适的时间，在尽可能短的时间内完成所有的检查（对男性来说，时间通常不是问题）。并不是每个人都需要完成下面所有的检查，也有可能这些检查不是你所需要的全部检查。你的医生会告知你需要做哪些检查，但是在阅读了本部分的内容之后，你的理解应该与医生的安排相符合。

针对女性的检查

检查项目	适用情况	最有可能需要的生育类型	时间安排
妊娠血液检测	早期妊娠失败	易倦型 / 燥热型	月经推迟1~2天时或排卵后10~11天
雌激素和促卵泡激素血液检测	卵巢功能早衰；卵巢储备（卵子供应）；压力	燥热型	月经周期的第2天
黄体生成素血液检测	多囊卵巢综合征；卵巢储备（卵子供应）；压力	易倦型 / 湿热型 / 气滞型	月经周期的第2天或第3天

检查项目	适用情况	最有可能需要的生育类型	时间安排
卵巢超声检查	多囊卵巢综合征；卵巢囊肿	易倦型 湿热型 气滞型	月经一结束（标准月经周期的第4~6天）
卵巢超声检查	评估卵巢中的卵子以及卵泡的发育情况；监测助孕药物的影响并追踪卵泡的发育情况	燥热型 易倦型	月经一结束（标准月经周期的第4~6天）
宫颈黏液培养（性交后试验）	引起早期妊娠失败的感染	湿热型	预期排卵日前的1~3天
雌激素血液检测	监测助孕药物的影响并追踪卵泡的发育情况	燥热型 苍白型	排卵前，通常与监测助孕药物同时进行
腹腔镜检查	子宫内膜异位症；瘢痕组织；	气滞型 湿热型	月经结束后排卵前（标准月经周期的第7~9天）

检查项目	适用情况	最有可能需要的生育类型	时间安排
阴道超声检查	黄体功能不全；子宫内膜薄；早期妊娠失败	苍白型 燥热型 气滞型 易倦型	排卵前
卵巢超声检查	未破裂卵泡黄素化综合征	气滞型	预期排卵日的前后
一系列孕酮血液检测	黄体功能不全；早期妊娠失败	易倦型 燥热型	排卵后第7、9、11天（标准月经周期的第21~25天）
子宫内膜活检	黄体功能不全；早期妊娠失败	苍白型 气滞型 易倦型	排卵后的第8~10天（妊娠血液检测之后）
催乳素血液检测	催乳素升高；黄体功能不全；	气滞型	随时

检查项目	适用情况	最有可能需要的生育类型	时间安排
促甲状腺激素血液检测	甲状腺功能失调（过高或减退）	 易倦型	随时
睾酮和脱氢表雄酮（雄激素）的血液检测	多囊卵巢综合征	 易倦型 湿热型 气滞型	随时
空腹血糖测试和胰岛素水平血液检测	多囊卵巢综合征	 易倦型 湿热型 气滞型	早晨随时（空腹）

针对男性的检查

检查项目	适用情况		最有可能需要的生育类型
身体检查和病史（包括药物）	性功能问题		任何性功能有问题的人
雄激素水平血液检测（促卵泡激素、黄体生成素、睾酮、促甲状腺激素）	激素失衡；性功能问题	易倦型	以及任何性功能有问题的人
男性催乳素水平血液检查	激素失衡；性功能问题	气滞型	以及任何性功能有问题的人

结构或解剖问题

男性和女性都会遇到一系列影响生育能力的结构或解剖问题，在本节中我们大致按照患病率的高低顺序加以介绍。本节中，我们也提到了手术解决方案，但是在某些情况下，还有一些方案是可以通过自己采取措施提高生育能力的，你可以在自助措施中找到这些方案。

女 性

输卵管堵塞

卵子穿过输卵管到达子宫。输卵管内布满细小的纤毛，帮助卵子移动，细胞分泌黏液使输卵管管壁平滑，使卵子的旅程更为轻松。

气滞型

如果输卵管堵塞，卵子便无法通过输卵管向子宫移动，精子也无法与卵子相遇，你便无法怀孕。输卵管也可能是部分堵塞，精子能够与卵子相遇，但是受精卵无法穿过输卵管到达子宫，这会导致宫外孕。

湿热型

输卵管堵塞相对常见，约有20%的不孕女性患有这种疾病。输卵管堵塞主要有以下4种情况。

1. **黏液过稠**。通常情况下，输卵管会分泌适量的黏液附着在管壁上，使其足够光滑，以确保卵子顺利通过。输卵管与子宫连接处的黏液变稠会使受精卵第一次的细胞分裂推后几天。如果黏液太多会完全堵塞输卵管，还会覆盖卵巢末端的开口，一开始就会阻止卵子进入输卵管。由于输卵管过于狭窄，很容易堵塞。这些问题在湿热型的女性中特别常见。

2. **感染和炎症**。输卵管很容易受到来自宫颈的细菌攻击，由此产生的炎症会导致输卵管管壁粘在一起，形成堵塞。这通常称为盆腔炎，这种疾病有不同的发病位置；输卵管的炎症称为输卵管炎。输卵管炎（通常与盆腔炎相像）由多种细菌引起，其中很多（但不是全部）由性交传播。这些感染最常见于湿热型女性。

3. **积液**。慢性输卵管炎由输卵管内积满液体（输卵管积水）或脓液（输卵管积脓）引起，这些液体会阻止卵子沿输卵管移动，也可能回漏到子宫，导致胚胎植入出现问题或者伤害胚胎。

4. **增厚**。如果输卵管的表面形成称作粘连的瘢痕组织，这些粘连会使输卵管和卵巢僵硬，也会阻止另一个健康和通畅的输卵管拾取卵子。由盆腔手术或既往妊娠史（外伤性阴道分娩、剖宫产或其他并发症）形成的瘢痕组织会从内部堵塞输卵管。

病例研究：弗吉尼娅

弗吉尼娅备孕3年无果。医生告诉她，虽然她仅32岁，身体健康，但由于她的促卵泡激素水平高，卵子质量都不好。她来见我（萨米）时，已经进行了合理而彻底的检查，子宫输卵管造影显示她的输卵管通畅，但还有最后一项检查她从来没有做过：探查手术。当然，这不是仓促决定，而是因为其他所有的方式都无法解释她受孕困难的问题，所以我才建议她做。

通过门诊腹腔镜手术，我发现并去除了弗吉尼娅输卵管周围的粘连以及卵巢周围的粘连。她的卵巢好像装在透明的袋子里——卵子出不来，输卵管周围的粘连导致输卵管僵硬，无法拾取卵子。去除粘连（由早期盆腔感染引起）就可以使卵子排出，输卵管蠕动。手术后不到4个月，弗吉尼亚怀孕了。

输卵管堵塞除了无法受孕外一般没有其他症状，除非是盆腔感染、囊肿破裂或阑尾破裂才会造成堵塞和疼痛。

医生可以采用输卵管造影或腹腔镜手术（见第183页）检查你的输卵管是否

堵塞，有时候这些方法在诊断的同时也可以完成治疗。例如，输卵管造影会冲洗输卵管，可以很容易地清除堵塞输卵管的黏液。研究表明，输卵管造影后妊娠率提高，大概是因为在造影过程中为了得到清晰的图像，轻微的输卵管堵塞被疏通。

完全堵塞的输卵管可以通过腹腔镜手术疏通。腹腔镜手术后也许无须其他方法你就能受孕，但是这取决于你的年龄、你的伴侣和其他促成怀孕的各种因素。

体外受精也是一种选择，因为它不需要卵子通过输卵管，但是输卵管完全堵塞的状况仍然需要修复或疏通，因为积聚在输卵管内的液体如果回漏到子宫会影响胚胎植入或伤害胚胎。

中医

中医认为输卵管堵塞是由血郁（气滞型）或痰滞（湿热型）引起的。中药对于患有输卵管堵塞的湿热型女性有效，针灸虽然有其局限性，但同样有效。大多数患有输卵管堵塞的气滞型的女性需要西医的干预。

自助措施

大多数输卵管完全堵塞的女性需要手术来疏通输卵管，但是输卵管部分堵塞的女性可以尝试以下方法。

- 戒烟。吸烟妨碍输卵管纤毛的摆动，从而干扰受精卵的运动。
- 如果你的输卵管只是堵满了黏液，去看中医，通过中药改善血郁和痰滞的情况，可以有效清除输卵管内堵塞的黏液。
- 咨询接受过腹部深度按摩训练的按摩师，如阿尔维戈玛雅腹部按摩，或进行自我按摩，第二章第三节提到的按摩方法可能无法疏通完全堵塞的输卵管，但是可以防止输卵管堵塞。
- 如果你有瘢痕组织或粘连，可使用蓖麻油（见第217页）。

子宫肌瘤

子宫肌瘤是长在子宫壁上的良性肿瘤，由平滑肌细胞和结缔组织组成，是体内雌激素过多引起的。子宫肌瘤大小不一，小如豌豆，大如甜瓜。据估计，35~50岁的女性有子宫肌瘤的概率为20%~30%，但是，子宫肌瘤不一定会引起问题或出现症状，所以有些人根本不知道自己有子宫肌瘤。

气滞型

子宫肌瘤当然会带来麻烦，具体情况取决于其大小、数量和确切位置。它们会改变正常的盆腔结构、改变子宫的血流、干扰受精卵着床，也可能引起性交疼痛。常见的症状包括月经期长（超过5天）、月经量大（有时月经量大到可以引起贫血）和有血块；月经时断时续；非经期出血；膀胱或盆腔的其他部位有压迫感；腹部肿胀明显。有时候患有子宫肌瘤的最初症状是受孕困难。

湿热型

如果你有这些症状，告诉医生。常规盆腔检查是诊断的第一步，你的医生能够感觉到你的子宫是否变大或形状不规则。进一步的检查可能需要检查和测量子宫肌瘤的大小，检查方式包括：超声检查、宫腔镜检查（通过宫颈插入一个小的摄像头，使医生能够清楚地看到子宫里的情况）、输卵管造影或腹腔镜检查。了解了你是否有子宫肌瘤，子宫肌瘤的位置、数量、大小以及是否影响受精卵着床，你的医生会建议你是否应该做手术。通常子宫肌瘤大于5厘米或者有多个肌瘤且每个至少3厘米，才有必要做手术。宫腔内的肌瘤（黏膜下子宫肌瘤），无论大小都应该被去除。

中医

中医认为，子宫肌瘤与血郁或痰滞相关，气滞型或湿热型女性最容易患此病。

中药和针灸结合西医治疗，可以缩小子宫肌瘤的大小及其负面影响，但使子宫肌瘤完全自行消失不太可能。我（吉尔）能使病人那些小的子宫肌瘤缩小，但无法解决大的肌瘤。促使血液流通的中药对子宫肌瘤有用，但是必须在医生的指导下服用才安全、有效。很多中药在怀孕期间禁用，因为会导致早期流产。

自助措施

要想预防子宫肌瘤，你能做的就是减少体内过多的雌激素，保护好肝脏（肝脏能够分解雌激素），促进盆腔血液循环，调整自己的情绪。

- 关于子宫肌瘤，咨询妇科医生，并使用中药和针灸作为辅助治疗。
- 如果你超重，减掉几千克，因为额外的脂肪细胞会增加你身体中雌激素的含量。
- 选择低脂肪、高纤维的食物，饮食以素食为主。
- 虽然不需要完全戒掉乳制品，但是要限制摄入量。
- 选择没有接触过人工激素的动物的肉和奶制成的产品。
- 避免食用大豆。对于子宫肌瘤，很多选用替代疗法的医生推荐大豆和其他来源的植物雌激素，理论上来说，温和的植物雌激素依附在身体内的受体上，可以阻止更多有害的外源性雌激素（合成雌激素或化学雌激素）。然而，与此相反，近些年来，我（吉尔）见到太多的女性，在中药和食物中植物雌激素的影响下子宫肌瘤加重。加工过的豆制品似乎最不好。
- 选择有机产品，从而避免接触含有雌激素的杀虫剂。
- 大量食用十字花科蔬菜，如西蓝花、卷心菜、花菜、羽衣甘蓝和抱子甘蓝。它们含一种称为二吲哚甲烷的植物营养素，其能有效支持雌激素代谢。
- 避免摄入精制油脂和氢化油脂。
- 限制糖、巧克力、咖啡因和酒精的摄入。
- 从天然食品如小扁豆、水稻麸皮和甘蔗或补充剂中，获取足够的 B 族维生素。特别是维生素 B_6，它能够增强雌激素的分解并清除人体内的雌激素。
- 吃洋蓟。
- 通过在沙拉中加入柠檬汁和苦味蔬菜如蒲公英、莴苣菜和红菊苣来改善肝脏功能。
- 服用有益于肝脏的中药，包括蒲公英根、水飞蓟、牛蒡和姜黄。
- 排毒。
- 进行适度锻炼，有助于改善循环。
- 经常用浴盐洗澡。将6杯浴盐溶于温热的洗澡水中，在里面泡20分钟后，擦干身体，再静静躺20分钟，或者尝试洗放有乳香精油、薰衣草精油等的温水浴。
- 摄入 ω-3脂肪酸，它有助于防止异常血凝。食用含脂肪的鱼类、食用亚麻籽油和（或）服用补充剂。

- 月经期（只在月经期）在下腹部擦蓖麻油，一天两次，它可以活血并帮助淋巴系统清除异物。躺平，把蓖麻油擦在腹部，盖上保鲜膜，将加热垫或热水袋放在腹部上（热但不能烫，如果太热，在热源和保鲜膜之间放一块毛巾），放松，保持20分钟。
- 检查自己是否有压抑的情绪，这种情绪会加剧身体的问题。多年来，我（吉尔）注意到有某种情绪问题的女性更容易患子宫肌瘤，这些女性往往感到不堪重负或无法应对压力、过度劳累或者有时候感到窒息。她们可能无法平衡与配偶或生活中其他重要的人、工作等的关系。去见治疗师或心理医生，疏导情绪。
- 尝试冥想。
- 做瑜伽。
- 学会说不！

子宫内膜异位症

子宫内膜异位症是女性不孕不育最常见的原因之一。据统计，有10%~20%的女性患有此病（有或无症状），其中20%~50%的女性因患有子宫内膜异位症引起不孕而寻求医学帮助。

气滞型

子宫内膜异位症是指子宫内膜组织在子宫以外生长，形成团状，可能发生在盆腔内的任何部位，包括子宫外壁、卵巢、输卵管和盆腔壁上。异位组织对激素，特别是雌激素做出响应，并周期性

湿热型

生长和脱落，就像它在子宫内部一样。子宫内膜每个月随月经脱落，但是异位组织脱落时无法排出，形成炎症。在某些情况下，它会导致出现瘢痕或输卵管堵塞，即便没有达到这种程度，也会导致生育问题。患有子宫内膜异位症的女性进行体外受精的效果不好，通常是因为胚胎植入存在问题。

子宫内膜异位症的症状包括痛经、月经量大、排卵痛以及月经开始前出血，它还会引起性交痛或性交后痛、月经期间排便困难和卵巢囊肿。还有一个明显的特征是慢性盆腔疼痛，可能（但不一定）会加重，并且引起背痛。有些患有子宫内膜异位症的女性，即使异位组织面积大或有瘢痕，也很少疼痛或从不疼痛，有些则疼得厉害。有些女性认为痛经正常，因此在很长一段时间内不知道自己患有

子宫内膜异位症。通常生育问题是子宫内膜异位症最初的症状。

没有人知道到底是什么原因导致了子宫内膜异位症，目前最被认可的猜测包括雌激素过多、免疫系统弱和月经逆行（血液和组织回流到输卵管）。月经初潮早和初次怀孕晚都会增加患子宫内膜异位症的风险。

无论根本原因是什么，子宫内膜异位症会通过以下几种方式干扰生育能力。

● 子宫内膜组织本身会堵塞输卵管或破坏卵巢组织，这在患有子宫内膜异位症的不孕病人中占 5% 左右。

● 子宫内膜异位症会激活更多的巨噬细胞。巨噬细胞是较大的细胞，能清理细胞碎片和病原体，只要它们坚持清除错位的子宫内膜组织就是好事。巨噬细胞也会把游过输卵管进入腹腔内的精子一并清除掉，这也是好事。但是，对患有子宫内膜异位症的女性来说，过度活跃的巨噬细胞会进入输卵管，在精子遇到卵子之前就将精子清除。巨噬细胞还会生成细胞因子和对精子与胚胎有毒性的化学成分。

● 分散的子宫内膜组织有类似子宫内膜的腺体，这些腺体分泌的黏液可以堵塞卵巢或花边状的输卵管伞端的纤毛，这些纤毛位于输卵管远端，拾取卵子送入输卵管。

● 子宫内膜异位症伴有前列腺素水平升高，使输卵管僵硬，因此更容易堵塞，无法推动卵子前进。

● 患有子宫内膜异位症的女性，患未破裂卵泡黄素化综合征（见第196页）和黄体功能不全（见第185页）的风险增加。

● 许多子宫内膜异位症病例是免疫系统不恰当反应的结果。身体在错误的地方探测到子宫内膜组织，形成炎症反应来保护自己，攻击所有的子宫内膜组织，从而生成一个不利于胚胎植入的环境。

有时候子宫内膜异位症的症状被看作是服用了避孕药引起的，但是对于想要怀孕的你，这显然是不可能的。医生可能建议其他激素治疗方法或门诊腹腔镜手术，腹腔镜手术也用于诊断子宫内膜异位症，诊断和治疗往往通过腹腔镜手术同时进行。确定患有子宫内膜异位症后，外科医生采用烧灼或激光方式对错位的子宫内膜组织进行处理。

中医

中医认为子宫内膜异位症是血郁引起，气滞型的女性容易患此病，湿热型女性也会受到影响。

针灸可以清除炎症，改善盆腔区域的血流。一些中药也有帮助，但是最有帮助的中药在怀孕期间服用不安全。我（吉尔）通常让病人在月经期服用中药，因为我可以肯定她们在此期间没有怀孕。有时我会使用非常敏感的妊娠检查方法以尽早确定病人是否怀孕，进而确认她经前服用中药是否安全。治疗子宫内膜异位症有非处方药，但是如果你正在备孕，你需要咨询医生。

自助措施

想要控制子宫内膜异位症，你能做的基本就是避免摄入过量雌激素，保护肝脏（它分解雌激素），以及提高身体循环能力，与应对子宫肌瘤（见第215页）的措施差不多。不同的是，我（吉尔）发现，子宫内膜异位症患者伴有的压抑情绪在子宫肌瘤患者中并不常见。

你还可以试试下面这些方法。

- 进行针灸，以清除炎症，改善盆腔的血流。
- 去看中医。注意，最有帮助的中药在怀孕期间服用并不安全。
- 摄入 ω−3 脂肪酸，以对抗炎症，改善盆腔的血流。
- 使用月见草油，食用富含维生素 C 的水果和生物类黄酮，避免氢化脂肪以防止炎症。
- 月经期间避免剧烈运动，以改善血液流动（可以做温和或适度的运动），来月经时避免倒立（如瑜伽倒立），使用卫生巾代替卫生棉条，卫生棉条会干扰血液流动。

子宫内膜息肉

子宫内膜息肉是长在子宫内膜上的肉质突起物，它会导致出现不利于胚胎植入的环境。如果它长在输卵管附近，会造成输卵管堵塞。子宫内膜息肉增加了流产和不孕的风险。

子宫内膜息肉通常是良性的，高达10%的女性有息肉，但很多人根本没有任何症状。有子宫内膜息肉的症状包括月经期长（超过5天）、不规则出血、月经量大、有血块，还会导致在月经周期中的任何时间异常出血。

气滞型

医生会采用输卵管造影（见第183页）或生理盐水宫腔声学造影（用盐溶液扩张子宫腔）对子宫内膜息肉进行仔细检查。医生也许会采用宫腔镜手术切除子宫内膜息肉——这是一种门诊手术，在病人全身麻醉或硬膜外麻醉的情况下，由摄像头引导医生对息肉进行手术切除。

湿热型

中医

中医认为，子宫内膜息肉基本上与子宫肌瘤一样，与血郁（气滞型）或痰滞（湿热型）有关，可以使用中药和针灸。

自助措施

此处建议与子宫肌瘤（见第215页）的建议相同。

卵巢囊肿

卵巢囊肿是卵巢内一种含有液体的囊，几乎都是良性的，大多数在几个月经周期后会萎缩，但是它们会导致盆腔痛、背痛或痛经，改变正常的解剖结构，阻止输卵管拾取卵子，从而使女性无法受孕。

气滞型

许多女性有卵巢囊肿，但她们没有任何症状，是在常规盆腔检查（或生育检查的某项检查）中发现卵巢囊肿的。月经周期的第4~6天，做超声检查可以确诊，并检测卵巢囊肿的大小和外观。

湿热型

因为大多数卵巢囊肿在几个月经周期内可以自行消失，因此你可以先观察2~3个月。如果卵巢囊肿没有消失，医生会安排做核磁共振检查或其他3D超声成像检查。

有时你也可以通过服用几个月避孕药的方式来抑制排卵，这能够阻止形成新的卵巢囊肿，现有的囊肿也会萎缩。但是，如果你时间紧迫，腹腔镜手术可能是最好的选择（如果几个月经周期后囊肿没有自行消失或者变大，或者医生感到可疑，也推荐手术），你可以通过腹腔镜手术施以小切口切除囊肿。

病例研究：拉腊

　　拉腊今年32岁，接受促卵泡激素生育治疗失败后，她有了巨大的卵巢囊肿（出现卵巢囊肿是所有助孕药物潜在的副作用）。她和丈夫渴望有一个自己的孩子，但是因为卵巢囊肿她无法受孕。我（吉尔）开出中药，拉腊买了，但是因为她的医生反对，她从来没有服用。

　　几个月后，拉腊的卵巢囊肿仍然没有变化，最后她决定接受手术，手术安排在大约一个月后。考虑到没有什么损失，她决定试试中药。服用了两周后，她在手术前两周停用。医生在手术室做的第一件事就是给她做卵巢囊肿超声检查，结果她的囊肿消失了，手术取消。

中医

中医通常将卵巢囊肿归结于湿郁（湿热型）和血郁（气滞型）。

我（吉尔）用于治疗卵巢囊肿的中药方剂，非常有效，简直就是奇迹。它可以使卵巢囊肿在一个月经周期内消失，西医达不到这样的效果。它不是非处方药，只有中医才可以开出这些药，其中包含黄芪、皂角刺、昆布、夏枯草、莪术、三棱、皂角和水蛭。

自助措施

去看中医。

宫颈狭窄

宫颈狭窄是一种很少见的情况，指子宫的宫颈口非常狭窄（有时候被称为"宫颈闭合"）。这使得精子很难进入，只有极少数的精子可以通过。

燥热型

宫颈狭窄很少会有症状，除了你可能在月经期间腹痛严重，这是因为有血块试图通过狭窄的宫颈口排出子宫。医生通过观察就能直接做出诊断，盆腔检查可以看到和摸到宫颈。

宫颈狭窄无法治疗，但是可以采用宫腔内人工授精（见第300页）的办法，令女性受孕。幸运的是，狭窄的宫颈通常会在分娩时软化并扩大。

子宫腔粘连综合征

子宫腔粘连综合征是一种罕见的病征，通常是子宫手术后（包括刮宫）在子宫内形成瘢痕组织。任何盆腔手术都会生成瘢痕组织，进而导致生育问题。瘢痕会导致月经量减少或闭经、不孕、早期妊娠失败和（或）反复流产。瘢痕组织还可以由既往妊娠合并阴道外伤、剖宫产术或其他并发症引起。

气滞型

常规的盆腔检查通常无法检测到子宫腔粘连综合征，直到出现生育问题它才会被发现。阴道生理盐水灌注超声或子宫输卵管造影（见第300页）可能检测到，宫腔镜检查（见第215页）可以用于诊断和治疗。手术中，医生在摄像头的引导下清除有问题的组织，可以解决大多数子宫腔粘连综合征。绝大多数因患有子宫腔粘连综合征而出现生育问题的女性，在治疗后都能成功怀孕。

中医

子宫腔粘连综合征是由外伤（如手术）引起的血郁造成的。

男　性

精子问题

当一对夫妻碰到生育问题时，男性一般不会认为问题可能在自己身上。曾经有一位男士给我（萨米）打电话，让我给他的妻子开助孕药物，而他自己从来没有去看过医生。我拒绝了他的要求。在某些男士看来，只要性功能没问题，生育问题就与自己无关。

非特定的类型

很多医生也希望是这样。有时候他们会使用技术来强制解决问题，而不关注男性是否存在精子计数低、精子游动慢或者不明原因的精子畸形等情况。辅助生殖技术，特别是卵胞浆内单精子显微注射技术（见第309页）出现之前，男性还没有像现在这样被忽视，但现在医生的观念似乎是：我只需要一个优秀的精子，那能有多难？他们是对的，逻辑上确实是这样。"精子计数低"意味着仍然还有1000万个精子，"活力（运动）差"可能意味着一半以上的精子游动性差，"形态（结构）差"可以淘汰另外几百万卷尾、双尾、弯曲或效率低下的精子。即使这样，医生通过高精度的显微镜还能从每毫升精液样本中得到200万左右的精子。挑选一个看上去不错的精子，直接注入卵子，这就万事大吉了（谁还在乎它是否有能力到达目的地呢）。

检测

我们不禁要问：为什么不做精液分析？也许精子有问题，也许没有，但是至少可以知道确定的结果。如果有问题，卵胞浆内单精子显微注射技术、体外受精或人工授精都可能是正确的做法，但是相反，也许可以采用创伤小的方法。除非你不想收集精液样本，并在显微镜下检查，否则谁也不会知道结果。大多数由"男性因素"引起的不孕不育是不易发现的，所以这是找出你面对的是什么问题的唯一方法（确保医生选择专门从事精液分析的优秀实验室，尽量提高结果的准确性）。

精液分析能评估精子的数量、运动能力和形状，正式的名称是计数、活力和形态。先进的技术可以检测到单个精子的结构和生化异常，这些方面不管哪一个出现问题都会导致女性受孕困难。也许是因为没有足够多的精子到达宫颈或存活的精子不够，也许是因为精子结构异常，存活下来的精子无法有效地附着或穿透卵子。还记得让我（萨米）给他的妻子开助孕药物的那位男士吧，我说服了他接受专家的检查，专家确定他的精子形状异常，无法穿透卵子。因此，无论他的妻子生成多少个卵子，他的精子都不能使任何一个卵子受精。最后，他同意接受男性不育医生的治疗。经过治疗，他的妻子成功受孕。

还有一种可能是因为精液数量少，导致没有足够的精子冲向卵子。精液量少是由结构问题或者前列腺和精囊生成的精液少而造成的，也可能是由脱水引起，如果是这样，多喝水可以马上解决这个问题。

精子稀少怎么办？

当可靠的精液分析显示精子稀少时，你可能需要咨询从事男性生育问题治疗的泌尿科医生。在预约等待期间，你可以自行改善自己的状况：饮食合理、睡眠充足、避免摄入酒精、烟、类固醇激素以及避免过高的温度和过多的压力。正如我们在第二章第二节所述，你要避免洗热水澡和桑拿浴，不穿紧身内衣，不用电热毯和加热座椅以及不要将笔记本电脑放在大腿上。此外，考虑增加性生活次数或者增加射精次数，长期禁欲会降低精子质量。

几个月后你要再做一次精液分析，以监测自我调整后的效果，并比对原始结果。男性每3个月生成一批新的精子，因此在此期间不同的生活方式会导致第二次检测出现不同的结果，而且采集样本的时间也会影响结果。例如，如果第一次精液分析时压力很大，精液量可能少，但是在压力小的情况下，结果可能正常。此外，其他情况也可能导致暂时的精子问题，比如发烧或饮酒过量，但是如果对精子再次进行检测，结果会回归正常。

精子计数下降确认

就整体来说，几十年来男性的精子数量一直在急剧下降。把当今男性的精子数量与两代人之前的男性的相比，以那时的标准来看当今男性几乎全部会被认为不育。1940年，普通男性每毫升精液中有1.13亿精子，到1960年，只有6600万（跌幅为45%），从那时起，男性的精子数量一直在下降。

平均精液量也在下降，同样，拥有正常形态精子的男性的百分比也在下降。最近一项研究表明，自1990年以来有超过40%的精子捐献者的精子异常，而在1980年之前，这个数值是5%。

精子平均计数下降如此明显，以至医生不得不重新定义"正常值"。20年前，每毫升精液中大约有4000万精子的男性被认为是生育能力正常，而今2000万就被视为正常。据《英国医学杂志》报道，无论理想的参考值是多少，精子数量在2000万以下的男性人数增加了3倍。研究还发现，在2005年，30岁男性的精子数量平均值仅为1955年30岁男性的精子数量平均值的1/4。

也许专家们对男性生育能力的重新定义有些极端，现在被视为正常的参考值太低。2000万精子可能是平均值，但即便把它称为"正常值"也无法掩盖它不足以让女性轻松受孕的事实。《新英格兰医学杂志》的研究表明，女性要想成功受孕，其伴侣平均每毫升精液中精子的数量需超过4800万。

精子活力的"正常值"则与现实更为接近，如果约有60%的精子显示向前运动能力良好，则精液分析的结果为状况良好。《新英格兰医学杂志》研究发现，自然受孕成功需要男性的精子活力大约为63%。

原因

精子数量和质量总体下降的原因仍然是一个谜，但是有很多因素明显在发挥作用，包括处方药使用率的上升；男性更多地接触酒精、香烟、毒品；与环境毒素如杀虫剂和其他污染物（包括在子宫内接触）的接触增加，干扰了关键激素的形成。遗传疾病（被诊断为不育的男性中，有2%~5%的人患有遗传疾病）、肾脏疾病、糖尿病和癌症以及癌症治疗也对精子的数量和质量产生了负面影响。我们已经提到压力也是原因之一，身体上的压力和精神压力都是。

中医

中医认为精子的生成与肾气有关，虽然有些精子问题可能是因为湿郁（湿热型），但是大多数可以归结于阳虚（易倦型）或阴虚（燥热型）。气滞型或苍白型的男性也可能受到影响。

针灸和中药有助于增加精子计数和精子活力，对改善精子形态也有一定的帮助（见第142页的方框）。

自助措施

求助于针灸师和（或）中医。

精索静脉曲张

精索静脉曲张是影响男性生育能力的最常见的问题之一。多达20%的男性患有精索静脉曲张，在有生育问题的男性中患有此病的人多达40%，在已成为父亲但是后来遇到生育问题的男性中，这个比例更高（继发性不育）。

气滞型

精索静脉曲张是指睾丸内的静脉丛异常扩张（与静脉曲张多少有些相同）。精索静脉曲张区域的血液会聚集，使睾丸的温度上升到37℃，而睾丸的理想温度是35.6℃~36.1℃，过高的温度会伤害现存的精子、改变精子的形状、影响新精子的生成，进而损害男性的生育能力或导致女性流产。精索静脉曲张也会导致睾酮水平低。

大多数患有精索静脉曲张的男性没有症状，生育问题可能是第一个症状，但是精索静脉曲张可能引起抽痛。在日常检查的时候，你可能注意到有一个睾丸犹如一团蚯蚓，从而发现精索静脉曲张。

如果感觉自己患有精索静脉曲张，或者对此心存疑虑，并且没有找到自己生育问题的合理解释，去看泌尿科医生或其他治疗男性生育问题的专家，以便做出诊断并探讨解决方法。显微镜手术可以消除精索静脉曲张并恢复男性的生育能力，但是可能仍然需要一点儿时间，男性手术后一年内只有约35%的夫妻会有宝宝，80%的是在两年之内有宝宝。

病例研究：哈立德和法蒂玛

哈立德和法蒂玛备孕不止一年了，我（萨米）以前见过他们几次，他们已经开始准备人工授精。我一直劝哈立德去看男性生育专家，最终他接受了我的建议，医生发现他患有精索静脉曲张，并建议通过手术来治疗。哈立德手术后没多久，我收到了法蒂玛怀孕的好消息。

哈立德曾经打电话给我说过他的想法，他不太情愿做他"不需要"的手术，因为最近的一次人工授精已经起作用了。不幸的是，几周后，法蒂玛流产了，可能是由于精子中的DNA异常。

后来我再也没有见过他们，因为他们已经有了两个孩子，没有进行进一步的人工授精或接受其他任何医疗干预或辅助生殖手段。哈立德解决了精索静脉曲张问题后，他的精子健康得足以胜任它们的工作。

中医

中医对精索静脉曲张的观点很容易理解：血郁。常见于气滞型的男性。

有证据表明中药有助于改善体内循环，消除精索静脉曲张，并提高患有精索静脉曲张男性的精子的数量和活力。然而，毫无疑问，手术更有效，更快捷，效果更持久。

自助措施

去看中医。

睾丸损伤

睾丸损伤会影响供血，进而影响精子的生成。体育运动或打斗中的严重打击都可能造成睾丸损伤。要特别留意睾丸或睾丸周围是否出现肿胀或出血。有一种被称为睾丸扭转（扭曲）的损伤也会造成类似的生育问题，除非通过手术尽快治疗。

非特定
的类型

中医

中医将睾丸损伤看作是由创伤引起的血郁，中药和针灸都会有用。

自助措施

● 睾丸受到撞击后用冷敷和消炎药来消除肿胀。

输精管堵塞

输精管（将精子从睾丸输送到尿道的管子）阻塞会阻止精子去往它们应该去的地方，并阻止精子生成。以下是最常见的堵塞原因。

手术。疝气修补术、隐睾手术、前列腺手术、睾丸癌手术、睾丸鞘膜积液纠正手术（事实上，腹股沟区域的任何手术）都可能造成输精管堵塞。

气滞型

湿热型

输精管结扎术。输精管结扎术的目的就是阻断输精管。记住，做过输精管结扎术的男性复通后，如果输精管有瘢痕组织，他仍然可能遇到输精管堵塞问题。

输精管先天性缺失。一些男性生来就没有输精管，或者一侧没有，或者两侧都没有。生成精液其他成分的精囊，也可能先天性缺失。

隐睾。必须通过手术矫正（最常见于婴儿期或幼儿期）来保护生育能力，但是即使发现得早，手术也不能完全保证将来具备生育能力。

感染。任何感染都可以引起输精管堵塞。衣原体感染、淋病和结核病是最麻烦的。

睾丸炎。病毒感染可引起睾丸炎症，即睾丸炎，这种疾病会阻碍精子生成。

流行性腮腺炎性睾丸炎。这是流行性腮腺炎常见的并发症，发生于病毒首次出现的几天后，影响大约1/3的患流行性腮腺炎的成年男性病人。流行性腮腺炎性睾丸炎会破坏睾丸内生成精子的细胞，导致精子计数永久性低或者没有精子。幸运的是，大多数情况下，流行性腮腺炎性睾丸炎只影响一侧睾丸，所以大多数在青春期后患此病的男性仍然可以生成精子，虽然精子计数低，他们也能使伴侣怀孕，但是可能需要宫腔内人工授精或体外受精辅助。流行性腮腺炎性睾丸炎还会导致睾丸萎缩，但是通常也只影响一侧。

中医

中医将输精管阻塞归结于血郁（气滞型）或痰滞（湿热型）。

其他结构或解剖问题

一系列罕见的解剖或结构性问题可能导致生育问题，它们很少见。但是如果没有一个常见的原因可以解释你的不孕不育问题，在接受不明原因的不孕不育诊断之前，确定你的医生已经排除了如下这些问题。

女性：

子宫内膜增生；

子宫腺肌病（子宫肌层的子宫内膜异位症）；

盆腔粘连或瘢痕；

功能性子宫出血；

纵隔子宫；

双角子宫；

阴道痉挛；

外阴炎；

外阴前庭炎；

先天性缺陷导致性功能障碍；

性交痛或其他性功能障碍。

男性：

鞘膜积液；

射精管堵塞；

遗传或先天性疾病。

精准怀孕指导

　　以下的内容总结了所需的检查项目，以确定你的生育问题是否源自于结构或解剖问题，它将指导你尽可能有效地检查潜在的问题。我们总结了女性在月经周期内需要完成的检查，这样你就可以进行适当安排，在尽可能短的时间内完成全部检查（对于男性，检查时间通常不是问题）。不是所有人都需要做这些检查，这些也不一定是你所需要做的全部检查。当然，医生会指导你需要做哪些检查，但是在阅读了本部分的内容之后，你的计划应该与医生的安排相符合。

针对女性的检查

检查项目	适用情况	最有可能需要的生育类型	时间安排
卵巢和子宫超声检查	子宫肌瘤；卵巢囊肿；子宫腺肌病	气滞型 湿热型	月经一结束（标准月经周期的第4~6天）；子宫肌瘤可以随时检查
输卵管造影	输卵管堵塞；子宫肌瘤；子宫内膜息肉	气滞型 湿热型	月经结束后，排卵前（标准月经周期的第7~9天）
腹腔镜检查	子宫腔粘连综合征；反复流产；检查子宫形态	非特定的类型	月经结束后，排卵前（标准月经周期的第7~9天）
	输卵管堵塞；子宫肌瘤；子宫内膜异位症；盆腔粘连（瘢痕组织）	气滞型 湿热型	月经结束后，排卵前（标准月经周期的第7~9天）
盆腔检查	宫颈狭窄	燥热型	最好在排卵前
盐水灌注超声检查	子宫腔粘连综合征；子宫内膜息肉；子宫黏膜下肌瘤	气滞型 湿热型	月经结束后

检查项目	适用情况	最有可能需要的生育类型	时间安排
宫腔镜检查	子宫肌瘤；子宫内膜息肉	◎ 气滞型 〰 湿热型	月经结束后
	子宫腔粘连综合征；子宫内膜息肉；子宫内膜异常病变	◎ 气滞型	月经结束后
核磁共振或其他3D成像检查	子宫肌瘤；卵巢囊肿；子宫内膜息肉	◎ 气滞型 〰 湿热型	月经结束后
盆腔检查	子宫肌瘤；卵巢囊肿	◎ 气滞型 〰 湿热型	排卵后

针对男性的检查

检查项目	适用情况	最有可能需要的生育类型
精液分析	精子计数、活力或形态问题；感染；	非特定的类型
	输精管堵塞（无精子）	气滞型
理学检查	精索静脉曲张	气滞型
	睾丸损伤	非特定的类型
阴囊超声检查	精索静脉曲张；睾丸肿瘤	气滞型
	睾丸损伤	非特定的类型
睾丸活检	无精子	气滞型
精液培养	前列腺炎；尿道炎	湿热型 有这种情况的人应该与医生沟通做精液培养
促卵泡激素、黄体生成素、睾酮水平检查	激素失衡；睾丸衰竭	非特定的类型

第四节

感染问题

感染可以影响人身体的各个方面，当然，也会影响人的生育能力。事实上，不孕不育最容易被忽略的原因就是不明原因和未经治疗的感染，大约15%的不孕不育病例可以归因为感染，感染导致早期妊娠失败的百分比甚至更高。感染经常作为解答不明原因性不孕不育问题的答案，因此大家开玩笑说抗生素是我（萨米）最爱用的助孕药物。感染也是体外受精失败常见的原因。湿热型人群特别容易患上因感染而导致的生育问题。

任何接受体外受精的女性，使用抗生素都是其治疗方案的一部分，这是因为医生担心她的生殖道内的细菌（即使没有感染的迹象）会干扰受孕。医生的担心是有道理的，研究表明，宫颈黏液中的大肠杆菌可以大大降低体外受精的成功率，但是采用体外受精的解决方法却是完全落后的。如果细菌影响女性受孕，为什么不只用抗生素，让抗生素起效，看看病人是否能够自然受孕后，再决定是否采用体外受精的办法呢？

据美国疾病控制及预防中心调查，美国的性传播疾病的患病率达到历史最高点，并且许多种感染的概率还在上升。例如，5%~10%的人携带有衣原体细菌，这一数值是10年前的2倍，而且到目前为止，其中绝大多数人都没有任何症状。

像这样的无症状感染非常普遍，我们认为这可能是不明原因性不孕不育的主要原因，但是我们想强调，并不是所有引起不孕不育的感染都是通过性传播的或者只有通过性才能传播。解脲支原体、支原体、大肠杆菌、肺炎克雷伯菌和其他感染都不只是通过性行为传播，它们往往不会引起症状——除了不孕不育或早期妊娠失败，所以不要错误地认为，你只有一个性伴侣就可以忽略这些感染。

每一对与不明原因性不孕不育做斗争的夫妻都应该进行细菌筛查，因为轻微的细菌感染很难被发现（事实上，每一个准备怀孕的人都应该进行细菌筛查），接受体外受精或其他医疗手段干预的夫妻也应该提前进行细菌筛查。如前所述，湿热型的人群特别容易被细菌感染，妨碍生育，所以湿热型人群需要做检查，而其他类型人群也可能被感染，但是其他类型人群不需要急于去进行细菌筛查，除非有不明原因性生育问题。

借助于你良好的饮食和睡眠习惯，一个强大的免疫系统可以消除你自身的细菌感染。然而，这可能需要很长的时间——你可能觉得自己没有这么多时间，特别是在事先不能肯定你的免疫系统可以打败细菌的情况下。也可能你已经感染了很长时间，却一直没能将细菌清除。因此，我们建议采用抗生素和健康的生活方式来帮助免疫系统对抗细菌。在任何情况下，夫妻双方都应该同时接受治疗。

男性和女性的感染并不相同，接下来的内容将分别描述。

女　性

长期以来，未经治疗的衣原体感染被认为是女性不孕不育的一个原因。慢性衣原体感染可以发展为盆腔炎，这可能导致输卵管内产生瘢痕，增加异位妊娠或不孕不育的风险，那样的话，用抗生素治疗也无法治愈。然而，衣原体感染往往没有任何症状，所以经常不容易被发现。

非特定
的类型

衣原体只是会干扰生育能力的一种细菌，其他常见的元凶包括大肠杆菌、肠球菌、葡萄球菌、解脲支原体、支原体和淋球菌。真菌感染（白念珠菌）也可能引起问题。研究表明，寻求治疗不孕不育问题的女性中，有 25%~30% 的人携带有损生育能力的微生物。

除了在女性生殖道内造成问题，这些感染还可以伤害或杀死精子，它们会使精子粘在一起（凝集），无法正常工作，降低精子的活动能力或精子穿透卵子的能力。宫颈黏液中的细菌（宫颈炎）还会附着在精子上，随精子游走并最终附着在卵子上，从而使胚胎受到感染。在进行宫腔内人工授精或体外受精时，精子在通过导管时，也会将遇到的细菌一并带上。

这些感染可能非常细微，基本上没有任何症状，因此唯一能知道你是否感染的方式就是检查宫颈黏液（见第248页）。感染会导致难闻的气味或灼热感、疼痛和发烧。在一些严重的病例中，因为病人携带衣原体和淋球菌，相比普通情况下一个疗程的抗生素治疗，盆腔瘢痕和不孕的治疗就难多了。

夫妻双方如果有一方被诊断为有细菌感染，那么双方都必须使用抗生素治疗，他们可能都携带有细菌，如果一方未经治疗，他们很容易彼此传染。

病例研究：埃维莉娜

我们在第一章的第一节中提到过埃维莉娜，她从30岁起就一直与不孕做斗争。在过去的10年中，她看过4个不同的医生，使用了50次强力助孕药物——简直难以置信！但她仍然没能怀孕。埃维莉娜冒着生命和健康危险服用了如此多的药物，却从没有人去调查一下为什么她无法受孕。

她第一次到我（萨米）的诊室时，常规检查（至少在我的诊室）没有发现她无法受孕的明显原因，我给她做了宫颈黏液细菌培养，发现有支原体感染，这确实会造成不孕或早期妊娠失败。使用抗生素清除感染后，在一个月内，埃维莉娜怀孕了，随后生了一个女儿。两年后，当她42岁时，她又有了一个儿子，这次没有进行任何医学干预。

男　性

引起女性生育问题的细菌，如果占据男性的生殖道同样也会引起男性生育问题。细菌感染会导致精子计数低、活力受损、精子质量差并对精子造成遗传损伤。许多男性的精子即使看起来正常，基本的精液分析也显示没有问题，但他们仍然会遇到生育问题。此外，在患有前列腺感染（前列腺炎）或尿道感染（尿道炎）时，细菌会在男性射精时附着在精子上，并随精子到达卵子。

非特定
的类型

与女性一样，大多数情况下这些轻度的细菌感染没有任何症状，有时候很多年男性都没有发现并加以治疗。为了确认你是否患有无症状的细菌感染，你需要对精液进行检测，即使精液培养显示没有细菌，但是如果标准精液分析显示有白细胞，就表明身体里正在进行免疫反应，这就足以断定男性有细菌感染，夫妻双方都需要服用抗生素。在某些情况下，细菌感染会使男性产生严重的症状，比如未经治疗的衣原体感染会导致睾丸或附睾肿胀、瘢痕和不育。然而，因为有疼痛的症状，这些情况几乎总是能被发现并得到治疗，相反，无症状的细菌感染很少有人关注。

如果你的细菌感染检查结果呈阳性，采用一个疗程的抗生素治疗就很容易治愈。抗生素治疗不仅可以清除感染，还可以消除精子感染造成的负面影响，继而大幅提高女性的妊娠率。男性经过治疗后，生成异常精子的数量会立刻减少，他会持续生成新的健康精子，所以精子质量会迅速恢复正常。墨西哥的一项研究验证了这一点：在寻求生育治疗的193名男性和他们的伴侣中，约有3/4的人被衣原体和支原体感染，经过抗生素治疗后，他们的伴侣绝大多数都能成功受孕，没有再进行其他治疗。

顺便说一下，身体中任何部位的任何感染，在感染后的两个月内都会对精子产生负面影响，比如伴有发烧症状的病毒性流感或者只是重感冒。只要是能引起发烧的疾病几乎都可以影响男性的生育能力，这种影响会持续到精子自然更替结束，新的健康精子代替不健康的精子。

病例研究：昂苏和明吉

昂苏和明吉住在地球的另一端，他们从纽约的医生朋友那里听说了我（萨米）。他们有两个可爱的女儿，二女儿出生后昂苏经历过两次流产，两年后她被医生诊断为"不明原因性继发性不孕"。他们已经花了10多万美元（1美元≈6元）接受体外受精和其他医学手段干预，但是这些都没有效果。

我给他们做了检查，在昂苏的宫颈黏液中发现了解脲支原体。解脲支原体会引起流产和不孕，还会产生炎症伤害胚胎。我给他们俩开了抗生素清除了这种细菌。没有再求助于我，也没有求助之前的医生，2个月后，昂苏怀孕了。最后，她生下了一个健康的男婴。

中　医

与西医一样，中医认为感染是病原体造成，但是也认为是身体内的环境使细菌更容易生存的结果。感染本身被视为是湿结合了热和毒的结果，湿热型的人比其他人更容易受到细菌感染，但是感染可以攻击任何生育类型的人。若是卫气（免疫系统）虚弱，身体环境适合病菌生长，就会出现感染。

中药和针灸有助于对抗生殖系统感染，这两种治疗手段应该与抗生素联合使用，以避免反复感染。

自助措施

- 通过营养丰富的饮食，尤其是富含 β - 胡萝卜素、维生素 C 和维生素 E 的食物，增强你的免疫力。锌被证明能够增强免疫力，防止感染反复，所以饮食中一定要包含锌。
- 大蒜具有很强的抗菌功能，食用大蒜有利于抵抗感染。
- 抗生素治疗结束后，食用益生菌（如嗜酸乳杆菌），以便肠道内的"好"细菌恢复。如果不是很有效，每天饮用两次酸奶（半杯 / 次）是不错的选择。
- 去看中医和（或）针灸师以寻求他们的帮助来对抗感染。然而，有些感染非常顽固，经常反复，需要你一直使用中药（或针灸）和抗生素。

精准怀孕指导

以下的内容总结了所需的检查项目，以确定你的生育问题是否源自感染。干扰生育能力的感染可以攻击所有生育类型的人。湿热型人群最容易受到感染，包括细菌感染，所以湿热型的人应该考虑在早期治疗不孕不育时进行细菌感染检查。其他类型的人的生育问题如果没有合理解释，也应该进行检查。不是所有的人都需要做这些检查，这些也不一定是你所需要做的全部检查。当然，医生会指导你需要做哪些检查，但是在阅读了本部分的内容之后，你的理解应该与医生的安排相符合。

针对女性的检查

检查项目	适用情况	最有可能需要的生育类型	时间安排
宫颈黏液培养（性交后检测）	感染	湿热型	预期排卵日前1~3天

针对男性的检查

检查项目	适用情况	最有可能需要的生育类型
精液培养	感染	湿热型
白细胞计数（精液中）	免疫反应（感染的迹象）	湿热型

第五节

免疫系统问题

各种生育类型的人都会出现免疫性生育问题，特别是女性。本节的第一部分介绍自体免疫反应，这会导致妊娠失败或体外受精失败；第二部分介绍了抗精子抗体，这会导致免疫性不孕不育。

自体免疫反应

在过去五年左右的时间里，我们看到越来越多的女性存在自身免疫性问题（过敏、狼疮、克罗恩病、类风湿关节炎、慢性疲劳、甲状腺问题等），这些问题影响了她们的生育能力。子宫内膜异位症、习惯性流产和体外受精失败在这些女性中很常见。不幸的是，并不是所有的医生都承认这些免疫性问题会影响生育。我们相信，免疫性问题是第三种最常见却最容易被忽略的不孕不育的原因（排在感染与子宫内膜异位症之后）。

如果你反复流产，那么这也许应该归咎于你的免疫系统。专家们估计高达20%的流产与自体免疫反应有关，这就像是女性的身体对胚胎有过敏反应。此外，"不明原因性不孕"往往并不是女性真的不能怀孕，而是由于不正常的免疫反应引起的极早期流产和习惯性流产。

从技术上讲，流产并不是生育问题（受精与着床确实发生了），但是我们将它包括进来有两个原因：第一，最终的结果一样（你拥有一个宝宝的愿望落空），解决这一问题将帮助你拥有一个宝宝；第二，免疫系统问题既会导致流产也会导致生育问题（没有受精和着床）。习惯性流产的女性，她的免疫系统是否有问题主要看4个指标：抗甲状腺抗体、抗磷脂抗体（易栓症）、自然杀伤细胞和抗核抗体。这一部分将依次描述。

抗甲状腺抗体

甲状腺功能减退症（甲状腺激素水平低）通常是由针对甲状腺的抗体水平高引起的，也有可能这些抗体水平很高，而甲状腺功能一切正常，至少目前正常。然而，抗体增加了患甲状腺功能减退症的风险，所以医生应该密切关注。患有甲状腺功能减退症（见第251页）的女性，流产的风险较大，甲状腺功能正常但是抗体水平高的女性也是一样，接受体外受精的女性也是如此。记住，在怀孕期间甲状腺功能可能发生变化，应该加以监测，尤其是孕期的前三个月。对于已知有甲状腺问题的女性更应密切关注，但是所有怀孕的女性在孕期的前三个月都应该检查抗甲状腺抗体，血液检查可以确定你的抗甲状腺抗体是否高。

科学家们还不能确定到底为什么抗甲状腺抗体与流产存在联系，也许是因为抗甲状腺抗体与其他免疫系统的问题一起出现，才制造出这种麻烦；也许是抗体对胎盘或胚胎感到些许困惑，产生了"交叉反应"。不管是哪种情况，补充甲状腺激素都能降低流产的风险。

抗磷脂抗体

抗磷脂抗体误将正常细胞当作侵略者攻击，当抗磷脂抗体依附在磷脂（脂肪分子，有助于形成细胞膜）上时，它使磷脂粘连并聚集在一起，导致血液流动性差和凝血，这会在晚年引起一些健康问题，包括中风或心脏病。子宫内膜或胎盘的血液流动性差意味着没有足够的养分和氧气供应，这会阻止胚胎植入或引起早期流产。

如果你有不明原因的不孕、习惯性流产或生化妊娠等问题，你需要做一个抗磷脂抗体的血液检查。抗磷脂抗体显示约15%的女性有习惯性流产。

如果你有抗磷脂抗体，你的医生可能开小剂量的阿司匹林让你日常服用，在严重的情况下会开注射用抗凝剂（如肝素或依诺肝素钠）来对抗它们的影响，这种治疗方式会稀释血液，降低血凝和流产的风险。

我（萨米）向几乎所有我的病人推荐每日服用小剂量阿司匹林。阿司匹林是一种血液稀释剂，小剂量使用可以改善子宫和胎盘的供血，防止凝血，而凝血会干扰胚胎植入。中医采用类似的方法，通过针灸增加子宫的血流。

很多女性在受精卵着床时出现问题，但是很难发现或确定原因，这时可以借助阿司匹林。它不太可能伤害准妈妈或胎儿（患有胃溃疡、胃出血、胃炎或凝血障碍的人除外，这些人不能服用阿司匹林）。正如小剂量的阿司匹林广泛用于预防心脏病和中风发作，每日服用阿司匹林也广泛适用于备孕的女性。

已经经历反复流产、早期妊娠失败或体外受精失败的女性，应该对更严重的凝血障碍进行评估，包括血栓形成倾向（过度凝血），她们可能需要去看擅长于此的血液学专家。在某些情况下，医生可能提倡注射血液稀释剂。尽管大多数女性应该在妊娠3个月以后停止服用小剂量的阿司匹林，但某些女性在整个怀孕期间都应该服用。例如，亚甲基四氢叶酸还原酶标记为异常的女性，这种异常会增加凝血、心脏病、中风和流产的风险，这些女性在整个怀孕期间服用小剂量的阿司匹林之外，同时还要补充大剂量的叶酸，才能够保证足月生产。

自然杀伤细胞

尽管这个名字听起来令人生畏，但是自然杀伤细胞是一种正常的细胞，是免疫系统中的有益部分。身体产生的这些特别富有攻击性的白细胞，专门寻找快速生长和分裂的细胞，如被细菌或病毒感染的细胞和癌细胞，并将它们摧毁。在黄体期它们通常存在于子宫内膜，帮助胚胎植入。

然而，自然杀伤细胞也会引起习惯性流产。在一些女性体内，这些细胞进入超速运转的状态，对妊娠的反应过度，并以攻击癌细胞的方式攻击胚胎。只需要一个简单的血液检查，就可以确定你体内的自然杀伤细胞是否超速运转。

我（萨米）推荐的治疗方法是静脉注射丙种球蛋白、类固醇或脂肪乳注射液，以抑制免疫系统直到确定怀孕（通常是怀孕头三个月），但是并不是所有的生育专家都会采取这种方法，他们甚至都不检测自然杀伤细胞。

抗核抗体

抗核抗体的存在是为了攻击入侵身体的细胞核，如果受精卵被误认为是入侵者，抗核抗体有时候也会攻击它的细胞核。血液中存在少量的抗核抗体是正常的，健康人群中有5%的人有抗核抗体。患有自身免疫性疾病（如红斑狼疮、类风湿关节炎）的人，抗核抗体的水平往往偏高，这会导致子宫和胎盘炎症，进而导致胚胎植入失败、习惯性流产或不明原因性不孕。抗核抗体水平高的女性接受体外受精和宫腔内人工授精成功怀孕的概率较低。

如果你有受孕困难，向医生咨询，做简单的血液检查，以确认你的抗核抗体水平。标准治疗方法是使用类固醇（如泼尼松），抑制炎症和免疫反应，从而降低抗核抗体水平。如果你的抗核抗体水平很高，超过1:160，你应该去看风湿病学专家。

中医

你可能认为处理免疫问题的最好方法是增强免疫系统功能，就像你一直感冒或有其他免疫缺陷的症状时想要做的那样，但是当免疫系统已经处于极度活跃状态时，简单地使免疫系统更强大是一个错误，而且是一个常见的错误。你真正要做的是使你的免疫系统功能恢复常态，而不是使其增强。从本质上加以改善需要一定的技巧，而这正是中医可以做到的。

在中医看来，没有任何一种生育类型的人比其他类型的人更有可能存在免疫系统问题，这些问题的根源在于气虚和阳虚（易倦型），这会导致体液代谢失衡（湿热型）、气滞血郁（气滞型）、热盛，以及由这些问题引起的阴虚（燥热型）和血虚（苍白型）。

凝血障碍，如抗磷脂抗体和亚甲基四氢叶酸还原酶存在问题，被认为与血郁有关。从中医的角度来看，血郁是指子宫内的血液循环不畅，气滞型的人群特别容易出现血郁。

如果运用得当，中药能非常有效地治疗免疫系统失调。治疗方式应该针对不同病人的生育类型以及可能存在的其他任何情况，目的是恢复系统平衡，不仅仅是简单地补气。

自助措施
● 去看中医开中药，根据你的具体情况进行针灸，以清热、行气、除湿和

（或）益气养阴。

● 每天坚持常规的压力管理，如瑜伽、冥想或工作后散步。压力会增加皮质醇的生成和释放，皮质醇最终会抑制你的免疫系统。

● 避免饮酒和吸烟，将精制糖和咖啡因的摄入控制到最低，因为它们会给你的免疫系统增加额外的压力。

● 增加抗氧化剂的摄入，如维生素 C（合理的量）、维生素 E 和 β-胡萝卜素，它们对免疫系统有益。可以通过饮食摄入这些元素，也可以考虑服用补充剂。

● 考虑服用锌补充剂，锌对免疫系统有益。

● 就是否需要补充对氨基苯甲酸的问题咨询医生，以提高自身的免疫能力。

● 食用更多碱性食物，如全谷物和蔬菜；减少酸性食物的摄入，如肉、酒精和咖啡。

● 确保你得到足够的叶酸，每天2~3毫克。

抗磷脂抗体

● 每天服用小剂量（81毫克）的阿司匹林，这对气滞型的人尤为重要。你可以在任何一家药店买一瓶小剂量的阿司匹林，它相当于常规药片药量的1/4。饭后服用，避免刺激胃。在备孕期间，只要你喜欢，你可以一直服用低剂量的阿司匹林，但是在怀孕3个月后应该停止服用，除非医生另有建议。以这种方式服用阿司匹林已经被证明可以改善子宫内膜，进而提高胚胎植入成功率。一项研究表明，服用小剂量阿司匹林可以增加子宫内膜的厚度，改善其供血，这反过来增加了女性的受孕率。来自以色列的研究表明，被诊断为自身免疫性问题的女性和体外受精反复失败的女性，在接受体外受精时使用小剂量阿司匹林，取得了惊人的37%的成功率。

● 去看中医，服用活血的中药（具有抗凝血作用）。如果你想同时服用中药和阿司匹林，听取医生的建议就倍加重要。

● 尝试针灸，以加快子宫的血流。

自然杀伤细胞

- 服用鱼油补充剂，降低自然杀伤细胞的活性。
- 服用液体叶绿素补充剂，以促使自然杀伤细胞从血液进入组织。血液中的自然杀伤细胞较少，就意味着有更少的自然杀伤细胞对精子或胚胎产生过度反应。

抗核抗体

- 去看中医，用中药清除体内湿热，不能自行治疗，需要有中医的指导。

抗精子抗体

影响生育能力最常见的免疫系统问题是精液过敏，在许多不明原因性不孕不育病例中，检测抗精子抗体可以解开谜团。

非特定的类型

如前所述，抗体是一种蛋白质，免疫系统用它来识别外来入侵者，并保护自身不受他们的侵犯。抗体攻击感冒病毒是做了好事；它攻击外界的无辜物质，如树木的花粉（导致季节性过敏）或更直接地指向精子，则是做了坏事。

女性的身体可能对其伴侣的精子产生抗体，只要它们进入宫颈黏液就将其杀死或使其无法工作。男性也可能对自己的精子产生抗体，在精子接近卵子之前抗体就使它们以某种方式脱离了预定的使命。如果精子没有被立刻杀死，抗体会抑制其附着和穿透卵子的能力。抗精子抗体还会使精子聚在一起（凝集），使其无法发挥作用。男性通常是在发生梗阻（包括输精管堵塞，见第227页）或损伤后会产生抗精子抗体，尤其是输精管复通术后。女性原因未知。

如果抗精子抗体不存在于宫颈黏液、精液或精子中，它们就不会引起任何症状。要想知道抗精子抗体是不是导致你不孕不育的原因，最简单的方法是做性交后试验（见第183页）。如果试验结果显示易受孕型宫颈黏液的黏稠度合适，pH值呈中性（不是酸性），但精子都是死的或在原地摆动，而不是尽情地四处游走，那么你体内可能存在抗精子抗体。

然而，要确认你或你的伴侣体内是否有抗精子抗体，唯一准确的方法是进行免疫珠结合试验。这个试验会检查男性的精液，如果精液中有抗精子抗体，精子上会出现免疫珠，并且该试验还会将精子与男性的血液或女性的血液混合，以检查是否形成抗体。

抗精子抗体可附着在精子的头部或尾部。如果附着在头部，蛋白质会包裹住精子头部，就像是覆盖了一层保鲜膜，因此帮助精子附着并穿透卵子的酶就无法发挥作用；如果抗体附着在精子尾部，精子就无法游动。无论哪种方式，精子虽然活着但是无法正常工作，性交后试验也不太可能出现明显提示。如果你做性交后试验结果良好，显示有活的精子，但仍然是不明原因性不孕不育，你应该检查抗精子抗体。同样，如果你接受体外受精，精子良好，卵子也良好，但是无法受精，你和你的伴侣应该做这项检查。

病例研究：雪莉和汤姆

雪莉今年 38 岁，与不孕斗争了 16 年，有过 3 次婚姻。她向不孕不育专家寻求帮助，并做了 3 次"彻底的"不孕不育检查，但结果一直都一样：她很正常。她丈夫的每项检查也正常。医生没有发现任何可以解释雪莉无法受孕的原因，所以给她的诊断是"不明原因性不孕不育"。

但是，他们都没有进行过抗精子抗体检查。我（萨米）分别将雪莉和汤姆的血液与汤姆的精子进行了免疫珠结合试验，结果显示雪莉的身体对精子过敏，将它们当作入侵者杀死了。下个月她排卵时，我让她服用了 7 天中等剂量的类固醇，以阻止她的免疫系统过度反应，然后通过人工授精的方式，尽可能近距离地、尽快地让精子进入到输卵管，使她的身体反应时间更少。尝试了几次后，没过 4 个月，雪莉就怀孕了。

应对这个问题的典型做法（正如对待大多数生育问题一样）是采用卵胞浆内单精子显微注射技术尝试体外受精，这种方法很有效，同时也可以减少宫腔内人工授精带来的创伤。在任一种情况下，小剂量的类固醇（如泼尼松），都应该在排卵前的几天服用，以抑制不当的免疫反应，这样就可以极大提高受孕机会（也

可以通过阴道性交受孕，但是不如人工授精效果好）。如果采用宫腔内人工授精，3~4个排卵周期都没有成功，那么下一步就应该采取体外受精了。

中医

女性或男性产生抗精子抗体被认为是血郁表现出来的一种微妙形式，可见于任何生育类型。滋阴的中药结合活血的中药，可以减少男性和女性体内的抗精子抗体。

自助措施

- 去看中医，针对你的情况服用适合的中药。
- 尝试非处方中成药——知柏地黄丸（知母、黄柏、生地黄）。根据上海医科大学的研究，80%有抗精子抗体的不孕不育夫妻使用这一中成药减少了抗精子抗体。请根据包装说明服用或遵医嘱。

精准怀孕指导

以下的内容总结了你所需的检查项目，以确定你的生育问题是否源自这些免疫问题。它将指导你尽可能有效地进行检查。除了性交后试验只针对女性，其他检查男性女性都是一样的。不是所有的人都需要做这些检查，这些也不一定是你所需要做的全部检查。当然，医生会告诉你需要做哪些检查。但是，在阅读了本部分的内容之后，你的计划应该与医生的安排相符合。

检 查

检查项目	适用情况	最有可能需要的生育类型	时间安排
性交后试验	抗精子抗体	非特定的类型	预期排卵日前 1~3天
抗甲状腺抗体血液检测	抗甲状腺抗体	非特定的类型	随时
抗磷脂抗体血液检测	抗磷脂抗体	非特定的类型	随时
自然杀伤细胞血液检测	自然杀伤细胞	非特定的类型	随时
抗核抗体血液检测	抗核抗体	非特定的类型	随时
免疫珠结合试验	抗精子抗体	非特定的类型	随时
血栓形成倾向和其他凝血障碍血液检测	凝血功能	非特定的类型	随时

一般性健康问题

有些一般性健康问题对生育能力会产生负面影响，各种生育类型的人都不能避免，无论男女。本节着眼于最常见却最容易被忽略的问题。按常见的程度依次介绍。

宫颈黏液

要想受孕（自然受孕），你必须在排卵期有足够的易受孕型宫颈黏液（蛋清状），它使得精子很容易通过，并给精子提供营养成分。如果你没有足够的宫颈黏液，或者宫颈黏液太稠或太酸，精子就无法在其中生存，有可能因为活力不足或生存时间不足而无法遇到卵子。与其他的生育问题不同，这种情况下你大概不会有任何症状。

燥热型

医生会将宫颈黏液检查作为性交后试验（见第183页）的一部分，取样方法是用长弯钳（通过内窥镜）自宫颈处钳取一点儿黏液，该检查必须在预期排卵日前1~3天进行，也就是说，这个时候你的宫颈黏液应该是最有利于受孕的。医生拉伸钳尖之间的黏液，测试

气滞型

黏液成丝现象（弹性），并用一小片石蕊试纸检测黏液的 pH 值（酸碱度），最适

湿热型

合精子的宫颈黏液的 pH 值为7或8，这项检查在医生的诊室就可以完成。

有时候需要将宫颈黏液送到实验室做细菌培养，检查你是否有感染。细菌感染会对宫颈黏液产生不利的影响。如果有感染，你和你的伴侣就需要一个疗程的

抗生素治疗（见第234页）。如果没有感染，尝试自助措施部分中列举的最简单的方案，以改善你的宫颈黏液质量。你也许需要宫腔内人工授精（见第300页）来绕过不利于精子存活的宫颈黏液。如果采用宫腔内人工授精，精子在子宫内存活的时间更短，只有大约12个小时——就是因为没有宫颈黏液帮助它们维持生存。

病例研究：伊莉莎

伊莉莎的医生给她开了氯米芬，每天一片，服用几个月后她仍然没有怀孕。她的医生将助孕药物的剂量增加了一倍，但仍然没有效果。她只有20多岁，身体健康，医生并没有找到她无法受孕的明显原因。

当她来见我（萨米）时，我惊讶地发现，她从来没有做过超声检查，以查看服用氯米芬后会生成多少卵子。她也从来没有做过性交后试验，所以没有人知道她为什么无法受孕。我给她开了小剂量的氯米芬，每天半片，这个剂量是她一开始服用的剂量一半，现在服用剂量的1/4。我给她做了超声检查，显示她有两个卵子，所以排卵不是问题。我又给她做性交后试验，显示她的宫颈黏液太稠，这是氯米芬的副作用，所以我让她在下次排卵前服用几天美清痰。她按我说的去做了，结果在那个月怀孕了。

中医

中医认为缺少宫颈黏液是阴虚（燥热型）的结果，宫颈黏液呈酸性或太稠是气滞引起内热的结果（气滞型或湿热型）。

针灸可以增加易受孕型宫颈黏液。我（吉尔）的病人经常告诉我，她们发现经过一个疗程的针灸治疗后，易受孕型宫颈黏液的量有所增加（即使这并不是治疗的主要目的）。

自助措施

- 通过针灸的方式帮助增加易受孕型宫颈黏液。中药也可能有用。
- 如果检查显示你的宫颈黏液太酸（pH值太低），那么排卵期进行性生活前用小苏打溶液冲洗阴道（这是我们建议使用冲洗剂的唯一一种情况）。小苏打是碱性的，宫颈黏液的pH值变化非常快，所以短时间用碱性冲洗剂冲洗阴道足以使 pH 值恢复正常。冲洗阴道不会把宫颈黏液洗掉，就像油和水不会混在一起一样。只在月经周期中期进行性生活前使用小苏打溶液冲洗阴道，冲洗 2~3 天，直到排卵结束。以下是冲洗方法。

 1. 将 1 汤匙新鲜小苏打完全溶解在一杯热水中。

 2. 待溶液冷却到室温。

 3. 将小苏打溶液灌入简易手持冲洗器内。

 4. 平躺在浴缸里。为了保暖，可以在浴缸里铺上毛巾或放入 5 厘米深的温水。

 5. 轻轻冲洗 1 分钟，不需要将小苏打溶液全部用光。

 6. 站在浴缸里。

 7. 将一根手指放入阴道，同时使劲咳嗽，把阴道内的水排出。

 8. 至少 1 小时后进行性生活（最晚不超过 12 小时）。

- 如果你的宫颈黏液太酸，避免摄入酸性食物，如咖啡、酒精和牛羊肉。食用碱性食物，如蔬菜和全谷物。

- 如果你的宫颈黏液太稠，使用含有减充血剂和愈创甘油醚的非处方药（如美清痰）使其稀释。这种药原本用于稀释肺里的黏液，使你呼吸顺畅。连服 5 天直到排卵结束。

- 多喝水和其他液体。体内保持充足的水分有助于防止宫颈黏液太稠。

- 如果你的宫颈黏液既黏稠又呈酸性，服用愈创甘油醚的同时用小苏打溶液冲洗阴道。

病例研究：克拉拉

 克拉拉被两位开展体外受精业务的医生拒之门外，他们告诉她，她永远不会怀孕，因为她的年龄太大（41 岁）并且促卵泡激素水平太高。我（萨米）并不认为这两个因素能决定她的受孕能力。我发现她的宫颈黏液偏酸，精子在酸性环境中只要短短 20 分钟就会死去，所以精子在克拉拉体内没有机会完成最重要的游走。我劝克拉拉在性生活前 1~2 小时，使用小苏打溶液冲洗阴道（见自助措施），尽可能使阴道和宫颈黏液呈碱性。在做了这一切后，克拉拉怀孕了（是同卵双胞胎）。

遗传和先天性疾病

染色体添加、缺失或编码错误都可能导致人出现各种问题，包括不孕不育。在一些罕见的病例中出现的习惯性流产（或体外受精失败）、性功能障碍、解剖学的问题，以及精子计数低或没有精子都可以追溯到基因问题，比如克兰费尔特综合征（比正常男性多了一条 X 染色体）和特纳综合征（女性只有一条 X 染色体）。有时候一些问题是通过症状发现的，如外生殖器性别不清、没有精子、多次流产或无月经（曾经有过）。有时候一些问题是通过调查生育问题首次发现的，我（吉尔）见过一个病人有两个子宫（幸运的是，她可以用任一个子宫内孕育宝宝）。

像这样的遗传疾病会出现在各种生育类型中，通常你不能自行处理。如果你是不明原因性不孕不育，要确定遗传因素已经被考虑在内；如果确定是这个原因，你的医生会建议你采用最好的治疗方案，包括激素补充剂、手术矫正或者采用绕过问题的生育治疗方法。

甲状腺功能减退症

患有甲状腺功能减退症会增加无法受孕和流产的概率。甲状腺激素水平低影响代谢，使代谢减缓，而干扰代谢会影响激素的生成。如果你的甲状腺激素水平低，严重的情况会导致排卵停止（即使月经周期正常）、早期妊娠失败、月经周期不规律，从而使受孕困难。此外，甲状腺功能减退的一些潜在原因，如自身免疫性疾病和垂体疾病，也会损害生育能力。例如，多囊卵巢综合征（见第187页）病人通常伴有甲状腺功能低下，从而带来生育问题；有些甲状腺功能低下的女性伴有黄体功能不全（见第185页），从而导致不孕或早期妊娠失败（见第194页）。甲状腺激素水平低会引起催乳素分泌增加（见第204页），造成月经周期不规律、无排卵周期（没有排卵），或者根本没有月经周期，进而损害生育能力。

虽然甲状腺功能低下在女性中更为常见，发病率是男性的10倍，但是它同样可以影响男性。有1%的男性不育病人有甲状腺功能减退症，这导致他们精液质量差、睾酮水平低和性欲降低。

无论男女，甲状腺功能低下的典型症状是疲劳、体重增加、怕冷、性欲减退、便秘、关节僵硬、抑郁、脱发或头发稀疏、皮肤和头发干燥、指甲变脆和皮肤问题。对女性来说，月经周期也可能提供一些线索，甲状腺功能减退症往往伴有月经周期短、月经量大、月经时间长以及经前紧张征。严重的甲状腺功能低下会引起无排卵、闭经（没有月经）或月经周期不规律。

甲状腺功能低下的原因可能是以下任何一个：甲状腺功能障碍、促进腺体分泌甲状腺激素的反馈机制障碍或身体无法有效地利用甲状腺激素。无论是哪一种原因，治疗方案是相同的，就是使用促甲状腺激素处方药。

医生可以通过抽血化验来确定你的甲状腺激素水平，有时候专家们对于最佳的水平没有达成一致，但是应该为每升1~2.5百万国际单位。促甲状腺激素处方药在纠正甲状腺激素水平的同时也会解决甲状腺功能减退所带来的一些问题，包括生育问题。你需要定期监测甲状腺激素水平，以便根据身体的变化调整药物剂量。

中医

中医认为甲状腺功能减退是阳虚（易倦型）引起的。

壮阳的中药可以帮助身体自行产生更多的甲状腺激素，只要中医定期检查你的甲状腺激素水平，你就可以在服用中药的同时服用促甲状腺激素处方药，因为中药不含甲状腺激素。由于中药可以提高甲状腺自身的功能，你需要服用的促甲状腺激素处方药的药量会减少。针灸也可以增强甲状腺功能。

自助措施

- 去看中医，借助中药帮助你的身体产生更多的促甲状腺激素，但是单独采用"替代"方法来解决甲状腺功能减退的效果不好，最好的办法是中西医结合，采用互补的治疗方案。
- 去看针灸师，借助针灸增强甲状腺功能，再次强调，针灸不能取代处方药。
- 服用甲状腺治疗药物3小时内不能服用补充剂，防止吸收被干扰。
- 远离氟化物。氟化物能取代甲状腺中的碘，阻止甲状腺激素形成，从而干扰正常的甲状腺功能。
- 食用海带。它是碘的最好来源，对保持正常的甲状腺功能必不可少。

- 补充辅酶 Q10、镁和 B 族维生素，这些对于甲状腺激素水平低的人特别重要。
- 食用熟的西蓝花、卷心菜、甘蓝、羽衣甘蓝、抱子甘蓝、白菜、花菜、萝卜、苤蓝和芜菁甘蓝，生吃这些蔬菜会抑制甲状腺功能。
- 避免糖和精制碳水化合物。
- 避免食用大豆，它会加重甲状腺问题。
- 定期进行温和的运动。

习惯性流产

严格来说，习惯性流产不属于不孕不育问题，但我们在本书中会解决这个问题，就像我们提到的早期妊娠失败（见第194页）一样，因为它是生育一个健康宝宝的主要障碍。此外，流产会影响以后的排卵或胚胎植入，进而造成生育问题。流产还会形成瘢痕组织，导致不孕不育。流产还是体外受精失败的常见原因之一。

非特定的类型

我们将流产归入一般的健康问题，并且我们在这里说的流产是指妊娠7周及以上的流产，在此之前的流产被认为是早期妊娠失败。

治疗习惯性流产的关键是查明原因。7周后，孕酮水平低不再是主要原因。大多数医生的重点主要集中在激素、解剖问题（尤其是子宫）、遗传（任何一方或胎儿的染色体异常）和易栓症（过度凝血）——这些都是可能的原因。但是如果你还没有调查环境因素、免疫问题和感染原因，你就无法彻底弄清楚。根据我们的经验，免疫问题和细菌感染是最常被忽略的流产原因，并且夫妻双方的情况都很重要，而不能只考虑女性的问题。

流产很常见，有时从生物学的角度讲，这很合理。但是，第二次流产就需要进行彻底的调查，如果你38岁或以上，一次流产后就应该开始检查原因。

医生可能使用不同的检查方法，结合病历和身体检查，来确定流产的原因。用于检测激素水平（包括甲状腺激素、催乳素和孕酮）的血液检测会有用。妊娠血液检测会用于检查滞留的胎盘。输卵管造影（见第183页）可用于检查子宫的瘢痕情况以及它的结构。宫腔镜检查（见第215页）可用于识别并消除瘢痕组织或受孕产物滞留。医生也有可能使用遗传检测。

　　一旦查明流产原因，你就可以采取对应的方法。你可能需要补充激素、抗生素或抑制过度活跃的免疫系统，你可能需要查出并去除接触到的毒素，也可能需要手术来修复瘢痕或解剖问题，如纵隔子宫（子宫内部被隔开，导致剩余空间不足以容纳胎儿生长发育）。查明原因至关重要：如果你跳过任何一步，就无法知道什么是最有效的解决方案。

中医

中医将流产归结于中气下陷（易倦型），而早期妊娠失败则与肾虚有关（燥热型）。易倦型和燥热型的人最有可能出现这些问题，但是这些问题也可能发生于任何生育类型的人。

　　针灸和中药有助于避免由激素或免疫系统问题引起的流产，对于胎儿染色体异常或女性解剖结构异常引起的流产无效。

自助措施

- 采取健康的生活方式，特别注意要进行适当锻炼、摄入良好的营养、保持合理的体重和进行压力管理。
- 去看专门治疗流产的医生。
- 去看中医，以治疗由激素或免疫系统问题引起的流产。

肠道功能紊乱

腹腔疾病、克罗恩病（或溃疡性结肠炎）、念珠菌病和类似的慢性肠道疾病可以干扰人体从食物中吸收营养成分的能力，有时足以让你营养不良，这种情况就会对排卵不利或者以其他方式损害生育能力。念珠菌病与流产和早产密切相关，用于治疗这些疾病的药物有时也会以抑制免疫系统或破坏 DNA 的形式损害生育能力。采用肠道手术治疗克罗恩病的女性最有可能有生育能力问题（并不是

易倦型

气滞型

湿热型

不建议手术，手术很可能是最好的治疗方法）。无论是男性还是女性，与其他肠道问题相比，腹腔疾病似乎与激素异常关联更大，许多患有腹腔疾病的男性的睾丸的尺寸小于平均值，并且生育能力低，他们的伴侣流产率高。

如果你长期腹泻、疲劳、腹痛、偶尔出现血性腹泻、经常性便秘或频繁呕吐，那么你就要询问医生你是否存在消化功能紊乱，你可能需要转诊到消化科医生那里。

中医

中医针对不同的肠道疾病有不同的诊断，但是总的来说，都与气虚引起体湿（湿热型）或气滞引起气虚（易倦型或气滞型）有关。针灸和中药可能有用。

自助措施

● 嚼烂食物。

● 慢慢吃饭，不要狼吞虎咽或吃饭时生气、不高兴。

● 晚上限制碳水化合物的摄入。晚上人的消化速度减慢，任何碳水化合物都会留在肠道内发酵，释放出的酒精使你的消化能力更弱。

● 晚上尽量少食用生冷食物，因为晚上人的消化速度减慢。

● 减少精制糖的摄入。

● 减少小麦食品的摄入。你可能不需要完全戒掉小麦制品（除非你有腹腔疾病），但是美国人通常吃了太多的小麦制品。

● 吃饱就好，不要吃得过饱。

● 限制摄入令人兴奋的食物，如茶、咖啡和酒精。

● 食用天然食品，重点是全谷物、豆类、各种蔬菜、土鸡蛋和鱼，只食用少量的瘦肉和禽肉。

● 补充益生菌，在饮食中添加含有活性菌的天然酸奶。

● 多吃大蒜。

● 在早餐谷物或沙拉上洒上磨碎的亚麻籽。

● 测试你对乳糖的耐受度。尝试减掉所有的乳制品两个星期，用杏仁露、燕麦或米浆代替牛奶，看看你是否感觉更好（因为激素的缘故，对很多女性来说喝豆浆会使情况变得更糟糕）。如果这种方法有帮助，你可以逐渐少量地在饮食中加入乳制品，搞清楚你对乳制品的耐受量。许多人似乎饮用有机牛奶问题不大；食用硬奶酪（如帕尔玛奶酪）比软奶酪更好。

- 为了识别有问题的食品，你要记一个月的日记，记下吃的所有东西和所有的消化道症状。
- 如果消化道症状严重去看消化科医生。

贫　血

如果女性贫血，红细胞就不能携带足够的氧以支持怀孕过程。饮食中铁含量太少或者存在限制铁吸收的因素，如锌摄入量高、B族维生素摄入不足、喝太多咖啡或过度使用抗酸剂，都会引起贫血。女性月经量大、素食主义者和严格的节食者也有可能贫血。如果你脸色苍白、无精打采，或者有疲劳、呼吸急促、头晕、心悸的现象，你可能需要与医生沟通，检查是否贫血。

苍白型

中医
中医认为贫血是血虚，这是典型的苍白型的人的症状。
针灸有助于造血和帮助铁吸收。

自助措施
- 去看中医寻求帮助。
- 补充铁。轻度贫血的人可以服用铁元，它不像其他铁补充剂那样会引起便秘，或者向医生咨询，找到适合你的补充剂，如果你贫血严重的话。
- 食用含铁丰富的食物，如牛羊肉、芸豆、菠菜、樱桃、杏仁和葵花子等。
- 喝荨麻叶茶，这种茶富含天然矿物质，包括铁。这是古代治疗贫血的方法，你可以在健康食品商店买到袋装荨麻叶茶。
- 饮食中要包含富含维生素 C 的食物，如柑橘类水果、青椒、西蓝花、哈密瓜和草莓。维生素 C 可以提高铁的吸收率。

甲状腺功能亢进

甲状腺过度活跃被称为甲状腺功能亢进或格雷夫斯病，这种病可以破坏你的新陈代谢和激素平衡，就像甲状腺功能低一样，会导致无排卵（即使月经周期看似正常）或早期妊娠失败。

燥热型

如果你有不明原因的体重减轻、怕热、失眠、大便松散或频繁、紧张、情绪激动以及心悸等症状，你可能需要检查甲状腺激素水平。正常的促甲状腺激素水平应该为每升1~2.5 百万国际单位，

气滞型

越是严格地控制在这个范围内，排卵功能越好。长期未经治疗的甲状腺功能亢进会导致"眼睛突出"。患有甲亢的女性往往月经量少，她们的基础体温在阶段1(月经期）和阶段2（卵泡期）太高。

针对服用抑制甲状腺过度活跃的药物，咨询医生的意见。还有一种选择是通过手术摘除甲状腺，我（萨米）的一个病人就这样做了，她急于受孕，服药也不能保证她会立即恢复生育能力，并且她也不想把时间花在调整用药剂量上。然而，没有甲状腺，甲状腺功能会减退，你就需要药物来处理这种情况。

中医
中医将甲状腺功能亢进归结于阴虚体热（燥热型）或气滞（气滞型）。

自助措施
- 如果你出现体重大幅下降或肌肉萎缩，那么就在饮食中增加蛋白质和热量的摄入。
- 确保你能获取足够的钙应对骨质疏松，骨质疏松会加剧甲状腺功能亢进。

糖尿病

  无论男性还是女性，糖尿病（1型或2型）都会增加不孕不育的风险。对于女性糖尿病病人，她们流产、所怀胎儿出现异常和生出巨大儿的风险更高。她们即使把血糖水平控制得很好，也不可能保证怀孕不出问题。糖尿病会直接影响激素的产生和代谢，由此引起的激素失衡和体重问题会损害生育能力。

易倦型

燥热型

  如果你患有糖尿病，合理的监测和控制血糖对受孕和健康妊娠至关重要。在排卵期时你的血糖水平需要稳定，如果不稳定，胎儿染色体异常的风险会增加。对于男性，血糖控制不好会影响睾丸内细胞分裂，导致精子异常，它还会导致阳痿和逆行射精（精子逆行流入膀胱内）。

湿热型

  只要小心和注意，2型糖尿病可以通过饮食和锻炼来控制（针对你的生育类型的精准怀孕指导也会有效）。药物（如二甲双胍）在某些情况下会有帮助，其他情况需要使用胰岛素治疗。

中医

  中医认为糖尿病由阴虚（燥热型）或阳虚（易倦型）引起。大体而言，这些症状与1型和2型糖尿病相符合，但经过很长一段时间，有些人的生育类型会由易倦型转为燥热型。

  有些中药有帮助作用，但是你应该在中医的指导下进行治疗，并且结合西医治疗。

自助措施
- 寻求中医的帮助。
- 饮食要为低脂肪、低碳水化合物。
- 控制体重。

其他一般性健康问题

女性闭经（没有月经）、月经量过少（月经稀少）或痛经（月经期间子宫剧烈疼痛）应该在得出不明原因性不孕的诊断之前找出原因并治愈。

男性患癌症、肝脏疾病、肾脏疾病或慢性肾功能衰竭会引起生育问题。

精准怀孕指导

以下的内容总结了所需的检查项目，以确定你的生育问题是否源自这些一般性健康问题，它将指导你尽可能有效地进行检查。除了性交后试验只针对女性，其他检查男性女性都是一样的。不是所有的人都需要做这些检查，这些也不一定是你所需要做的全部检查。当然，医生会告诉你需要做哪些检查，但是在阅读了本章的内容之后，你的计划应该与医生的安排相符合。

针对男性和女性的检查

检查项目	适用情况	最有可能需要的生育类型	时间安排
遗传测试	遗传和先天性疾病，如囊性纤维化和泰-萨克斯病	非特定的类型	随时
促甲状腺激素血液检测	甲状腺功能减退	易倦型	随时
染色体检查（核型）	习惯性流产	易倦型	随时
环境和毒素接触史	习惯性流产	燥热型	随时
身体检查	肠道功能紊乱	易倦型　湿热型	随时

检查项目	适用情况	最有可能需要的生育类型	时间安排
腹腔疾病检查	腹腔疾病	易倦型 / 湿热型	随时
空腹血糖和早饭后2小时血液检测	糖尿病	易倦型 / 湿热型	随时

针对女性的检查

检查项目	适用情况	最有可能需要的生育类型	时间安排
性交后试验	宫颈黏液酸度 / 黏稠度 / "有害"的宫颈黏液	燥热型 / 气滞型	预期排卵日前1~3天
促甲状腺激素血液检测	甲状腺功能亢进和甲状腺功能减退	燥热型	随时
易栓症检查	习惯性流产	非特定的类型	随时
贫血检测	贫血	苍白型	随时

第五章

备孕期：3个月精准怀孕计划

备孕期：如何根据生育类型执行精准怀孕计划？

如果你愿意，将计划怀孕前的 3 个月看作是"备孕期"。就健康妊娠来说，你在这段时间里所做的与怀孕后所做的同样重要，甚至更为重要，因为妥善照顾好你的身体可以使你第一时间受孕。

在本书前面的章节中，你已经了解到食物、锻炼、补充剂和其他生活方式的选择可以提升（或伤害）生育能力。在本章中，你将学习到如何运用以上知识服务于你自己的生育类型：如何合理饮食、如何锻炼以及锻炼的程度、针对你的生育类型服用哪些补充剂会使你最大程度受益。每节还针对以下方面提供了个性化建议：心理和情绪、提高生育能力的自助措施、可以考虑的医学干预手段以及中医治疗方案。最终目的是使你的身体保持平衡，优化你的身心健康，排除受孕障碍，使你进入最佳的受孕状态，这样会提高你的受孕概率，并为整个孕期的健康奠定基础。这就是为什么我们认为每个人都应该有一个精心准备的备孕期，即使没有生育问题的人也是如此。无论男性还是女性都应当根据自己的生育类型执行本书的计划。

你应该知道的事情

在前面的内容中，每一种生育类型选择的饮食、锻炼、补充剂和生活方式的原则，是执行精准怀孕计划的基础。以下的建议是在这些基础之上，根据不同的类型分别讲述。根据自己的类型执行精准怀孕计划时，有以下几点需要注意。

- 如果前面内容中提到过的建议在计划中针对某一类型再次出现，就意味着它对该生育类型特别重要，如果有一些信息与前面内容中提到的指导原则相冲突，应该遵循针对你的生育类型给出的建议。

- 一些建议尽管在任何时候都起作用，但它们对女性月经周期中的某个特定时期特别有帮助，所以属于针对某个阶段的建议。如果你发现无法每时每刻都遵循精准怀孕计划，那么将你的精力集中于关键阶段。

- 每种生育类型的计划都是从饮食开始介绍，包括该生育类型需要的营养元素的比例。不要将其视为准确的数据，它们只是大概的指导原则，以帮助你饮食均衡。我们不希望任何人去精确称量或检测食物，你只需根据这些比例衡量盘子里各种食物大概的量就可以。例如，易倦型的人的饮食中最好包含大约50%的复合碳水化合物、30%的水果和蔬菜、20%的优质蛋白质。如果你是这种生育类型，你盘子里的食物应该有一半是复合碳水化合物，然后将另一半再分成两份，水果和蔬菜稍多一点儿，蛋白质稍少一点儿——一个大红薯、一大堆蒜蓉西蓝花、一小份鲑鱼就可以了。

- 除非另有说明，按照包装上的说明服用补充剂。

中 医

即使不依靠中医，你执行精准怀孕计划的效果也不会太差，但是如果你选择尝试中药和针灸，将会使该计划的效果最大化。

医生

如果你决定使用中药，你的首要任务是找一个声誉好的医生，最好是一名执业针灸师，即接受过中医理论、基础生物学和针灸正式培训的专家，他也可能对中药和（或）身体机制有研究。美国每个州的规定都不同，大多数州要求从认可的针灸学校学习3~5年，取得东方医学硕士学位，并通过州委员会的笔试和实际操作考试。在有些州，专业从事针灸的执业医生与执业针灸师的头衔不同，包括东方医学博士、针灸医生和针灸医师。

咨询你所在州的专业委员会，找到你所在地区的针灸师。美国国家针灸及东方医学认证委员会的网站上有一个"找医生"版块。有些州没有开展针灸师注册，这样的话，通过这个网站你就能找到经过认证的针灸师，他们都有州认可学校的东方医学硕士学位或作为实习针灸师至少已经工作了4年，并且已经通过了书面和实践考试。

一些其他医疗保健人员，如医生、牙医和按摩师也会针灸，他们接受的培训可能比执业针灸师的少，因此你最好是找有医学博士或骨科医生头衔、同时也是执业针灸师的人，或者找是美国医学针灸学会会员的西医，美国医学针灸学会要求至少接受200个小时的培训才能成为会员。

除了确认医生的证书和详细的培训情况（在哪里培训，培训了多长时间），你还应该询问他或她的从业时间以及治疗不孕不育的经验和你的具体问题。

如果你认识服用过中药的人，向他们了解求医的经验和建议，确保你咨询的人是你喜欢并感觉信任的人。就像西医一样，你和中医之间的关系很重要，如果你感觉不好，应该另找一名中医。

一名好的中医会查明你的病因，然后纠正你身体内任何细微的不平衡，以提高你的受孕能力。你应该得到具体的诊断结果以及关于定期针灸和中药方剂的具体建议，你不需要完全了解医生从中医角度给你讲的全部内容，但你应该对正在接受的治疗有一个初步的认识，包括如何进行治疗、为什么这样治疗（比如你的医生可能说："你气滞，气顺了你才能受孕，在某个穴位针灸可以通气。"当然，这只是简要概括）。你还应该知道如何监测治疗进展情况（"我们期待在几个月内能使你的月经周期更为规律"）。

确保你正在看的西医和中医知道你正在接受的其他治疗。如果幸运，你的中医会给你的西医打电话讨论你的病情；如果他们不这样做，你就需要在两个医生之间承担准确传递信息的责任，使他们能将对方的治疗方案考虑在内。你的西医可能对中医治疗方法了解不多，但是你的中医应该懂得基本的西医治疗方法，并懂得这两种方法之间的相互影响。一般来说，中药和针灸可以与西医的治疗方法同时使用，但是有些情况下效果会重合太多，一方或另一方会被抑制。某些情况下，你在服用促进激素生成中药的同时也在服用助孕药物，这时就需要医生谨慎协调。在其他情况下，中医和西医两种治疗方法不能结合使用，比如你服用的刺激排卵的中药会使身体生成单一的初级卵泡，这是身体的正常反应，但是在体外受精的月经周期中，这样的结果并不理想，体外受精需要你服用助孕药物一次性排出大量的卵子。

中药

在给你开中药处方时，中医会考虑你的基本情况或体质（你的生育类型）、你目前的症状或身体状况。一个方剂会包含大约十到十五味草药，并且只适用于你。

我会在实验室将草药制成冷冻干燥的颗粒，病人将药与水混合后可以当茶喝；有的医生直接将草药包好，病人必须要煎汤服用；还有些医生使用丸剂或酊剂，直接在诊室就可以拿到；也有些医生只提供处方，需要病人去中药店购买。

如果你有生育问题，除了本书提供的自助措施外，还需要其他治疗，那么中药可能是最温和的干预方式。例如，中药比激素类药物温和得多，但是完全能够处理各种轻微却足以干扰受孕的激素失衡。当然，你应该与医生就正在服用的任何中药进行沟通。在月经期开始的前四天你就应该停止服用中药（除非医生另有要求），并且一旦怀孕也要停止服用。当然，负责任的医生不会给备孕的人开孕期禁止服用的中药，但是在此期间停止服用中药会更可靠。

制订你自己的计划

记住这些建议，你就开始备孕吧。在接下来的五节中，根据你自己的生育类型，你可能只需要阅读一到两节。至少花1个月的时间来执行本计划，理想情况下，你应该执行3个月，这样在你计划怀孕之前，你就可以达到最佳生育状态，从而使受孕变得更加容易。如果需要进一步的生育治疗手段，精准怀孕计划也会减少治疗手段所带来的短期或长期的副作用，并提高成功率。无论你的具体情况是怎样的，3个月的投入都非常值得。

精准怀孕指导

❏ 根据自己的生育类型，至少执行1个月的精准怀孕计划，3个月更好。

❏ 针对自己生育类型的建议优于之前内容中提到的一般性建议。

❏ 如果你对针灸和中医感兴趣，咨询中医或针灸师。

❏ 谨慎寻找和购买中药。

❏ 帮助你的西医和中医沟通。

❏ 记住，成功受孕并非万事大吉，孕期前3个月的监测对于有生育问题的病人非常重要。

第二节

精准怀孕计划：易倦型

针对易倦型的人的精准怀孕计划可以改善这个类型的人的健康和生育能力的很多方面，但是大多数建议的目的是改善人的新陈代谢和消化能力，特别是当它们影响到激素生成时。

饮 食

推荐的做法

● 吃做法简单、完全熟透的食物，每顿饭的构成种类相对较少。理论上，你的饭菜应该全部是当地、当季的产品，主要是复合碳水化合物（50%），再加上蔬菜和水果（30%）和优质蛋白质（20%）。

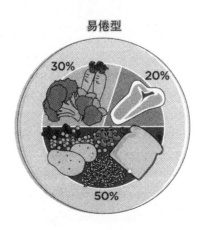

易倦型

- 吃容易消化的、热的、炖煮的食物，如汤和炖菜。消化系统消化这样的食物不会太吃力。

- 为了更好地消化，蔬菜要稍微烹制一下。芹菜、豆瓣菜、萝卜、南瓜、苜蓿、草菇、小萝卜和刺山柑都是很不错的选择。尽量买有机食品。

- 多吃豆类，尤其是芸豆、红小豆和小扁豆。

- 食用少量的有机瘦肉、禽肉（最好是不含人工激素的）和鱼（如鲑鱼）。动物蛋白是温性的，对该类型的人有益。

- 吃种子，尤其是芝麻、南瓜子和葵花子。

- 吃海藻类，如海带。

- 喝绿茶、茉莉花茶、红色的覆盆子叶茶和辛辣助孕茶（见下页方框）。

- 吃全谷物，包括糙米、藜麦、大麦和燕麦。全谷物对每个人都有好处，但是对易倦型的人特别重要，该类型的人需要从碳水化合物获取能量。要慢慢补充身体所需要的糖，以保持血糖稳定。在月经周期的阶段1（月经期），你可能感觉特别需要补充糖分，但是在这个阶段，从全谷物中获取你所需要的糖分比简单地从精制糖和垃圾食品中获取更为重要。

- 按时进餐。

- 细嚼慢咽。

- 尽量自己做饭，而不是到餐馆里吃饭。

- 少食多餐，以稳定血糖，不要等到非常饿的时候再吃饭。

- 吃辛辣食物——含有红辣椒和香辛料，如姜、肉桂、丁香、小茴香、小豆蔻、卡宴辣椒、迷迭香、肉豆蔻、姜黄等的食物。

- 中医认为热性的食物，如大米、燕麦、防风草、洋葱、大葱、羊肉、牛肉、鸡肉和炖水果。

辛辣助孕茶
易倦型适用

1 杯红茶茶叶   2 汤匙磨碎的小豆蔻

2 汤匙磨碎的多香果   新鲜生姜片

除了姜片，将所有的配料混合放入可密封的小容器中。取 2 茶匙混合物倒入茶杯，加入 2 片鲜姜，倒入开水，没过混合物和姜，浸泡 10 分钟，过滤饮用。

不推荐的做法

● 摄入乳制品。

● 食用小麦及其制品。

● 喝果汁，因为它含有大量的糖，失去了大部分纤维。相反，尝试蔬菜汁、水或茶。

● 吃垃圾食品、精制糖和你爱吃的碳水化合物，还有人工甜味剂。用全谷物来解馋。这在月经周期的阶段 4（潜在植入期）特别重要。

● 狼吞虎咽。

● 暴饮暴食。

● 吃生冷食品或冷冻食品（消化系统不能正常工作，不能获得足够的能量让食物升温以便容易消化）。饮料中不要加冰，不吃冰激凌。在月经周期的阶段 3（排卵期）避开冷的食物和饮料尤为重要，如果确实需要那就搭配热的食物，比如一份沙拉辅以一份汤或一份烤马铃薯。

● 吃油炸食品。这种食品对任何人都不好，但是易倦型人群确实不能很好地代谢脂肪，油炸食品会加重他们的任何消化问题。

● 吃豆腐和豆制品。

● 喝令人兴奋的饮料，如咖啡因、咖啡或能量饮料，即使在你感到乏力时也尽量避免饮用它们。它们提供的只是虚假的能量，随着时间的推移会让你感觉更累。

● 摄入过多的盐。

- 喝酒。任何酒对你都没有好处。
- 吃不易消化的食物——让你消化不良的食品和不利于消化的食品。

锻　炼

- 定期适度的锻炼会使你精力充沛，而不是筋疲力尽。不要在短时间内做高强度的运动或开始高耗能的运动方案。注意，不要过度锻炼，每周3次，每次大约30分钟即可。你也可以每天锻炼30分钟，只要不觉得疲惫不堪就行。易倦型的男性锻炼的时间可以长一点儿，每周3次，每次大约40分钟（或每天都锻炼，只要适度就行）。易倦型的女性在月经周期的阶段1（月经期）中要避免剧烈运动，这一点特别重要，只要适当活动就好，要避免在这段时间让血液流动过快。在阶段4（潜在植入期）也只做适度的运动。
- 逐步增强耐力。自我调节，使自己不至于过度劳累。
- 每日温和锻炼胜过零散的剧烈运动，前者可以更好地促进新陈代谢，每天晚上散步这种简单的运动就可以。

生活方式

- 保持精力充沛。女性应该尽其所能保持精力充沛，特别是在月经周期的阶段1（月经期）和阶段4（潜在植入期）。
- 注意不要过度劳累。
- 减轻压力。学习并使用适合你的减压技巧。
- 足够的休息和充足的睡眠。
- 注意保暖。根据天气选择着装，洗热水澡，穿拖鞋或袜子使双脚保暖。
- 保持规律的作息。按时起床，按时睡觉。
- 写下你的目标并制订一个可以实现这些目标的计划。
- 让你的生活中充满乐趣和欢笑。

- 不要一味迎合他人，尝试说不。

- 保护你的背部，这是你的虚弱部位。例如，举重物时，用膝盖发力。

- 尝试第77页的心像练习。

- 尝试第79页的自我按摩。

补充剂

- 蜂王浆。

- 麦草汁。

- 铬通过增强胰岛素的作用促进新陈代谢。

- 精氨酸。

- 只适用于女性：尝试圣洁莓（穗花牡荆，中药名为蔓荆子），有助于恢复激素平衡，从而提高生育能力。它有助于增加黄体生成素，并抑制促卵泡激素的分泌，促卵泡激素会提高孕酮水平。它还可以通过抑制过量的雌激素，提高孕酮与雌激素的比值，有助于在月经周期的阶段3和阶段4（排卵期和潜在植入期）维持孕酮的水平，特别是排卵延迟时。它可以用于调节月经，使停止的月经恢复，以及将过多的月经量减至适度。男性不应该食用圣洁莓，因为它可以减少精子计数。

- 蓝升麻可以加强子宫收缩，促进卵泡生长，这也就解释了为何几个世纪以来，人们都将它作为生育补品。

- 避开黑升麻（升麻）。黑升麻是西方草药中最常见的妇科草药，如果你在健康食品商店咨询，他们很可能推荐这种药。正确使用它可以缓解更年期症状，并恢复月经，正因为它擅长于后者（它会抑制排卵），我们不推荐你自行服用这种草药（毕竟，你只是尝试暂时停止月经），怀孕期间也不可服用。然而，在有些情况下，中医会正确使用黑升麻，将它作为给备孕女性开出的中药方剂中的一味药。

自助措施

- 女性。在月经周期的前半段，每晚将热水瓶或加热垫置于下腹部或腹部中段20分钟，以温暖你的小腹和（或）腰部（这种保暖方式通常对你有好处，因此只要你愿意，在其他任何时候都可以放心使用），它对缓解痛经和改善排卵很关键。
- 男性。不要手淫，重点是提升性经验，增加性生活次数。

医疗辅助手段

- 如果你的医生建议你进行一系列孕酮检查，那么在月经周期的阶段4（黄体期/潜在植入期）进行，这项检查有助于确定你在这个阶段是否应该补充孕酮以为胚胎植入做好准备。
- 如果你有嗜睡、体重增加、怕冷的症状，并且在月经周期的阶段2（卵泡期）时基础体温低，有可能就是甲状腺功能减退，请咨询医生。

中　医

- 针灸可以补气，特别是你在月经期间感觉累和筋疲力尽的时候。
- 针灸可以促进易倦型女性的卵泡发育，这种生育类型的女性卵泡期长（没有足够的促卵泡激素不能及时生成卵泡）。
- 针灸和中药可以刺激新陈代谢，使身体温暖，恢复平衡。这对患有甲状腺功能减退或贫血的易倦型女性特别有益，她们在月经周期的阶段2（卵泡期）会出现基础体温低、嗜睡、体重增加和怕冷的症状。

精准怀孕计划：燥热型

针对燥热型的人的精准怀孕计划可以改善这个类型的人的健康和生育能力的很多方面，但是大多数方法的目的是帮助身体生成卵泡和健康的子宫内膜。

饮 食

推荐的做法

● 多吃蔬菜和水果，再加上复合碳水化合物、少量的蛋白质和健康脂肪，这些营养成分能够滋养人体组织、补充人体水分。你的盘子里要有大约10%的动物蛋白（如果你吃）、10%的植物蛋白（如豆制品和豆类；如果你是素食主义者那么20%）、40%的蔬菜和40%的复合碳水化合物。

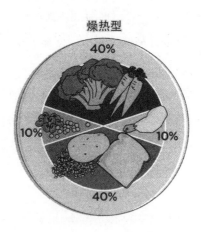

- 按时进餐。每天五次少量进餐，一次大量进餐。

- 每天摄入少量蛋白质，包括肉、乳制品、豆类和豆科植物。在月经周期的阶段2（卵泡期），蛋白质特别重要，因为它有助于生成卵泡。

- 多吃含有植物雌激素的亚麻和大豆制品、蛋白质和健康脂肪。试着在早餐麦片粥中撒入磨碎的亚麻籽或在沙拉酱中加入亚麻籽油调味（整颗的亚麻籽不容易消化，所以你能从中获得的营养不太多），亚麻和大豆制品对月经周期的阶段2（卵泡期）特别有用。然而，如果你既是气滞型又是燥热型，每周摄入亚麻和大豆制品的量就要有所限制。

- 多吃稍微烹制的食物（蒸或炒，而不是烤或油炸）、沙拉和一些生冷食品。

- 多摄入乳制品和鸡蛋。

- 吃海藻和浓缩的蔬菜汁，如螺旋藻。

- 吃富含维生素 B 和维生素 E 的食物，如鸡蛋和小麦胚芽制品，特别是在月经周期的阶段2和阶段3（卵泡期和排卵期）。

- 每天至少喝8杯（每杯250毫升）水或其他健康的液体，如绿茶、洋甘菊茶或小茴香—菊花助孕茶（见下页方框），每天定时喝。适当补充水分对每个人都很重要，但是对于燥热型的人的生育能力更是至关重要，特别是在月经周期的阶段2（卵泡期），能让你有足够的水分产生易受孕型宫颈黏液。

- 中医认为有润燥、润滑、清热或滋阴作用的食品，包括种子、豆类（特别是绿豆）、坚果、沙丁鱼、骨髓、小麦、燕麦、大米、小米、芹菜、菠菜、瑞士甜菜、黄瓜、莴苣、小萝卜、芦笋、茄子、卷心菜、西红柿、西蓝花、花菜、西葫芦、豌豆苗、南瓜、红薯、豆角、甜菜、蘑菇、苹果、梨、香蕉、西瓜、蓝莓和黑莓。

不推荐的做法

- 喝酒。酒精会引起脱水，使你的症状变得更糟。它也是一种兴奋剂，中医认为它会产生热量。避免摄入酒精对每种生育类型的人都是很好的建议，对燥热型人群更是至关重要，特别是在月经周期的阶段1（月经期），因为如果你的月经量大，它会加大出血量。

- 吃油腻或高脂肪的食物，如油炸或使用浓重奶油酱汁的菜肴。

- 摄入咖啡、红茶、咖啡因、能量饮料（包括草药）、减肥药和其他兴奋剂。

- 摄入糖。

- 晚上很晚吃东西。

- 吃低热量的食物；饮食极端、不均衡；过于控制饮食。

- 辛辣食物和中医认为热性的香料，如辣椒、咖喱、生姜、肉桂、大蒜和芥末。这对在月经周期的阶段1（月经期）特别重要，特别是你的月经量大的情况下。

小茴香—菊花助孕茶
燥热型适用

所有的原料都很容易买到。

| 1杯菊花茶 | 1/4杯荨麻茶 |
| 2汤匙蜀葵根 | 2汤匙小茴香 |

将以上原料混合，装入可重复密封的容器中。取2茶匙混合物倒入茶杯，然后倒入开水，没过茶，浸泡10分钟，过滤饮用，冷饮或热饮皆可。

锻　炼

- 选择使人充满活力、有利于身心安宁的运动，如瑜伽、太极、气功、游泳或只是在大自然中散步。

- 避免激烈的有氧运动或使人筋疲力尽的运动，如跑步或爬楼梯。有氧运动的时间要控制在30分钟内，每周3次。这对月经周期的阶段1（月经期）特别重要。冥想或侧重于拉伸的练习不错。

- 推荐举重这种增加肌肉的平衡运动，以及增强运动力和灵活性的运动。

- 避免运动饮料，特别是含有咖啡因的运动饮料。相反，试着喝水或加水稀释的营养果汁。

- 避免桑拿和高温瑜伽。

生活方式

● 高质量的睡眠。

● 戒烟。这对于燥热型人群特别重要，因为香烟消耗阴，容易使身体严重失衡，这样会在短期内对生育能力造成很大的影响。

● 不要使用减肥药。

● 尽可能减少待在密封、恒温的室内的时间，因为空气不新鲜。多接触大自然（森林、湖泊和海滩）。

● 减少待在电器周围的时间，包括坐在电脑前的时间。

● 尽可能避免接触有毒气体，如涂料、建筑材料和干洗店所散发出的气味。

● 不要让自己的身体过热。不要进入桑拿房、蒸汽室、热水浴缸，洗热水澡。

● 皮肤要注意保湿。

● 减轻压力。学习和使用适合你自己的减压技巧。

● 生活节奏合理，给自己休息时间，减少聚会。培养爱好，试着读书或锻炼，以缓解现代生活的紧张节奏。放松和休息对月经周期的阶段1（月经期）和阶段2（卵泡期）特别重要。

● 作息规律。按时吃饭、起床和锻炼。

● 避免过度刺激。远离嘈杂的环境（大型聚会和摇滚音乐会），不看恐怖电影，等等。

● 要有耐心，特别是如果你35岁以上。随着时间推移，你的身体正在失去平衡，需要花时间来恢复。你可能需要6~12个月的时间调理饮食、定期锻炼、保证睡眠，才能看到生育能力提高的结果。

● 尝试第77页的心像练习。

● 尝试第79页的自我按摩。

补充剂

● 必需脂肪酸。这对每个人都有好处，但是对于燥热型人群尤为重要。

- 左旋肉碱。
- 蜂王浆。
- 液体叶绿素。对月经周期的阶段2（卵泡期）特别有用，因为它支持卵泡生成。
- 铁元。对月经周期的阶段1（月经期）非常有益处，因为这个时候你正在流失血和铁。此外，铁也支持卵泡生成，因此对阶段2（卵泡期）也特别有益处。

医疗辅助手段

- 燥热型的女性容易在月经周期的阶段1和阶段2（月经期和卵泡期）出问题。促卵泡激素和雌激素不足，导致卵泡发育或子宫内膜生长没有足够的激素支撑，易受孕型宫颈黏液也可能生成较少。
- 如果在月经周期的阶段2（卵泡期）基础体温低或有失眠、不明原因的体重减轻、心情烦躁，你可能是甲状腺功能亢进或性激素分泌过量，燥热型的男性容易出现这些情况，请医生进行检查。
- 服用助孕药物之前，你和医生应该仔细考虑你的卵巢可能对这些助孕药物的反应不是很好，并且有些服用助孕药物的人的宫颈黏液会减少，子宫内膜变薄——说不定这两个问题你已经遇到了。
- 如果你决定使用助孕药物刺激排卵，在开始使用前，让身体做好准备。我们推荐在开始治疗前，你至少执行3个月的精准怀孕计划，直到主要症状已经消失后你再开始服用（比如你不再有潮热或盗汗症状，月经恢复正常，宫颈黏液质量好）。

中 医

- 如果你决定尝试助孕药物或辅助生殖技术，那么针灸和中药可以帮助你的身体做好准备，提升成功率，或者至少可以抑制这些医疗手段所带来的副作用，如宫颈黏液减少、子宫内膜变薄。请中医为你开出合适的方剂。

- 中药和针灸可以滋阴清热。雌激素低可能妨碍卵泡的生长，而针灸可以促进卵泡发育，使易受孕型宫颈黏液增加，调节激素。
- 如果你的卵泡期太长（促卵泡激素不足，不能及时生成卵泡），针灸可以使这个过程正常化。
- 中药方剂可以稀释过稠的宫颈黏液。

精准怀孕计划：气滞型

针对气滞型的人的精准怀孕计划可以改善人的健康和生育能力的很多方面，但是大多数建议的目的是让激素顺利转换（特别是月经期间），改善血流，将子宫肌瘤和子宫内膜异位症的影响减至最小。

饮　食

推荐的做法

● 吃完整的、未经加工的食品，这对气滞型的人尤其重要。饮食中要包括60% 的蔬菜和水果、30% 的复合碳水化合物和10% 的蛋白质（瘦肉、油性鱼、低脂奶酪、坚果和种子）。

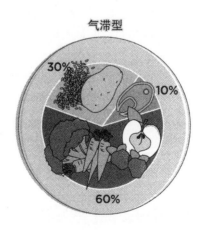

气滞型

30%

10%

60%

- 吃大量富含纤维的食物，特别是女性在月经周期的阶段4（潜在植入期）。

- 吃十字花科蔬菜，如西蓝花，有利于新陈代谢，能有效消除体内过多的雌激素，调节经前紧张征。气滞型的女性在月经周期的阶段4（潜在植入期）食用这些特别有帮助。

- 摄入必需脂肪酸，存在于植物中，如富含 ω-6脂肪酸的月见草油。气滞型的女性在月经周期的阶段4（潜在植入期）摄入必需脂肪酸特别有好处。

- 面对压力时，食用富含钙的食品可以弥补由压力导致的钙的水平下降。这对月经来临前的女性特别重要，因为低钙最终会导致子宫血流减少。

- 每天喝一杯果汁或蔬菜汁，确保身体得到所需的全部维生素 A 和维生素 C，使你的身体有效吸收钙。每天晒太阳补充维生素 D，帮助钙吸收。

- 食用少量天然的酸性食物对肝功能有益，如柑橘、醋和腌菜（但是要监测食用量，吃太多酸性食物会造成肝郁气滞）。早起第一件事是喝热的柠檬水。

- 饮食中加入行气的香料，包括姜黄、百里香、迷迭香、罗勒、薄荷和大蒜。

- 细嚼慢咽。

薄荷—橘子助孕茶
气滞型适用

所有的原料都很容易买到。

| 1杯薄荷叶 | 1/2杯红色覆盆子叶茶 |
| 1/4汤匙燕麦草茶 | 2茶匙陈皮 |

将以上原料混合，装入可重复密封的小容器中，取2茶匙混合物倒入茶杯，倒入开水，没过茶，浸泡10分钟，过滤饮用。

不推荐的做法

- 吃得太多或吃得过于频繁（上顿吃下去的还没消化就又吃）。

- 狼吞虎咽或吃饭时生气、不高兴。

- 添加防腐剂或其他化学物质的食品。

- 大量或频繁进食牛羊肉。

- 食用接触过人工激素的动物的产品，尤其是牛羊肉。你接触到的合成雌激素会使子宫内膜异位症和子宫肌瘤加重。

- 摄入咖啡因。戒掉或者限制摄入。

- 喝咖啡（普通咖啡和无咖啡因的咖啡）。戒咖啡会令气滞型的人群受益，尤其是气滞型的女性在月经周期的阶段4（潜在植入期）会立刻感受到戒咖啡带来的益处：诸如乳房胀痛这样的经前紧张征会消退。

- 吃咸的食物和硬奶酪（如果你容易腹胀）。

- 吃过于酸的食物和饮料，以及大量的酸性食物。建议食用少量酸性食物，酸性食物对肝脏有好处，但是食用量要小。

- 吃油炸或油腻的食物。

- 摄入乳制品。

- 亚麻籽和大豆制品，如豆腐和毛豆。它们含有的植物雌激素可以使子宫内膜异位症和子宫肌瘤加重。

- 喝酒。喝酒也许是缓解压力的方式，但是酒精也是兴奋剂，会加重激素失衡及其症状。

锻　炼

- 经常锻炼。做一些有氧运动，但不要过于激烈。每天慢跑半小时是一个不错的选择，除了可以直接给身体带来好处外（比如改善循环），同时也是一种发泄情绪的健康方式。进行适度锻炼对于处于月经周期阶段4（潜在植入期）的气滞型的女性特别有益，可以为子宫提供良好的血液供应。

- 在阶段1（月经期）停止慢跑和所有冲击力大的运动，这些运动会使月经量更大。适度运动能保持血流顺畅（气血运动），缓解痛经。轻微的运动，如散步，是不错的选择。在阶段3（排卵期）每天进行适度的锻炼也很重要。

- 经常从事与冥想有关的运动，如气功、瑜伽、太极或只是户外散步。重复性质的运动，如游泳或慢跑，可以使内心平静。

- 不要在冷水里游泳。

生活方式

- 减轻压力。尝试放松自己（冥想、深呼吸、静修练习或任何适合你的方式），定期练习以缓解身心紧张，这对处于月经周期中阶段3和阶段4（排卵期和潜在植入期）的气滞型的女性特别重要。如果你的卵泡期长，也许是压力影响了排卵。
- 看看你如何对待自己的情绪，特别是你是否压抑情感，是否找到了抒发情绪的健康方式。
- 大笑。
- 避开令你沮丧的人或事。
- 练习深呼吸，每一次呼吸时使腹部鼓起。
- 着眼于在生活中实现平衡。
- 尝试第77页的心像练习。
- 尝试第79页的自我按摩。
- 不要在月经期间进行性生活。
- 使用卫生巾，而不是卫生棉条，卫生棉条会阻碍血液流动。

补充剂

- 锌（特别是在月经期间）。
- 复合维生素 B。
- 镁。
- 钙。
- 月见草油（ω－6脂肪酸，通常是胶囊的形式）能增加宫颈黏液并改善其质量，也能使激素顺利转换以提高生育能力（包括缓解经前紧张征和痛经）。它对气滞型的人的整个月经周期都有益处，但是混合型的人也许在排卵后要换成亚麻籽油，以避免可能出现的绞痛。
- 红色覆盆子叶（通常是酊剂或茶的形式），可以改善血流，调理子宫，帮助其做好怀孕的准备。几个世纪以来，女性在怀孕期间一直服用红色覆盆子叶制品，但是现代研究表明，红色覆盆子叶会增加早产的风险。因此，如果你用它来提高生育能力，一旦怀孕就要停止服用。

- 每天服用一次小剂量的阿司匹林（见第241页）。这对大多数有受孕问题的人来说有好处，但是它对于气滞型的人群更为重要。

医疗辅助手段

- 进行血液检查，以确定你的催乳素水平。
- 与医生沟通，做超声检查以检测或评估子宫肌瘤或子宫内膜异位症。

中　医

- 针灸可以促进气血流动、缓解痛经、避免血块形成、通经（特别是月经时断时续或有血块的女性）。因为经血不通会给生育带来不利的影响，所以针灸最终会提高你的受孕能力。

- 针灸可以减小压力的影响。对于在月经周期阶段2（卵泡期）的基础体温出现高峰的气滞型的女性特别有帮助，她们的基础体温出现高峰不是因为发烧、喝酒或睡眠障碍，往往是因为压力。针灸对于卵泡期长的女性也有好处，卵泡期长表明压力干扰了排卵。

- 对于排卵痛、卵泡期长或有经前紧张征的气滞型的女性，中药可以使气血流动，有助于缓解症状，包括在排卵期出现腹痛、腹胀或乳房疼痛，以及乳房胀痛、情绪波动、易怒、哭泣、想吃东西、皮肤问题和经前腹胀。这些症状都是由生殖系统失衡引起的，服用中药可以纠正这种失衡，提高生育能力。中医可以开出适合你的方剂。

第五节

精准怀孕计划：苍白型

　　针对苍白型的人的精准怀孕计划可以改善人的健康和生育能力的很多方面，但是大多数建议的目的是使人获得充足的营养，确保良好的供血（特别是对盆腔区域），生成健康的子宫内膜。

饮　食

推荐的做法

- 平均分配食物——大约30%的蛋白质（动物蛋白特别有益）、30%的复合碳水化合物（谷物和淀粉类蔬菜）、40%的蔬菜和水果。
- 摄入大量的蛋白质。我们推荐至少每天一份红肉（尽可能是无激素的）、禽

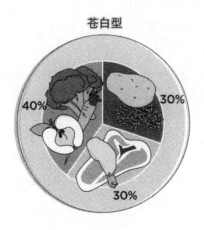

苍白型

40%

30%

30%

肉、鱼、蛋（特别是蛋黄）或豆类。肉在烹调前充分腌制或慢火炖特别有好处。如果你是一个虔诚的素食主义者，为了得到所需要的必需氨基酸，你要确保从不同的植物中摄入了足够的蛋白质（坚果、种子、豆类、高蛋白芽菜类和谷物），你还可以考虑补充乳清蛋白粉。对苍白型女性来说，在月经周期的阶段1和阶段2（月经期和卵泡期）你正在失血，因此毫无疑问蛋白质对你很重要。另外，蛋白质还可以帮助子宫内膜再生和生成卵泡。

- 规律饮食。
- 吃含有植物雌激素的食物，如亚麻籽和大豆，可以促进卵泡发育。植物雌激素在月经周期的阶段1和阶段2（月经期和卵泡期）能发挥关键作用，但是在任何时候它对你都有好处。然而，苍白型加气滞型的人群应避免植物雌激素。
- 吃富含铁的食物，包括黑糖蜜、鸡蛋、小扁豆、豆瓣菜、瘦肉、动物肝脏和肾脏、黑加仑。维生素 C 有助于铁的吸收，所以你一定要大量摄入。富含维生素 C 的食物有：黑加仑、深绿色叶子的蔬菜、柑橘、西蓝花和猕猴桃。
- 喝用带骨的家禽炖的汤，如鸡汤。这对处于月经周期的阶段2（卵泡期）的女性特别有益处。见中医部分中关于炖汤原料的建议。

淡绿色助孕茶
苍白型适用

所有的这些原料都很容易买到。

1 杯绿茶　　　　　　1/2 杯荨麻茶

1/4 杯枸杞（干）

将以上原料混合，装入可密封的小容器中。取2茶匙混合物和一杯凉水一起加热，煮沸后再煮5分钟，过滤饮用。

不推荐的做法

- 摄入咖啡因，抑制铁的吸收。它还会导致血糖调节功能差，让人产生吃糖的欲望，从而导致血液质量降低。

- 吃饭的同时饮用液体。这会减少营养物质的吸收，尽量在两餐之间饮用。
- 乳制品摄入过量。牛奶和麦片一起食用、将牛奶加在茶中饮用、每天喝酸奶，这些方法都不错，但是不要过量。
- 吃生冷食物如沙拉、冰激凌、直接从冰箱里取出的饮料。如果确实要吃冷的食物，配合一些热的食物，比如沙拉配汤或者烤土豆。
- 狼吞虎咽或站着吃饭，带着压力吃饭。
- 节食。
- 如果你属于苍白型加气滞型，要避免摄入植物雌激素，如亚麻籽和大豆。

锻 炼

- 有氧运动限制在30分钟内，每周3次。
- 经常从事与冥想有关的运动，如瑜伽、气功或太极，还可以自由添加你喜欢的拉伸或柔韧性运动。

生活方式

- 一定要得到足够的休息，这对月经周期的阶段1（月经期）特别重要。
- 培养时间管理能力和良好的工作或学习习惯。
- 对于那些你做不到的事情不要过于担心。
- 尝试第77页的心像练习。
- 尝试第79页的自我按摩。

补充剂

- 铁元对处于月经周期的阶段1（月经期）中的人特别有益，这个时候你正在流失血和铁。

- 液体叶绿素。
- 左旋肉碱。

医疗辅助手段

- 请医生为你做贫血血液检测。

中　医

- 针灸可以增加子宫内膜中的血流。
- 草药方剂有利于子宫内膜增厚。
- 养血汤对处于月经周期的阶段2（卵泡期）的人特别有益。一个简单的做法是，将一只整鸡和蔬菜（如胡萝卜、蘑菇、洋葱、红薯）、中药一起炖，还可以添加山药、枸杞、生姜、大枣和龙眼肉。

第六节

精准怀孕计划：湿热型

　　针对湿热型的人的精准怀孕计划可以改善这个类型的人的健康和生育能力的很多方面，但是大多数方法的目的是阻止黏液聚集，把肌瘤和子宫内膜异位症的影响减至最小。

饮　食

推荐的做法

● 摄入较多的蛋白质（30%）、较少的复合碳水化合物（20%）、较多的蔬菜和水果（50%）。

● 吃营养丰富的食物，比如绿色蔬菜。

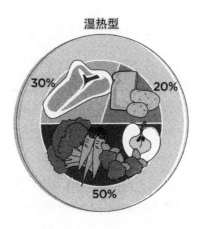

- 吃全谷物和其他缓释碳水化合物，尽可能避免血糖波动。用天然糖如龙舌兰糖浆代替精制糖。

- 吃大麦，这是一种天然的利尿剂。

- 喝绿茶，除了固有的益处之外，也是天然的利尿剂（见下面方框中的绿色助孕茶，对湿热型的人特别好）。

- 少吃碳水化合物。食用碳水化合物时搭配蛋白质来保持血糖稳定。

- 喝酸奶，尽管你应该避免食用乳制品。以我们的经验，身体对酸奶的反应不同于其他乳制品。

- 摄入绵羊奶和山羊奶及其制品，许多人对它们的耐受力比对牛奶制品的好。

- 补水、补水、补水。具有讽刺意味的是，很多湿热型的人实际上是缺水，饮水有助于消除水肿。

辛辣的绿色助孕茶
湿热型适用

所有的原料都很容易买到。

1 杯大麦茶 　　　　　　　　1/2 杯绿茶

2 汤匙磨碎的豆蔻

将以上原料混合，装入可密封的小容器中，取 2 茶匙混合物倒入茶杯，然后倒入开水，没过茶，浸泡 10 分钟，过滤饮用。

不推荐的做法

- 暴饮暴食。

- 吃生冷食品。

- 吃过量、难消化的食物和油腻的食物，如奶油酱汁和油炸食品。

- 吃辛辣的食物。

- 喝酒。

- 摄入乳制品（酸奶除外），因为其会导致体内产生过量的黏液。

- 吃加工食品。湿热型的人特别容易对这些食品产生严重的反应。

- 吃糖和人工甜味剂，尤其是高果糖玉米糖浆。

- 吃过多的精制小麦制品。

- 吃发霉的食物和任何用酵母发酵的食物。因为湿热型人群容易发生念珠菌（真菌）感染。啤酒、面包、酱油、红酒、醋、蘑菇和蓝纹奶酪除外。

- 摄入过量的盐（避免加工食品的另一个原因是：它们往往非常咸，即使是尝起来不咸的食品）。

- 吃猪肉和富含脂肪的肉类，包括牛肉的各个部位。

- 摄入饱和脂肪。

- 吃高脂肪或油腻的食物，尤其是油炸食品。

- 吃大豆、亚麻籽制品和其他含植物雌激素的制品，特别是如果你有子宫内膜异位症或子宫肌瘤时。

- 吃山药，如果你被诊断为多囊卵巢综合征（见第187页）。虽然山药常常被作为生育助推器兜售，但是它含有太多的碳水化合物，对多囊卵巢综合征病人不好。

锻　炼

- 坚持运动。运动有助于体内的液体正常流动。

- 定期进行有氧运动；每天大约30分钟。避免过于激烈的运动。目的是使血液流动起来，但是不要使自己筋疲力尽。

- 设定锻炼目标，为实现这些目标制订一个计划。

生活方式

- 确保你生活的环境中没有霉菌。警惕家中可能出现霉菌的地方（特别是地下室和卫生间）；秋天的落叶是另一个常见的霉菌来源，所以要确保及时和恰当的清理，但是你不要自己清理。

- 像很多亚洲国家的人一样，在一顿丰富的晚餐后尝试吃一些有助于消化的、含有中药成分的东西，如山楂片。
- 如果通过观察宫颈黏液来追踪排卵有困难的话，尝试绘制基础体温曲线图。湿热型的女性在月经周期的其他时间也会产生宫颈黏液，使排卵时间无法确定。
- 尝试第77页的心像练习。
- 尝试第79页的自我按摩。

补充剂

- 铬。
- 益生菌增加消化道内的有益细菌种群，还可以对抗念珠菌（真菌感染或过度生长），湿热型女性特别容易感染念珠菌。

医疗辅助手段

- 如果你患有多囊卵巢综合征，咨询你的医生。你可能根本不排卵。

中 医

- 针灸可以改善多囊卵巢综合征病人的排卵问题。
- 治疗体液代谢问题的中药，有助于稀释或清除输卵管内过多的黏性分泌物。这种中药也可以纠正由子宫内膜黏液或无效的胞饮作用（子宫的前后壁压在一起的机制）引起的胚胎植入问题。请咨询中医。

第六章

辅助受孕手段

第一节

辅助受孕：你何时需要进行下一步？

不是每个人都能够自然受孕，在某些情况下，你也需要借助一点点外力。你如果已经执行了精准怀孕计划，有一份详细的病历，做过详尽的身体检查，收到了详细的生育能力诊断书，并且已经纠正了出现的问题，那么就到了进行下一步的时候了。本章介绍了各种辅助生殖技术供你选择，你在仔细阅读本章内容的时候也不要放弃尽可能自然受孕的想法。虽然现在已经有了如此多的高科技手段，但自然受孕仍然是首选。

美国疾病控制与预防中心对辅助生殖技术的解释是，在实验室操纵卵子和（或）精子的生育治疗方法。我们扩大了这个定义的内容，并包含了所有常见的不孕不育的治疗方法，按照从最"自然"的方法到最不"自然"的方法的顺序来介绍。一般说来，如果本节中先提到的方法适合你，那么相对于之后提到的方法，前者更容易（并且价格更低）。你还会发现在每一种治疗方法中都附有另外一些治疗方法，使该治疗方法尽可能温和、有效。我们发现，微创技术不仅风险较小，更容易操作，而且更容易成功。

助孕药物

对为怀孕努力的夫妻来说，首选方案通常是助孕药物，审慎使用助孕药物来促进排卵，对于不排卵或排卵不规律的女性很有帮助。患有多囊卵巢综合征（见第 187 页）的女性往往能从助孕药物中受益，刺激卵巢的药物对不明原因性不孕也有帮助。有些医生用这些药物来治疗促卵泡激素低时引起的黄体功能不全（见第185页），但我（萨米）通常使用孕酮治疗黄体功能不全。

助孕药物通常也用在辅助生殖技术治疗的第一阶段，包括宫腔内人工授精（见第300页）和体外受精（见第302页），这是为了让女性生成比平时（每月一个卵子）更多的卵子。

助孕药物刺激排卵的效果非常好，绝大多数女性服用助孕药物后在第一个为期3个月的治疗期内排卵，在服用药物开始排卵的女性中有一半怀孕。是否能成功怀孕取决于影响怀孕的其他因素，包括年龄和精子质量。尽管因为需要进行排卵监测而反复前往医院大大增加了药物以外的费用，但是口服药的费用低于其他生育治疗方法。

但助孕药物并不是没有风险，它们会产生许多轻微的副作用，包括腹部和（或）乳房肿胀和压痛、卵巢轻度肿胀、胃疼、恶心和呕吐、体液潴留、体重增加、头痛、失眠、疲劳、烦躁、抑郁和视力模糊。这些副作用都不是各自独立存在的，而是相互叠加的，并且每月反复出现，可能很难消除。在极少数情况下，助孕药物还会导致卵巢囊肿（见第200页），这反过来又引起生育问题和不适症状。此外，病人还有患卵巢过度刺激综合征（见第298页）的风险，有一小部分人可能相当严重。长期和（或）大剂量使用这些强力药物可以增加患卵巢癌、乳腺癌和子宫内膜癌的风险（然而，合理使用这些药物几个周期不会增加风险）。

服用助孕药物也会增加怀双胞胎（或多胞胎）的概率，这反过来又增加了妊娠风险。

因此，谨慎使用助孕药物是有道理的，采用合理的剂量，使用的周期数也要合理。大多数35岁以下的夫妻如果备孕一年后还未怀孕，那时才可以开始使用助孕药物（执行精准怀孕计划会提高妊娠率）。如果你决定使用助孕药物，那么你要确保已经知晓引起不孕不育的原因和医生提出的治疗方案。总之，我们认为当今助孕药物用得太多，剂量太大。尽管有证据表明助孕药物对某些特定的病人没有效果，但是有时候医生还会无休止地开药。此外，许多医生忽略了一个事实，对于有些病人，小剂量使用药物不仅仅安全，不容易引起副作用，而且比大剂量使用效果更好。助孕药物使用4~6个周期是合理的，之后继续使用并不能提高受孕成功率。到那时候，你应该和医生沟通，使用不同的剂量或药物，或者换另一种方案。

有两种常用的助孕药物——氯米芬和促性腺激素，无论使用哪一种，你都需要在排卵之前做超声检查，以监测药物对卵巢的影响，并进行血液检查跟踪雌激素水平和卵泡的发育。

氯米芬

氯米芬（药品名包括氯米芬和雪兰芬）本质上是欺骗身体，使身体相信它具有较低的雌激素水平，从而增加促性腺激素释放激素的生成，这又反过来刺激黄体生成素和促卵泡激素的释放，这样就诱使卵泡成熟并释放卵子。

月经周期的第3~5天开始服用氯米芬，口服，连服5天（如果你的月经不规律或没有月经，医生会使用另一种药物诱发月经，以便合理安排氯米芬的用药时间）。常用的氯米芬剂量是每天50毫克，但是我（萨米）通常开出的剂量是每天25毫克，至少开始治疗时是这样的。排卵通常发生在最后一次用药后5~12天，对于雄激素水平高的多囊卵巢综合征病人，我用地塞米松抑制雄激素的生成，以增强氯米芬的效果。医生会通过超声检查和血液检测对你的身体进行监测，以查看你的身体对药物的反应，并判定排卵时间。服用药物后，你可能需要几个月才开始定期排卵。

除了上面已经介绍了氯米芬带来的副作用和风险之外，病人用药后怀上双胞胎（或多胞胎）的概率是5%~8%（一般人群为2%）。此外，它还会使宫颈黏液变干，导致健康精子很难遇到卵子。在这种情况下，你可能有很多卵子，但都不太可能受精。大剂量的氯米芬（甚至是标准剂量，根据女性的反应而定）还会使子宫内膜变薄，导致胚胎无法植入。

男性生育专家在对男性病人的治疗中多使用氯米芬，而很少使用促性腺激素。针对睾酮水平低下引起的不孕不育，氯米芬可以提高精子计数、质量和活力。如果是精索静脉曲张、甲状腺障碍和催乳素水平高导致的睾酮水平低下，那么氯米芬作用不大；然而如果睾酮水平低下是由身体或心理压力引起的，那么病人可以选择氯米芬。对于男性，每天使用的氯米芬的剂量非常小（25毫克），每个月使用大约25天，使用时间通常不超过4~6个月。

促性腺激素

虽然激素机制不同，促性腺激素（包括注射用尿促卵泡素、促卵泡素、果纳芬、贺美奇和注射用尿促性素）也常用于刺激排卵，但是因为它们必须通过注射，并且比氯米芬贵得多，而且病人出现多胎妊娠的概率极大，因此一般不建议使用促性腺激素，除非病人已经尝试过氯米芬，并且对氯米芬无反应，或者因为某种原因不能使用氯米芬。和氯米芬一样，促性腺激素对治疗排卵障碍、多囊卵巢综合征、黄体功能不全和不明原因性不孕有用，并且是体外受精治疗方法的一部分。

促性腺激素的使用分两步。首先是注射促卵泡激素或者促卵泡激素与黄体生成素混合液，连续注射7~12天，注射时间长短取决于你的卵子的成熟时间，从月经周期的第3天开始，通过这种方式诱使卵子成熟并使卵巢排出比平时更多的卵子。然后，注射人绒毛膜促性腺激素，在1~2天内诱发排卵。医生通过超声检查和血液检查对你进行监测，以确定合理的注射时间以及排卵时间。

一般来说，每个月经周期使用促性腺激素后，女性怀孕的成功率约为20%，这主要取决于几个因素，包括年龄、精子质量和生育问题的性质。使用促性腺激素怀上双胞胎（或多胞胎）的概率高达20%。

卵巢过度刺激综合征

任何考虑或服用助孕药物的人都需要注意卵巢过度刺激综合征，虽然它只发生在一小部分接受治疗的人群中，影响也轻微，但是卵巢过度刺激综合征会严重到需要住院治疗的程度，并在极少数情况下甚至可以危及生命。

即使是在使用标准剂量的情况下，卵巢在助孕药物的过度刺激下也可能出现卵巢过度刺激综合征。这实际上是因为卵巢对药物的反应太好，生成了太多卵泡，并膨胀到正常体积的几倍。症状通常开始于排卵后的4~5天内，包括恶心、腹胀、饱胀感，以及体重增加。腹胀、呕吐、腹泻、尿量减少、尿液颜色深、口渴、皮肤和头发干燥、腹部明显胀大以及体重快速增加（每天1千克），这些是中度症状，经常与上面提到那些轻度症状叠加，也有些女性会患上卵巢囊肿（见第220页）。通常情况下，你的医生会密切监测你的身体，但是如果你没有怀孕，所有的症状会在几天内自行消失。

这是大多数卵巢过度刺激综合征女性病人所出现的症状，但是在严重的情况下，某些女性病人除了出现以上提到的任何症状或所有症状之外，还可能有以下症状：上腹部有饱胀感或腹胀，肺周围出现液体，呼吸困难或呼吸疼痛，呼吸急促，眩晕，盆腔、小腿或胸部疼痛，血细胞过度集中和形成血栓，出现这些症状需要住院治疗。

任何服用助孕药物的人都会承受患上卵巢过度刺激综合征的风险，但是某些女性比其他女性的风险更大，比如年轻女性、患有多囊卵巢综合征的女性（二甲双胍与助孕药物一起服用可以减少患卵巢过度刺激综合征的风险）以及雌激素水平高、卵泡和卵子数量多的女性。

更好的方式

不要仓促使用助孕药物，至少你应该确保了解了自己生育问题的性质，这样你就知道助孕药物是否可以解决问题。尽管助孕药物的名字是"助孕"，但是它们只是让你生成更多的卵子，不会让你获得生育能力。

另一件重要的事情就是要记住在使用助孕药物时，剂量越大并不一定越好，减小剂量仍然可以促使卵巢工作，并且不会让子宫内膜变薄。小剂量的氯米芬还意味着宫颈黏液干燥的程度减轻。

对于患有多囊卵巢综合征的女性，一起服用二甲双胍和助孕药物可以减少患上卵巢过度刺激综合征的风险。

中医

滋阴的中药与助孕药物同时服用，可以提升对助孕药物"反应低"的女性的治疗效果。中医认为助孕药物精于壮阳，因此病人需要在中医的指导下服用滋阴的中药，这样有助于减少助孕药物的副作用，包括子宫内膜变薄和易受孕型宫颈黏液减少。

对许多病人来说，中西医两种治疗方法联合使用最好，但是要非常谨慎，并且需要西医和中医沟通顺畅。最好是在服用助孕药物之前开始服用中药，这样可以提高病人对助孕药物的反应，从而获得更多的卵子。理想情况是在服用助孕药物前六个月开始服用中药，即使差一个月也会有区别。

中药对预防和治疗卵巢过度刺激综合征有帮助，针灸配合补充孕酮的药物也有同样的效果。

　　燥热型的女性往往对助孕药物反应不好，因此提前服用滋阴的中药对她们特别有益（有意思的是，现在有些开展体外受精的诊所也采用一种叫作"雌激素启动"的并行方案，在体外受精周期开始前一个月给类似的病人补充雌激素）。

　　一般情况下，易倦型的女性对助孕药物的反应比其他女性的更好，药物效果好且副作用少。

病例研究：路易丝

　　路易丝的月经不规律，这使得她很难受孕。备孕一年后，在医生的建议下，路易丝决定服用氯米芬。她在月经周期中连服5天氯米芬，每天一片（50毫克）。两个月经周期后她仍然没有怀孕，随后医生将剂量翻了一倍，路易丝又多服用了两个月经周期，依然没有什么效果。于是，她的医生推荐她来找我（萨米）。

　　详细的病历和彻底的身体检查都没有发现她有其他任何问题，于是我建议她减少氯米芬的剂量，在她的下一个月经周期中，路易丝每天服用半片氯米芬（25毫克），连服6天，很快她就怀孕了。路易丝现在有一个美丽、健康的孩子。

宫腔内人工授精

　　宫腔内人工授精以前称作"人工授精"，无论称作什么，都是和玻璃吸管有关，将精子放入子宫的过程（无性交）已经变得科技感十足。如今，精子被"洗干净"，放入无菌的液体中，然后优选集中，通过插入宫颈的导管直接注入子宫。

　　为了增加成功率，大多数情况下，医生会在排卵前一周让病人服用助孕药物以刺激卵巢，使若干个卵子成熟。医生也可能用一个"触发器"，在特定的时间诱导排卵，以配合宫腔内人工授精，达到最佳效果。

　　我（萨米）通常给病人连续做两次（连续两天）宫腔内人工授精，以确保我们把握住了好时机。每次做完宫腔内人工授精之后，我会暂时在病人的宫颈上放一个特殊的宫颈帽，以便我放进去的东西能留在病人体内。我也会让病人在月经周期的黄体期使用孕酮，以确保子宫内膜为胚胎植入做好了准备。

医生们会用激素血液检测、超声检查和（或）排卵试纸跟踪排卵，以便安排宫腔内人工授精的时间。一旦女性开始排卵，医生就会在宫腔内人工授精开始前的1~2小时让她的伴侣取精。如果医生时机把握得不好，这对夫妻就是在浪费时间和精力（金钱）。

研究表明，与长时间禁欲相比，男性在取精前三天内禁欲，他的伴侣的妊娠率显著提高。理论上讲，取精应该在禁欲后两天内完成。有专家曾经建议在收集精子之前男性长时间禁欲，因为在这种情况下精子计数通常会上升一点儿。但是结果表明，精子的活力却在下降，而且在此期间精子"无所事事"，也对其结构和功能有害。

纵然精子要在实验室里洗涤，但是得到一份干净的样本也很重要。一旦完成取精，就要把样本安全送给医生，否则努力将化为乌有。按照以下这些步骤取精很有帮助。

1. 用抗菌皂洗澡。如果可能的话，把包皮翻开清洗。

2. 手淫射精并根据医生的指示收集精液，装入无菌容器中。

3. 以室温或体温保存样本（天冷的时候这一点儿特别重要），1~2小时送到医生的诊室。

医生收到精子后会立刻进行处理，然后注入子宫，整个宫腔内人工授精的过程大约需要一小时。两周后，你就可以知道宫腔内人工授精是否成功。

宫腔内人工授精是努力备孕的夫妻最先应该尝试的干预方法之一，因为这是在体内"自然"受精，而不是在实验室的培养皿里。它比体外受精给病人带来的创伤要小，因为不需要取卵，而且它涉及的面较少，所以更便宜。通过研究宫腔内人工授精和体外受精的相对成本发现，体外受精的花费是宫腔内人工授精的好几倍。

对于男性因素引起的不孕不育，宫腔内人工授精比定时性交更加有效。对于不明原因性不孕，宫腔内人工授精比单独使用助孕药物的效果更好。男性的精子计数、活力和形态都正常的情况下，3~4次宫腔内人工授精的结果与一个月经周期的体外受精的结果是一样的。

当然，如果合理使用宫腔内人工授精，它是最容易成功的。它对于精子计数低或活力差的男性特别有用。如果精子计数确实很低，体外受精联合卵胞浆内单精子显微注射技术（见第309页）可能更合适。如果男性根本没有精子，可以考虑用捐献的精子或者直接从男性的睾丸中提取精子进行宫腔内人工授精。宫腔内人工授精对于不明原因性不孕不育也特别有用，因为这种技术绕过了宫颈黏液，它是对付"有害"的宫颈黏液的唯一方法（其他介绍见第248~250页）。

宫腔内人工授精的妊娠率平均为15%~20%。我们建议病人做3~4个周期的宫腔内人工授精（适当的时候）之后，再认真考虑体外受精。

体外受精

体外受精无疑是最常见的高科技生育治疗方法，约占美国辅助生殖技术的90%，每年大约有4.8万名婴儿通过此种方法出生。

大多数对体外受精的描述或解释说它适用于女性排卵出现问题的情况下。如果女性唯一的问题是不能排卵或排卵质量差，直接进行体外受精就像是用大锤敲小钉子。在考虑体外受精之前应该先考虑其他方法。

然而，如果使用得当，对有输卵管堵塞（瘢痕严重）、精子质量差或不明原因性不孕不育问题的夫妻来说，体外受精是最有意义的选择。事实上，研发和使用体外受精的初衷就是针对这些情况的。但是在这几十年中，很多夫妻已经形成了一种理念——"我们已经尝试了三四个月，我们去做体外受精吧"。我（萨米）实际上会建议一对夫妻尝试几个月其他方法后再去做体外受精——除非女性38岁以上或这对夫妻已经被诊断有上述问题之一，但是即使是这样，我也宁愿让他们先尝试其他方法。

年轻女性以及没有上述生育问题的夫妻，一般情况下有比体外受精更好的选择，这些选择会更安全、更便宜、更方便、更有效。年轻女性有充分的时间备孕，因此在没有全面考察其他方法之前，根本没有必要急于采用体外受精的方法（如果她们有完整的病历和诊断，已经尝试过其他方法，并等待了一段时间，那么体外受精可能确实是一个不错的选择）。就体外受精来说，年轻女性比年长的女性更容易成功，但是即便不采用体外受精的方法，她们也更容易成功。

什么是体外受精？

体外受精需要你一次排出很多卵子。女性要先注射助孕药物刺激卵巢，生成更多的卵子，而不是平时的一个卵子。有时医生也会开亮丙瑞林——一种合成激素，防止过早排卵。在某些情况下，你要在体外受精周期开始前一个月使用亮丙瑞林，以便在卵巢刺激药物再次将正常激素"唤醒"之前将其抑制。

医生会通过超声检查和血液检查监测卵子的生长情况，以及它们什么时候成熟，当足够的卵泡达到合适的大小时，你会被注射人绒毛膜促性腺激素让卵子成熟。注射后36~40小时，在 B 超的引导下，医生将取卵针经阴道穹窿插入卵巢，取出卵子。

与此同时，你的伴侣取精，方法如第301页所述，如果有需要也可以使用捐献的精子。精子和卵子被一起放入实验室的培养皿中，医生会进行监测以确定卵子是否受精。受精卵发育2~5天，此时每一个受精卵都是一个小的细胞球（正式的名称是胚胎），准备移入子宫。

现在的标准做法是根据女性的年龄一次放入2~4个胚胎，这样做是为了增加成功概率，但是也会增加多胎妊娠的概率。通过体外受精怀孕的女性有大约1/3是双胎（或多胎）妊娠，这样就会给母亲和胎儿增加风险。这就是为什么越来越多的人赞成一次只放入一个胚胎的原因（随后在本部分中讨论）。

胚胎通过由宫颈插入的一根细导管开始前往子宫的旅程。没有移植的胚胎会被冷冻，将来的月经周期中可能用到。如果一切顺利，在移植的胚胎中至少会有一个植入子宫壁并发育成胎儿。女性需要在移植后等待10~20天，然后做妊娠测试。

对于任意一个体外受精周期，现在的妊娠率平均为35%。在开展体外受精业务最成功的诊所，体外受精婴儿的出生率平均为28%（考虑了流产因素），使用冷冻胚胎的妊娠率会低一点儿。体外受精的成功率为15%~50%，具体取决于年龄和潜在的生育问题。

成功并不是没有风险，首先是与多胎妊娠相关的风险，其次是使用助孕药物的风险，包括卵巢过度刺激综合征（见第298页）的风险。此外，通过高科技生育治疗方法（如体外受精）出生的婴儿，有出生缺陷和低出生体重的风险都会小幅增加，虽然没有人可以肯定地说这是潜在的生育问题或治疗方法导致。体外受精也使得大多数夫妻不得不决定如何处理未使用的胚胎，从而使他们处于一种不舒服的道德立场上。

体外受精的费用很贵，在美国，一个月经周期的体外受精费用平均为12400美元，医疗保险不承担这样的费用。

遗传学筛查

医生在胚胎植入前会进行遗传学诊断，这有时也被称为胚胎植入前遗传学筛查，是体外受精的胚胎在移植前，对胚胎进行染色体缺陷筛查的一种方式，如唐氏综合征。这个筛查是要从一个数天大小的胚胎上提取一个细胞进行筛查。

这就使携带严重遗传疾病（如囊性纤维化和泰－萨克斯病）的夫妻可以选择没有疾病的胚胎。胚胎植入前遗传学诊断越来越多地应用于体外受精，即使夫妻双方没有特别的遗传问题，医生也会进行检测，主流观点认为筛选最健康的胚胎会提高体外受精的成功率。绝大多数的体外受精诊所提供胚胎植入前遗传学诊断，当然要另外收费。

但是，最近发表在《新英格兰医学杂志》上的一项荷兰科学家的研究表明，在为35岁以上的女性做体外受精时不应该进行这种筛查，至少这种筛查不应作为常规检查。在这项研究中，女性的年龄为35~41岁，接受胚胎植入前遗传学诊断组体外受精的妊娠率明显下降，只有25%，而未接受筛查组的妊娠率为37%。

科学家们目前还不知道，去除一个细胞是否会比预想的造成更多的伤害；一个细胞是否可以代表整个胚胎，这样的假定是否有缺陷；当一个细胞测试为正常时，其实胚胎是异常的，或一个细胞测试为异常时，其实胚胎是健康的。我（萨米）最近为两个病人做体外受精的胚胎植入前遗传学诊断，结果发现她们的胚胎都有遗传病异常，因此胚胎都没有移植。随后她们在没有服用助孕药物，也没有接受体外受精的情况下继续备孕，结果都有了健康的宝宝。

目前还需要更多的研究来回答这些至关重要的问题，也需要寻求其他方法来提高体外受精的成功率。35岁以上的女性接受体外受精的成功率比年轻女性的低很多，并且荷兰的一项研究发现，60%的胚胎在移植前在遗传学筛查中被检测出异常（其他研究估计的数字更接近40%，但是仍然很高），再者一项筛查检查的花费就高达5000美元。

更好的方式：自然周期体外受精或微刺激体外受精

虽然美国的体外受精方式已经走向极端。但是在欧洲，同样技术的应用趋势却更友善、更温和。自然周期体外受精或微刺激体外受精会使用较小剂量的助孕药物（使少量卵子成熟），然后通过高科技的扫描手段选择高质量的卵子（所以无须刺激卵巢生成过多的卵子），最后用更加成熟的胚胎进行单胚胎移植。这种方法降低了副作用和母婴面临的风险，同时还提高了单胚胎移植的成功率。就妊娠率而言，自然周期体外受精还无法与多胚胎体外受精竞争，但是我们相信也快了。在我们看来，虽然自然周期体外受精的妊娠率略低，但是风险得以减少，这算是一种弥补。这种方法并不适用于每一个人，但是对于很多夫妻，特别是对年轻女性来说，她们没有时间压力，不需要一次生育多个孩子，我们认为这是接受体外受精的更好的方式。

在一些欧洲国家，国民健康保险涵盖了体外受精，并控制其费用，因此自然周期体外受精比常规体外受精更常见。在总人口中，体外受精的婴儿出生率与本国自然受孕的婴儿出生率大抵相同，并且只有5%是双胞胎。自然周期体外受精不仅与常规体外受精效果相同，而且更安全，花费更少。在所有寻求生育治疗方法的女性中，使用单一胚胎移植的群体比使用多个胚胎移植的群体怀孕和分娩的总费用要低得多——甚至把单一胚胎移植的群体可能需要更多的月经周期考虑在内了。这样一组平均数据不会对一个美国人选择什么方式的体外受精产生任何影响，但是确实说明我们现行的体系应该加以改变。

关于微刺激体外受精的几项早期研究已经证明它是有效的，并揭示了一些原因。针对荷兰400对夫妻的一项研究对比了采用常规体外受精的病人和采用自然周期体外受精的病人，发现在一年内两组的出生率完全相同。尽管在自然周期体外受精那组，一次只使用一个胚胎进行移植，而另一组使用两个或三个胚胎进行移植。

西班牙的研究人员发现，病人使用标准剂量的助孕药物后，有一半的胚胎会出现遗传异常，但是当将药量减半后，只有1/3的胚胎出现异常。

比利时的一项研究证实，单胚胎移植出生的婴儿与不采用任何辅助生殖技术出生的婴儿一样健康。多胎妊娠增加了出现低体重儿和早产儿的风险，但是在这项研究中，使用单胚胎进行移植的婴儿和自然受孕的婴儿在胎龄和出生体重上是相同的。除了证明单胚胎移植因避免了多胎妊娠的风险而更安全以外，这项研究也强调了单胚胎移植的效果：超过46%的单胚胎移植成功。

大多数自然周期体外受精移植在技术上不涉及胚胎，而更多涉及囊胚——在实验室已经发育了5~6天（常规体外受精是2~3天）的胚胎，只有最健康的胚胎才能幸存下来进入囊胚阶段，医生再从中挑选最好的移植入子宫，提高妊娠率。于是，在英国越来越多的医生采用单胚胎移植。

我们希望欧洲的情况也能出现在美国，有迹象表明这是有希望的。美国生殖医学会针对胚胎移植的适当数目发布了新的指导意见，对于35岁及以上的女性，建议根据年龄胚胎移植数量为2~3个，最多不超过5个；但是对于35岁以下的女性，官方指导意见是1~2个，我们很高兴看到单胚胎移植也被列为一种有效的选择。更好的消息是，美国国家科学院医学研究所发布了一份报告，呼吁制订促进单胚胎移植的指导方案（以及更严格的助孕药物使用准则）。即使使用非常先进的辅助生殖技术如体外受精，也尽可能采用微刺激的干预方法是我们的一贯主张。

针灸

针灸已经被证明可以显著提高常规体外受精的成功率。我们已经看到，在一些情况下，针灸可以以不同的方式提高人的生育能力。你在体外受精之前可以考虑采用针灸结合药物的治疗，它们带来的益处对于技术干预受孕和自然受孕都很重要。

在许多重要的医学期刊上出现了越来越多的文章，证明了针灸是有效的。一流的生育医学杂志《生育和不孕》专门对此进行了讨论，论证了针灸和不孕不育的治疗方法相结合的有效性。

一些研究已经证明一些针灸治疗可以大幅提高常规体外受精的成功率。体外受精开始前长期接受针灸治疗可以提高体外受精的成功率（有时根本不需要体外受精就能怀孕），并降低体外受精带来的副作用和风险，甚至在胚胎移植前后进行针灸可以将妊娠率和出生率提高约50%或更多。

最早的一项研究通过实际比较了体外受精取卵期间采用针刺麻醉和标准麻醉的人群，证实了这一点。这个数据出人意料地显示，接受针刺麻醉的小组"生下孩子"的概率高于标准麻醉的小组。

从那时起，直接着眼于这种效果的研究开始量化针灸带来的益处，一系列的研究表明，在胚胎移植前后接受针灸治疗的女性的妊娠率比没有接受的女性的高出一半（与假针灸治疗相比也发现针灸有类似的结果，排除了针灸只有安慰作用的可能性）。近期的一组研究分析表明，采用针灸治疗可以将体外受精的成功率提高到65%。

如何使用针灸配合体外受精？

我（吉尔）对病人实施的针灸和体外受精程序与研究人员在研究中采用的基本相同：胚胎移植前1~2天针灸一次（取卵后3~4天），胚胎移植后1~2天针灸一次。只要你在移植前或移植后进行针灸就行，无需强调确切的时间，这些方法的重点是促进血液流动。我的任何治疗方法都是以支持西医的治疗方法为目的，因此我总是跟着他们走。

我也在取卵前1~2天给病人针灸，以软化宫颈、改善子宫内膜血流。我希望病人在服用刺激卵巢药物的同时，每周接受两次针灸，针灸也可以刺激卵巢，所以对于那些对刺激卵巢药物反应不好的病人（无法生成很多卵泡的女性）特别有用。医生会在超声下看到这种对药物不好的反应（或者无反应），如果病人来找我针灸，那么在第二天的超声中医生经常会发现卵泡已经开始生长，所以医生比病人还感到不可思议。

这些短期有限的治疗方法可能很有用。如果采用我的治疗方法，每个病人在体外受精开始前都需要进行3个月的针灸治疗，以获得最佳状态，为接受体外受精做好准备。与你获得的一些益处（子宫内膜获得更多的血流和为胚胎植入做好准备）相比，有些益处（生殖激素平衡和改善压力）需要更长的时间才能显现。3个月的治疗期间，我也会使用中药，治疗效果需要经过一段时间才能看到（然而，在体外受精周期之前，你通常需要停止使用刺激排卵的中药，因为中药会使身体生成一个优势卵泡，而与此同时使用助孕药物是为了获得更多的卵泡）。针灸与精准怀孕计划相结合是一种最理想的方式，能使体外受精获得最高的成功率。

病例研究：奥尔西亚

奥尔西亚 38 岁，当她来见我（吉尔）时，已经经历过 3 次不成功的体外受精治疗。她自己就是一名医生，对于替代疗法持保留态度（虽然她对尝试过的治疗方法已经失望），但是她自己做了研究，知道针灸可以将体外受精妊娠率提升 50%，所以她决定尝试一下。

奥尔西亚的下一次体外受精安排在她来见我时的下个月，但是我建议她先花 3 个月调理身体，使身体处于良好的状态。基于她之前 3 次不成功的体外受精经历，我认为如果她继续很快接受下一次体外受精，即使加入针灸治疗，结果也同样会令她失望。她服用了助孕药物为体外受精做准备，但是对药物的反应不好，没有生成很多卵泡。虽然我赞成在胚胎移植前后使用针灸，但是面对难以获得卵泡的难题，针灸对此也无能为力。奥尔西亚勉强同意将下一次体外受精周期推后。

对助孕药物反应不佳的女性通常属于燥热型（阴虚），奥尔西亚还有燥热型的其他症状，包括夜间盗汗、潮热和月经量非常少。我给她制订了每周的针灸治疗方案，并开了滋阴的中药。

在接下来的 3 个月中，奥尔西亚的燥热型症状逐渐减少，她不那么累了，月经量也有所增加，潮热和夜间盗汗消失，因此我让她继续治疗，同时安排下一次体外受精。在开始第 4 次体外受精治疗之前，她停止服用中药，但是在整个体外受精周期中继续针灸。

这次，她对助孕药物有了反应，她不仅产生了体外受精所需的足够的卵泡，而且还有两个备用胚胎冷冻起来以供将来使用。医生们，包括她自己，都对这种变化感到惊讶。这次体外受精后，奥尔西亚怀孕了。在本书撰写之际，她已是一个 2 岁孩子的妈妈，并且再次在针灸的辅助下通过体外受精将一个冷冻胚胎成功植入，又怀孕了。

卵胞浆内单精子显微注射技术

卵胞浆内单精子显微注射技术是体外受精的一种形式，它不再是将卵子放入培养皿中，多达 50 万的精子在卵子周围游走，争夺卵子的受精权，而是使用一根极细的玻璃针将单个精子直接注射入一个卵子中。

卵胞浆内单精子显微注射技术对于有精子数量极低、精子活力差或精子结构受损问题的男性最适用。它也适用于一根或两根输送精子的管道（输精管）都损坏或缺失的男性，或者男性做过不可逆转的输精管切除术的情况。对于在以前的体外受精周期中受精结果不良或卵子不能受精的夫妻也很有帮助。

对女性来说，卵胞浆内单精子显微注射技术和常规体外受精技术一样。对大多数男性来说，他们的参与方式也一样：通常通过手淫取精。如果没有射出足够的精子，他们可能需要在麻醉下做一个小手术，用一根针直接从睾丸收集精子，也可以使用冷冻的精子或捐献的精子。

随后医生在实验室中提取一个状态好的精子，将其注射到一个卵子中，之后重复这个过程，以生成所需数目的胚胎。其余的过程和常规体外受精一样：胚胎被移植入子宫，多余的胚胎被冻结，在两周后进行妊娠测试。

卵胞浆内单精子显微注射技术的成功率接近于常规体外受精的成功率：每个周期的妊娠率是34%，最终生育率是28%。如果是12个周期，妊娠率为45%，与体外受精相同，妊娠率会随着年龄、潜在生育问题的性质、一般性的健康情况等发生变化。

对于某些有特别问题的夫妻，卵胞浆内单精子显微注射技术比常规的体外受精更有用，但是前者也有缺点：实验室的工作会更复杂，费用更高，在高昂的体外受精费用以外会再增加大约 1500 美元，并且保险不报销这项费用。卵胞浆内单精子显微注射技术也可能使异常精子受精，研究已经确定，使用卵胞浆内单精子显微注射技术出生的孩子有出生缺陷的风险会小幅增加，尽管还不知道这是技术本身的原因还是精子异常的原因。不育的男性可能比生育能力正常的男性更容易出现遗传异常，通常是 Y 染色体改变。输精管缺失的男性更容易携带突变基因从而造成囊性纤维病。也许生育问题本身就是代代相传，因此在接受卵胞浆内单精子显微注射技术之前咨询遗传学专家，并进行所有相关的遗传病检查是一个不错的方法。

然而卵胞浆内单精子显微注射技术正迅速成为体外受精的首选方法。来自芝加哥伊利诺伊大学发表于《新英格兰医学杂志》的一项研究表明，虽然卵胞浆内单精子显微注射技术使不菲的手术费用更加昂贵，并且不能整体改善结果，同时还会使病人面临的风险增加，但是没有明确诊断出是男性因素导致不孕不育的夫妻对它的使用量却迅速增长。

最近的一项政府统计分析表明，在使用体外受精技术的夫妻中，有58%使用了卵胞浆内单精子显微注射技术，十年前这一数据还是11%，而男性因素造成不孕不育的夫妻使用体外受精的比例没有变化（大约34%）。同一组统计数据显示，卵胞浆内单精子显微注射技术的妊娠率实际上并不优于常规体外受精技术的。

只有少数的卵子可用时，有些诊所会采用卵胞浆内单精子显微注射技术，因为可以减少受精结果不良的风险；有些诊所喜欢将这项技术用于接受常规体外受精失败的夫妻；有些诊所则将这项技术用于所有人，将它作为成功的最好机会。尽管在精子严重不足的情况下，卵胞浆内单精子显微注射技术比常规体外受精的成功率更高，但对精子正常的夫妻来说，使用这项技术似乎并没有什么好处。因此，虽然很多人花很多钱采用卵胞浆内单精子显微注射技术，却没有任何证据证明，这对他们有一丝一毫的帮助。

配子输卵管内移植

配子输卵管内移植已不再是常见的生殖干预手段，它已经被体外受精所取代，我们从来不推荐。你还是会看到它作为一种辅助生殖技术被讨论，不过我们将它写在这里是为了让你对它有一个了解。

在辅助生殖技术发展的早期，配子输卵管内移植的妊娠率比体外受精的高得多，但是从那以后形势被逆转。在配子输卵管内移植术中，精子和未受精的卵子（雄性和雌性配子）被直接放入输卵管，所以受精率自然高于体外受精，也就是说，卵子在输卵管内，而不是在实验室里受精。因为这项技术需要进行腹腔镜手术，所以后来很少使用，被创伤更小的体外受精所代替。配子输卵管内移植通常比体外受精更昂贵，现在配子输卵管内移植在辅助生殖技术中所占比例不足1%。

配子输卵管内移植和体外受精一样，医生先使用药物刺激病人卵巢，然后监测卵巢，在腹腔镜的引导下，通过腹壁的切口取出卵子后，将卵子立刻与精子样本汇合（在这之前精子已经按照常规方式收集好）。最后，精子和卵子通过同一切口一起放入输卵管。这是一个当日手术，但相比常规取卵，病人确实需要更多的时间来恢复。

大多数医生会放置约4个卵子，这样多胎妊娠率增加至15%~20%。当然，根据年龄和生育问题，总体成功率会发生变化，但是配子输卵管内移植术的每个周期平均生育率大约为21%。

大多数诊所已经不再实施或推荐配子输卵管内移植术，也不用于因男性因素导致的不育治疗。

合子输卵管内移植

与配子输卵管内移植一样，合子输卵管内移植已经过时。我们从来不推荐它，但是将它写在这里是因为你可能会看到或听到它被讨论，我们想让你了解它的基础知识。

合子输卵管内移植比体外受精更具侵入性，不如配子输卵管内移植更接近"自然方式"，而且价格比以上两者都高。在确认受精很重要的情况下，医生可能采用这种方法，美国每年大约有200名婴儿以这种方式出生。

在合子输卵管内移植术中，卵子在体外受精，形成受精卵。如有必要，受精可以通过卵胞浆内单精子显微注射技术。确定卵子是否受精大约需要一天，然后就需要通过腹腔镜手术将受精卵移植入输卵管。

大多数医生会在病人输卵管内放置1~4个受精卵，如果一切按照计划进行，受精卵会通过输卵管进入子宫，在子宫内着床。合子输卵管内移植大约有25%是多胎妊娠。它的成功率会随着病人年龄和其他因素而发生变化，但是每个周期的平均生育率大约为26%。

捐赠的卵子

已经43岁以上且不能生成健康卵子的女性、过早绝经的女性或者即使使用助孕药物也不能生成足够卵子的女性，最终通常会选择捐赠的卵子。来自捐赠者的卵子与病人伴侣的精子结合成受精卵，随后移植入病人子宫（有些诊所提供捐赠的胚胎，也可以使用捐赠的精子）。

这一治疗方法是常规体外受精的变体，不同的是捐赠卵子者服用助孕药物，并收集捐赠者的卵子。病人也服用药物调节她的雌激素水平，以便使她的周期与捐赠者的同步。病人也使用孕酮，让子宫内膜做好准备，在恰当的时候支持胚胎的植入。然后，收集病人伴侣的精子，其他过程和常规的体外受精过程一样。

使用捐赠的卵子（或胚胎）进行体外受精，每个周期的生育率大约为60%~80%（使用冷冻胚胎的生育率要小一些）。和其他方式一样，成功率会随着人的年龄、生育问题的性质、一般性健康状况和其他因素而变化。体外受精使用捐赠的卵子，其成功率往往高于常规体外受精，因为捐赠的卵子往往来自更年轻、更有生育能力的女性。这个过程的花费远远高于常规体外受精，虽然额外的检查和治疗也增加了成本，但主要原因是要补偿捐赠卵子者。一个周期的费用高达30000美元，并且保险不报销这部分费用。此外，这一治疗方法使得多胎妊娠的风险很高：使用捐赠的卵子的女性有40%是双胎妊娠（或多胎妊娠）。

对很多夫妻来说，捐赠卵子最大的缺点是缺乏与孩子的基因联系。但是，使用已知而不是匿名捐赠者的卵子可以部分解决这个问题，尽管这有可能带来纠纷（人际关系而不是医疗关系）。对有些人来说，如果有传给孩子遗传疾病的风险，那么捐赠的卵子是最好的选择。有些夫妻使用捐赠的卵子，是因为对他们来说，生育孩子比基因联系更为重要。这些女性想要自己生育孩子，以便她们能够控制妊娠过程，尽可能保证健康妊娠。还有些夫妻决定不再沿着这条技术路线走下去，选择了另外的道路。其实根本没有正确的答案，因为每一对夫妻都不得不面对现实，并决定适合自己的道路。

未来的发展

在世界各地的实验室里，科学家们正在致力于研发新的辅助生殖技术，这将导致使用捐赠卵子的体外受精看上去已经过时。研究人员已经在一些领域取得了初步成功：将卵巢中取出的卵子和组织冷冻供以后使用；调制一种由化学物质和维生素构成的"鸡尾酒"，将人类干细胞转变为精子和卵子；人造人类卵巢以及人造小鼠卵子；从人类牙齿中提取干细胞生成精子，注入小鼠睾丸。这些试验都是为下一代不孕不育的治疗方法抛砖引玉。

当这些试验成功时，我们会非常欢迎，因为有病人需要它们。但是我们热切希望，到那时医疗界能更好地掌握谁需要什么样的生育治疗手段以及何时开始治疗，通过合适的治疗手段，让更多的人能够以更自然的方式受孕，而无须借助辅助生殖技术。我们理解为什么夫妻要竭尽全力去生育一个孩子，但是我们希望看到他们先给常规方法一个机会。

精准怀孕指导

❏ 在寻求辅助生殖技术的帮助前先执行3个月精准怀孕计划。

❏ 尝试助孕药物或其他辅助生殖方法之前，确保你知晓自己不孕不育的原因以及如何治疗。

❏ 在使用更具侵入性的方法之前，对其他创伤更小的辅助生殖技术进行评估。

❏ 衡量体外受精和其他辅助生殖技术的负面影响及其潜在益处。

❏ 考虑采用中西医结合的治疗方法，特别是考虑使用针灸配合体外受精。

❏ 如果你35岁以下，考虑使用助孕药物之前尝试自然受孕一年。

❏ 考虑小剂量的助孕药物，并将助孕药物的使用限制在6个月经周期以内。

❏ 实施宫腔内人工授精或体外受精之前禁欲不超过2天，并正确收集精子。

❏ 如果没有排卵是唯一的生育问题，不要采用体外受精。

❏ 输卵管堵塞、精子质量差或确实是不明原因性不孕不育的情况下再考虑体外受精。

❑ 如果你38岁或以上，尽快采用体外受精的方法，但是尽管这样，先试用几个月损伤较小的方法可能也是合适的。

❑ 采用卵胞浆内单精子显微注射技术和胚胎植入前遗传学诊断之前，仔细考虑额外的风险及其产生的费用。在某些情况下两者都有用，但是医生对它们的使用过于频繁。

❑ 如果你决定采用体外受精，考虑自然周期受精或微刺激体外受精。

❑ 记住，没有一条正确的道路，只有一条最适合你的道路。